卫生部"十二五"规划教材

全国高等医药教材建设研究会"十二五"规划教材

全国高职高专教材　供五年一贯制护理学专业用

病理学与病理生理学

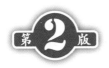

主　编　陈命家

副主编　丁运良

编　者（以姓氏笔画为序）

丁运良（商丘医学高等专科学校）

马　越（大庆医学高等专科学校）

王华新（大连医科大学）

牛春红（山西大同大学医学院）

杨　红（重庆医药高等专科学校）

吴义春（安徽医学高等专科学校）

汪晓庆（安徽医学高等专科学校）

陈命家（安徽医学高等专科学校）

周　洁（江西护理职业技术学院）

人民卫生出版社

图书在版编目（CIP）数据

病理学与病理生理学 / 陈命家主编 . —2 版 . —北京：人民
卫生出版社，2011.8
　ISBN 978-7-117-14560-2

　Ⅰ. ①病…　Ⅱ. ①陈…　Ⅲ. ①病理学 – 高等职业教育 –
教材②病理生理学 – 高等职业教育 – 教材　Ⅳ. ①R36

　中国版本图书馆 CIP 数据核字（2011）第 115263 号

人卫智网	www.ipmph.com	医学教育、学术、考试、健康，
		购书智慧智能综合服务平台
人卫官网	www.pmph.com	人卫官方资讯发布平台

本书本印次封底贴有防伪标。请注意识别。

病理学与病理生理学
第 2 版

主　　编：陈命家
出版发行：人民卫生出版社（中继线 010-59780011）
地　　址：北京市朝阳区潘家园南里 19 号
邮　　编：100021
E‐mail：pmph @ pmph.com
购书热线：010-59787592　010-59787584　010-65264830
印　　刷：三河市潮河印业有限公司
经　　销：新华书店
开　　本：787×1092　1/16　　印张：19
字　　数：475 千字
版　　次：2004 年 7 月第 1 版　2024 年 8 月第 2 版第 24 次印刷
标准书号：ISBN 978-7-117-14560-2
定价（含光盘）: 56.00 元
打击盗版举报电话：010-59787491　E-mail：WQ @ pmph.com
质量问题联系电话：010-59787234　E-mail：zhiliang @ pmph.com
数字融合服务电话：4001118166　E-mail：zengzhi @ pmph.com

第二轮全国高职高专五年一贯制护理学专业卫生部规划教材

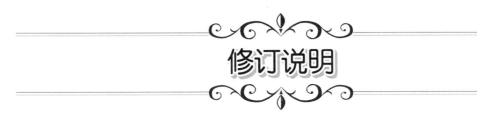

修订说明

第一轮全国高职高专五年一贯制护理学专业卫生部规划教材是由全国护理学教材评审委员会和卫生部教材办公室2004年规划并组织编写的,在我国高职高专五年一贯制护理学专业教育的起步阶段起到了非常积极的作用,很好地促进了该层次护理学专业教育和教材建设的发展和规范化。

全国高等医药教材建设研究会、全国卫生职业教育护理学专业教材评审委员会在对我国高职高专护理学专业教育现状(专业种类、课程设置、教学要求)和第一轮教材使用意见调查的基础上,按照《教育部关于加强高职高专教育人才培养工作的意见》等相关文件的精神,组织了第二轮教材的修订工作。

本轮修订的基本原则为:①体现"三基五性"的教材编写基本原则:基本理论和基本知识以"必须、够用"为度,可适当扩展,强调基本技能的培养。在保证教材思想性和科学性的基础上,特别强调教材的适用性与先进性。同时,教材融传授知识、培养能力、提高素质为一体,重视培养学生的创新能力、获取信息的能力、终身学习的能力,突出教材的启发性。②符合和满足高职高专教育的培养目标和技能要求:本套教材以高职高专护理学专业培养目标为导向,以护士执业技能的培养为根本,力求达到学生通过学习本套教材具有基础理论知识适度、技术应用能力强、知识面较宽、综合素质良好等特点。③注意与本科教育和中等职业教育的区别。④注意体现护理学专业的特色:本套教材的编写体现对"人"的整体护理观,使用护理程序的工作方法,并加强对学生人文素质的培养。⑤注意修订与新编的区别:本轮修订是在上版教材的基础上进行的修改、完善,力求做到去粗存精,更新知识,保证教材的生命力和教学活动的良好延续。⑥注意全套教材的整体优化:本套教材注重不同教材内容的联系与衔接,避免遗漏和不必要的重复。⑦注意在达到整体要求的基础上凸显课程个性:全套教材有明确的整体要求。如每本教材均有实践指导、教学大纲、中英文名词对照索引、参考文献;每章设置学习目标、思考题、知识链接等内容,以帮助读者更好地使用本套教材。在此基础上,强调凸显各教材的特色,如技能型课程突出技能培训,人文课程增加知识拓展,专业课程增加案例导入或分析等。⑧注意包容性:本套教材供全国不同地区、不同层次的学校使用,因此教材的内容选择力求兼顾全国多数使用者的需求。

全套教材共29种,配套教材15种,配套光盘12种,于2011年9月前由人民卫生出版社出版,供全国高职高专五年一贯制护理学专业师生使用,也可供其他学制使用。

第二轮教材目录

序号	教材名称	配套教材	配套光盘	主编	指导评委
1	人体结构学	✓	✓	杨壮来　牟兆新	赵汉英
2	病理学与病理生理学	✓	✓	陈命家	姜渭强
3	生物化学			赵汉芬	黄　刚
4	生理学			潘丽萍	陈命家
5	病原生物与免疫学	✓		许正敏	金中杰
6	护理药理学	✓	✓	徐　红	姚　宏
7	护理学导论	✓	✓	王瑞敏	杨　红
8	基础护理技术	✓	✓	李晓松	刘登蕉
9	健康评估	✓		薛宏伟	李晓松
10	护理伦理学			曹志平	秦敬民
11	护理心理学		✓	蒋继国	李乐之
12	护理管理与科研基础	✓		殷　翠	姜丽萍
13	营养与膳食			林　杰	路喜存
14	人际沟通			王　斌	李　莘
15	护理礼仪		✓	刘桂瑛	程瑞峰
16	内科护理学	✓	✓	马秀芬　张　展	云　琳
17	外科护理学	✓	✓	党世民	熊云新
18	妇产科护理学	✓	✓	程瑞峰	夏海鸥
19	儿科护理学	✓		黄力毅　张玉兰	梅国建
20	社区护理学			周亚林	高三度
21	中医护理学	✓		陈文松	杨　军
22	老年护理学	✓		罗悦性	尚少梅
23	康复护理学			潘　敏	尚少梅
24	精神科护理学		✓	周意丹	李乐之
25	眼耳鼻咽喉口腔科护理学			李　敏	姜丽萍
26	急危重症护理学	✓		谭　进	党世民
27	社会学基础			关振华	路喜存
28	护理美学基础		✓	朱　红	高贤波
29	卫生法律法规			李建光	王　瑾

评审委员会名单

顾　　问：郭燕红　卫生部医政司
　　　　　李秀华　中华护理学会
　　　　　尤黎明　中山大学护理学院
　　　　　姜安丽　第二军医大学
　　　　　涂明华　九江学院
主 任 委 员：熊云新　柳州医学高等专科学校
副主任委员：金中杰　甘肃省卫生厅
　　　　　夏海鸥　复旦大学护理学院
委　　员：（按姓名汉语拼音首字母排序）
　　　　　陈命家　安徽医学高等专科学校
　　　　　程瑞峰　江西护理职业技术学院
　　　　　党世民　西安交通大学附设卫生学校
　　　　　高三度　无锡卫生高等职业技术学校
　　　　　高贤波　哈尔滨市卫生学校
　　　　　黄　刚　甘肃省卫生学校
　　　　　姜丽萍　温州医学院护理学院
　　　　　姜渭强　苏州卫生职业技术学院
　　　　　李春艳　北京朝阳医院
　　　　　李乐之　中南大学湘雅二医院
　　　　　李晓松　黑龙江护理高等专科学校
　　　　　李　莘　广东省卫生职业教育协会
　　　　　刘登蕉　福建卫生职业技术学院
　　　　　路喜存　承德护理职业学院
　　　　　梅国建　平顶山学院
　　　　　秦敬民　山东医学高等专科学校

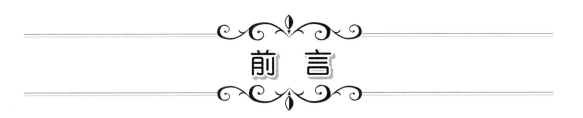

前　言

　　全国高职高专护理学专业卫生部规划教材《病理学与病理生理学》第2版,是在卫生部教材办和全国高等医药教材建设研究会的领导下以及教材评审委员会的指导下,在第1版的基础上进行编写修订。

　　在教材编写过程中,依据知识、能力、素质综合发展的培养目标,突出了基本理论、基本知识、基本技能,紧紧把握教材的思想性、科学性、先进性、启发性和适用性。本教材充分考虑护理专业的特点,紧扣2011年执业护士考试大纲,立足于服务于护理专业的后继课程。既继承了第1版的传统特点,又略有创新,在第1版的基础上删除了黄疸一章,增加了内分泌系统疾病、男性生殖系统疾病,拆分了传染病和寄生虫病,传染病中增加了近年新发的一些传染病(狂犬病、手足口病),水肿相关内容并入水电解质代谢紊乱、不再单独成章。这些修订使病理学与病理生理学更加贴近护理专业,为学习护理专业的后续课程打好基础。

　　本教材的编写,得到了安徽医学高等专科学校以及编者所在院校各级领导的大力支持,在此表示衷心的感谢!

　　基于课程内容,本版教材定名为《病理学与病理生理学》,并首次使用彩色印刷,将对提高学习效果大有裨益。尽管本书的编者在编写过程中投入了极大的热情和努力,但限于时间和水平,不当或不足之处在所难免。敬请各位同道与读者提出批评与建议,我们不胜感激!

陈命家

2011年3月于合肥

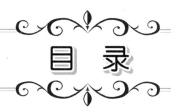

目　录

绪 论

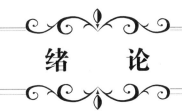

掌握病理学与病理生理学的任务和内容；熟悉病理学与病理生理学的研究方法；了解病理学与病理生理学在医学中的地位、学习方法及其发展简史。

医本治人，学之不精必害人。

（一）概述

病理学与病理生理学（pathology and pathophysiology）是研究疾病发生、发展规律的科学。通过对疾病的病因、发病机制、病理变化和转归的研究，揭示疾病的本质，认识并掌握疾病发生、发展和转归的基本规律，为诊断、治疗、护理和预防疾病提供科学的理论依据。

1. 病理学与病理生理学的内容　病理学侧重从形态变化的角度揭示疾病的本质；病理生理学则侧重从功能、代谢的角度揭示疾病的本质。在疾病的发生、发展过程中，机体形态、功能、代谢的变化是相互联系、互相影响的。因此，本教材把病理学与病理生理学的内容融为一体，分为总论和各论。从第一章到第十一章为总论部分，主要阐述疾病发生、发展过程中普遍的、共同的规律和基本病理变化，包括疾病概论、组织损伤与修复、血液循环障碍、炎症、肿瘤、水电解质代谢紊乱、酸碱平衡紊乱、发热以及休克等。从第十二章到第二十三章为各论部分，主要阐述各个系统不同组织和器官中疾病的特殊规律，即各个疾病（肺炎、溃疡病、结核病等）的具体病因、发病机制、病理变化及对机体的影响、病理与临床护理联系及其结局等。总论和各论之间密切相关，是共性和个性之间的关系。

2. 病理学与病理生理学在医学中的地位和作用　病理学与病理生理学是一门重要的医学基础学科，也是沟通基础医学与临床医学之间的桥梁课程。学习病理学与病理生理学时，首先应掌握解剖学、组织学与胚胎学、生理学、生物化学、微生物学、寄生虫学及免疫学等基础医学的知识。其中解剖学、组织胚胎学、生理学、生物化学等是研究和认识患病机体形态、功能和代谢变化的基础。而微生物学、寄生虫学和免疫学则是了解疾病的病因和发病机制不可缺少的知识。病理学与病理生理学所研究和揭示疾病发生、发展和转归的基本规律，又为学习、研究临床各科（内科学、外科学、妇产科学等）的疾病奠定基础，为解释疾病的临床表现、诊疗疾病和判断预后提供理论依据。因此，具有承前启后的作用。

另外，病理学在临床上也具有重要的地位。临床常用的尸体剖验、活体组织检查、细胞学检查等病理学检查方法，对诊断疾病、指导疾病的治疗及预后判断等方面起着十分重要的作用。病理诊断能为临床的最后诊断提供可靠的依据，是临床上的宣判性诊断，国外将病理医生称为医生的医生。

（二）研究方法及临床应用

1. 活体组织检查（biopsy） 简称活检，是指通过局部手术切除、内镜钳取和穿刺吸取等方法取出患者身体病变部位的组织进行大体、组织学观察，以确定诊断的检查方法。这是被临床广泛采用的检查方法，该方法对及时诊断疾病、评价治疗效果、分析疾病的预后等都具有重要作用，尤其是对良、恶性肿瘤及某些疑难疾病的鉴别诊断具有决定性作用；还可为了手术治疗需要，于术中采用快速冷冻切片法，在 30 分钟内进行病理诊断，为临床医生决定手术方式提供依据。因此，活体组织检查目前仍然是临床上重要的、常用的诊断方法之一。

2. 流行病学调查及临床观察 为探索疾病发生的原因和条件，疾病发生、发展和转归的规律，有时需要在群体中进行一定的流行病学调查。为研究疾病时机体功能代谢的动态变化及其发生机制，除了必须做周密的临床观察之外，还应在不损害病人的前提下，进行一些必要的临床实验研究，为揭示疾病本质提供最直观的结果。但是，大部分实验研究不容许在人身上进行，这就需要做动物实验。

3. 动物实验 是指在各种实验动物身上复制某些人类疾病的模型，有针对性的研究疾病的病因、发病机制及治疗效果等，动态观察其形态、功能和代谢的改变以及疾病的整个发展过程和临床表现，验证治疗效果等。动物实验可以弥补人体观察的不足和局限性，提供了丰富的研究资料，为人类医学的发展起到了十分重要的作用。但是，由于动物和人类之间的差异，不能把动物实验的结果简单的运用到人体。

4. 尸体剖验（autopsy） 简称尸检，是指对死亡者的遗体进行病理学解剖的检查方法，是病理学基本而又重要的研究方法之一。其主要方法是通过大体和组织学观察全身各组织器官的病理变化，结合生前的各种医学信息做出全面、准确的病理诊断，帮助人们查明死亡原因。尸检在临床医学和法医学方面都具有十分重要的意义，体现在：①验证临床诊断和治疗的正确性，总结经验教训，提高医疗技术水平；②获得并积累大量而系统的病理资料，为科研、教学和临床服务；③深入认识疾病（某些传染病、地方病、流行病等）和发现新的病种；④可以确定死亡原因、判断死亡时间。由此可见，尸检是研究、认识和诊断疾病的重要手段和方法，也是法医学常用的侦破手段。

5. 细胞学检查 是通过各种途径和方法采集人体病变组织的细胞，制成细胞涂片，利用显微镜对细胞的形态进行病理学观察，并做出相应的诊断，主要用于健康普查和肿瘤的早期诊断。常用的方法有：①脱落细胞学检查：如痰涂片、尿沉渣涂片、阴道分泌物涂片等；②刷刮细胞学检查：如支气管内镜刷片、子宫颈刮片、食管拉网等涂片；③穿刺细胞学检查：如体表肿块穿刺、肝穿刺、淋巴结穿刺及胸、腹水等涂片；④印片细胞学检查：如体表溃疡、新鲜切取组织等用玻璃片直接粘取病变细胞进行检查。

6. 组织培养和细胞培养 是指将某种组织或细胞在体外用适宜的环境进行培养，动态地观察在各种病因作用下细胞、组织发生的病变，来研究疾病的病因、发病机制、病理变化、治疗效果、预后等，具有重要的意义。

7. 分子生物学实验 近年来，人们已经采用分子生物学技术来研究细胞受体、离子通道、细胞信号转导变化以及细胞增殖、分化和凋亡调控等在疾病发生发展中的作用。现代医学研究证明，很多人类疾病都与基因改变有关，采用分子生物学技术识别与克隆疾病相关基因，检测基因结构及其表达、调控异常等将成为二十一世纪医学研究的主题。

8. 病理学常用的观察方法

(1)大体观察:主要通过肉眼、各种衡量器具对所检标本的大小、形状、色泽、重量、表面及切面、病灶特性及硬度等进行细致的观察及检测的方法。大体观察能够了解病变的整体形态,是病理学检查必不可少的步骤,有经验的病理医师往往能够通过对标本的大体观察即可初步确定病变的性质。

(2)组织学观察:是对大体标本进行更进一步的观察方法,从大体标本具有代表性的病变部位切取组织,制作成厚约 $3\sim5\mu m$ 的组织切片,并经过不同的方法染色后,用光学显微镜观察其微细病变。组织学观察虽然是传统的病理学研究方法,但是到目前为止仍然是最基本、最可靠、最常用的病理学研究和诊断方法,具有不可替代的地位。

(3)超微结构观察:运用透射、扫描电子显微镜对细胞的内部及表面超微结构进行更加细微的观察,即从亚细胞(细胞器)和大分子水平上了解细胞的病变。但是由于放大倍率过高,观察具有局限性,常需结合大体观察和组织学观察才能做出正确判断。

(4)组织化学和细胞化学:是利用某些能与细胞或细胞外基质中的特殊成分相亲和的化学染料进行染色,从而显示出不同颜色的方法来鉴定组织中的某些特殊物质(如蛋白质、酶类、核酸、糖类以及脂类等)。组织化学和细胞化学观察对一些代谢性疾病有一定的诊断价值。另外,在肿瘤的诊断和鉴别诊断中,也是常用的方法之一。

(5)免疫组织化学:免疫组织化学是利用抗原抗体特异性的原理建立起来的一种组织化学技术。免疫组织化学方法可观察抗原是否存在及其存在部位与含量等,目前已广泛用于疾病的诊断与鉴别诊断。

除以上常用观察方法外,近年来新技术层出不穷,如原位分子杂交、放射自显影技术、显微分光光度技术、流式细胞技术、图像分析技术以及聚合酶链反应等一系列分子生物技术,运用这些新的研究方法和技术,使我们对疾病发生、发展的规律逐渐获得更为深入的了解,使病理学的发展快速进入新的发展时期。

(三) 学习方法

学习病理学与病理生理学,必须坚持辩证唯物主义的世界观和方法论,用对立统一的法则去认识疾病,辨别疾病过程中的各种矛盾关系。用运动、发展的观点认识疾病,具体病变具体分析,以掌握疾病发生、发展和转归的基本规律。为此,学习中必须注意以下几个方面:

1. 用运动、发展的观点认识疾病　任何疾病在发生、发展的过程中,不同阶段,其病理变化、临床表现各不相同。我们所观察的大体标本、组织学切片、患者的症状,只是疾病在某一时段的暂时病变和表现,对于疾病的整个发生、发展过程来说是局部的,并非是疾病的全貌。因此,在认识疾病时,必须观察疾病发生、发展的全过程,而不能用片面的、静止的观点去认识疾病。

2. 注意局部与整体的关系　人体是一个有机的整体,全身各个系统和器官是相互联系、密切相关的,通过神经体液的调节,以维持正常的生命活动。所以局部病变常常影响全身,而全身的疾病也可引起局部病变。局部与整体二者之间相互影响,因此,在认识和治疗疾病时,既要注意局部又要重视整体。

3. 注意功能、代谢与形态三者之间的关系　疾病过程中,机体表现为不同的功能、代谢和形态的病理变化,而功能、代谢和形态的病理变化又相互联系,互相影响。代谢改变常常是形态和功能改变的基础,形态改变必然影响功能和代谢的改变。如风湿性心脏病伴二尖瓣狭窄和(或)关闭不全,这种形态变化导致心乃至全身血流动力学改变,引起组织器官淤血、缺氧等代谢和功能的改变。所以,在学习时,通过形态改变去联想机体功能、代谢变化,再由功能、代谢改变去联系形态的变化,全面认识疾病,学好病理学与病理生理学。

4. 注意总论与各论的联系 学习病理学与病理生理学总论部分内容是为了认识和掌握疾病的一般规律,对认识和掌握疾病的特殊规律具有指导作用;认识和掌握病理学与病理生理学各论每个具体疾病的特殊规律,又可加深对疾病一般规律的理解。二者相辅相成,不可偏废。

5. 注意理论与实践的联系 在学习过程中,结合大体标本、组织切片、动物实验、临床病理讨论等,做到理论联系实际。

6. 注意病理变化与临床护理的联系 在学习病理学与病理生理学时,应由病理变化推导到与临床护理联系,再由临床表现联系到病理变化。将病理变化与临床护理联系紧密地结合在一起。

(四) 发展简史

病理学的发展经历了一个漫长的历史,古希腊名医希波克拉底(Hippocrates)首创了流体病理学,主张外界因素促进体内四种流体(血液、黏液、黄胆汁、黑胆汁)配合失常,从而引起疾病。这一学说在西方流行 2000 多年,直到 18 世纪中叶,意大利医学家莫尔加尼根据尸体解剖所积累的医学资料,创立了器官病理学,标志着病理形态学的开端。到了 19 世纪中叶,德国病理学家魏尔啸在显微镜的帮助下,通过对病变组织、细胞的深入观察,首创了细胞病理学。他认为细胞的演变和功能障碍是一切疾病的基础,并指出形态改变与疾病过程和临床表现之间的关系。魏尔啸不仅对病理学而且对整个医学科学的发展都做出了具有历史意义的、划时代的贡献。

在整个医学的漫长发展史中,病理生理学是一门比较年轻的学科,它的发展史与其他自然科学的发展及人类对疾病本质的认识有密切联系。19 世纪中叶,人们开始认识到,仅仅用临床观察和尸体解剖的方法,还不足以全面地、深刻地认识疾病的本质。法国生理学家克劳·伯纳德首先倡导以研究活体的疾病为主要对象的实验病理学,开始在动物身上复制人类疾病的模型,用实验的方法来研究疾病发生的原因和条件以及疾病过程中功能、代谢的动态变化,这就是病理生理学的前身即实验病理学。

我国已有几千年的文明史,《黄帝内经》中就有关于疾病的发生和尸体解剖等记载。隋唐时代巢元方著《诸病源候论》,对疾病的病因和症候有比较详细的记载。南宋时期的著名法医学家宋慈的《洗冤集录》对尸体解剖、伤痕病变、中毒以及烧灼等病变都有较为详细的分析、计算,是最早的一部法医学著作,对病理学和解剖学的发展做出了重大的贡献。20 世纪以来,特别是我国新中国成立 50 余年以来,在数代医学家的不懈努力和带领下,我国病理学与病理生理学有了很大发展。在本科院校,病理学、病理生理学是作为两门医学基础课程,分开来进行教与学。在专科院校,这两门课程往往是合二为一,糅合在一起来进行教与学。近年来,在细胞生物学、分子生物学、环境医学、现代免疫学以及现代遗传学等新兴学科及其分支迅速兴起和发展的影响下,病理学与病理生理学的研究已经进入形态与功能、代谢相结合的新的历史时期。分子生物学等研究手段和技术,使我们对疾病发生、发展规律的认识更为深入。我国幅员辽阔、人口众多,疾病谱和疾病都有自己的特点。因此,我们要充分利用各种渠道和途径汲取国外先进的科学技术,根据我国的实际情况,在病理学与病理生理学研究工作中不断开拓与创新,适应未来社会发展和卫生事业发展需要,尽快赶超国际先进水平,为人类医学事业的发展作出更大的贡献。

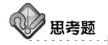 **思考题**

1. 简述病理学与病理生理学在医学中的地位。
2. 举例说明病理学常用研究方法。
3. 简述病理学与病理生理学发展简史。

（陈命家）

第一章　疾病概论

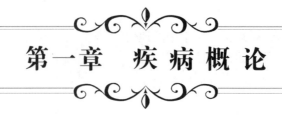

掌握健康、亚健康、疾病、脑死亡的概念、脑死亡判断标准及其意义；熟悉疾病的病因、疾病过程中的一般规律；了解传统死亡的概念及其各期特点。

细胞病理学奠基人魏尔啸有句名言："疾病是变异条件下的生命"。

（一）健康、亚健康和疾病

1. 健康（health）　世界卫生组织（World Health Organization，WHO）指出：健康不仅是没有疾病和病痛，而且是一种躯体上、精神上和社会上处于完好状态。换言之，健康的人不仅是身体健康，心理也要健康，而且对社会具有良好的适应能力，能进行有效地活动和工作。长期以来，人们认为"不生病"就是健康，显然这种观点是不全面的。

2. 亚健康（subhealth）　是介于健康和疾病之间的一种状态。也是近年来医学界提出的新概念，它既可发展成为各种疾病，也可以恢复到健康状态，这主要取决于机体与环境之间的作用。

导致亚健康状态的主要因素有：①生物性因素：致病微生物、昆虫或有毒动物咬伤等；②理化因素：高温、寒冷、辐射、环境污染等；③营养因素：暴饮暴食、营养缺乏或营养过剩等；④内分泌因素：处于内分泌功能波动时期，如青春期、月经期、更年期等；⑤行为因素：吸烟、酗酒、生活无规律等；⑥精神和社会因素：精神紧张或压抑、人际关系紧张、失业等。

亚健康状态的表现可以是单一的，也可以是混合的，且时好时坏，时轻时重，呈周期性。表现为情绪低落、心情烦躁、食欲减退、失眠等；出现心身轻度失调状态，头痛、头晕、胸闷、心悸、乏力等躯体症状，易患感冒、皮肤感染等免疫功能低下病症；亚健康状态中，心身相互作用，促进病程的进展。如果从心理、行为、生活方式等各个环节及早采取预防措施，有可能阻断亚健康状态向临床病态的发展，真正取得预防的效果，维护和促进健康。

3. 疾病（disease）　是指在一定的病因作用下，机体自稳调节紊乱而发生的异常生命活动过程。疾病常可引起机体功能、代谢和形态的发生改变，并在临床出现一些症状和体征。

（二）病因学

病因学（etiology）是研究疾病发生的原因和条件的科学。

1. 疾病发生的原因　是指引起疾病并决定疾病特异性不可缺少的因素。引起疾病的原因很多，大致可分为以下几类：

（1）生物因素：是最常见的致病因素。包括病原微生物（如细菌、病毒、真菌、支原体、立克次体、螺旋体等)和寄生虫等。病原体侵入机体后是否致病,主要取决于其数量、侵袭力、毒力以及机体的免疫状态。这类致病因素作用于机体具有一定的特点,病原体有一定的入侵途径,作用于一定部位,引起的疾病有一定的病程经过、病理变化和临床特点。

(2)物理因素:主要有机械性创伤、高温、低温、电流、电离辐射、气压等。它们的致病程度主要取决于作用强度、部位、持续时间等。

(3)化学因素:主要包括无机毒物(如强酸、强碱、有机磷农药、一氧化碳等)、有机毒物(如甲醇、四氯化碳等)、生物性毒物(如蛇毒、蜂毒等)。这类因素对机体的组织、器官有一定的选择性毒性作用,如四氯化碳主要损害肝,强酸、强碱是引起接触部位组织变性、坏死和炎症等。

(4)营养因素:营养缺乏和营养过剩都可以引起疾病,如蛋白质缺乏可引起营养不良,碘缺乏可引起甲状腺肿,钙缺乏可引起佝偻病等;长期过量摄入高热量、高脂肪等物质可引起肥胖症、高脂血症和动脉粥样硬化等。

(5)遗传因素:主要表现有两个方面:①遗传性疾病:即通过基因的突变或染色体畸变直接引起子代发生的疾病,如血友病、先天愚型、白化病等;②遗传易感性:即某些家庭成员由于遗传上的缺陷,具有易患某种疾病的倾向,如原发性高血压、糖尿病、精神分裂症等。

(6)先天因素:是指能够影响胎儿发育的有害因素。由先天性因素引起的疾病,称先天性疾病。例如,妇女在怀孕早期患风疹,风疹病毒可损害胎儿而引起先天性心脏病。某些药物和 X 射线亦可引起胎儿的先天性损害,引起疾病等。

(7)免疫因素:某些机体的免疫系统对一些抗原刺激发生异常反应,导致组织、细胞的损伤和功能障碍,可见于:①变态反应性疾病,如支气管哮喘、荨麻疹、使用青霉素引起的过敏性休克等;②自身免疫性疾病,如全身性系统性红斑狼疮,类风湿性关节炎;③免疫功能低下或免疫缺陷病,如肿瘤、艾滋病等。

(8)心理和社会因素:见于应激性疾病、变态人格、心身疾病的发生就与心理、社会因素密切相关。心理因素与某些疾病的发生发展和转归有密切的关系,长期不良心理状态(紧张、焦虑、悲伤等)可引起人体多种功能失调,导致心身疾病(偏头痛、高血压、神经官能症等)。社会因素包括社会环境和生活、劳动、卫生条件等,对人类健康和疾病的发生有着不可忽视的影响。

综上所述,疾病发生的原因是多种多样的,可以由一种原因引起,也可以由多种原因同时作用或者先后起作用。没有原因就不可能发生相关的疾病。然而,目前还有一些疾病的原因不甚明了,随着医学科学的发展,这些疾病的原因终将得到探明。

2. 疾病发生的条件 是指与原因同时存在,与疾病发生有关的因素。例如结核杆菌是结核病的原因,但是,仅有结核杆菌侵入,不一定都引起结核病,只有在营养不良,抵抗力下降等条件存在的情况下,才会促进结核病的发生发展。需要强调的是,同一因素对某一疾病的发生发展来说是条件,而对另一种疾病却是原因,例如寒冷是冻伤的原因,但也是感染、肺炎等疾病发生的条件。因此,原因和条件是相对于某一特定疾病而言,实际工作中,应当根据疾病的具体情况加以分析和区别对待。

诱因(precipitating factor)是指能够诱发或加重疾病的因素。例如,昏迷病人容易吸入带菌分泌物而诱发肺炎;肝硬化食管静脉曲张破裂,使血氨突然升高而诱发肝性脑病等。

（三）发病学

发病学（pathogenesis）是研究疾病发生、发展过程中的一般规律和共同机制。不同的疾病，在其发展过程中既有其本身的规律，又有共同的一般规律。主要体现在以下三个方面：

1. 稳态的紊乱　机体内环境是通过自稳调节机制来维持各系统功能和代谢活动的相对稳定状态，称为稳态。疾病时，由于致病因素对机体的损害作用，使自稳调节的某一些方面发生紊乱，引起相应的功能障碍，进一步通过连锁反应，使自稳调节的其他方面相继发生紊乱，从而引起更为严重的生命活动障碍。例如，某些原因所致的胰岛素分泌不足，血糖升高，可引起糖尿病，出现糖代谢紊乱。进一步发展，又可导致脂肪代谢、蛋白质代谢及水、电解质代谢的紊乱等。

2. 因果转化　因果转化是指疾病过程中，原始致病因素（因）作用于机体后产生一定的损伤性变化（果），在一定条件影响下，这些损伤性变化又可作为发病原因再引起一些新的变化。如此病因与结果间互相转化，相互交替，推动疾病的发展。如不及时有效地加以阻断，病情就会进一步恶化，形成恶性循环。以大出血为例，说明其发展过程中的因果交替（图 1-1）。外伤引起组织受损，血管破裂而导致大出血时，虽然作为原始病因的外伤作用已消失，但大出血作为新的发病原因，可引起血容量减少、血压下降、组织缺血缺氧，回心血量和心输出量进一步减少等可互为因果，如此交替将加重病情的发展。在临床实践中，必须仔细观察病情变化，采取有效措施阻断疾病发展中的因果交替和恶性循环，同时建立良性循环，使疾病向有利于机体康复的方向发展。

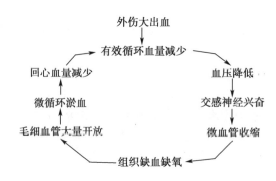

图 1-1　外伤大出血时因果转化（恶性循环）

3. 损伤与抗损伤　致病因素作用于机体可引起细胞、组织损伤，同时机体通过各种防御、代偿机制对抗致病因素所引起的损伤。损伤与抗损伤自始至终贯穿于疾病过程中，二者的强弱决定着疾病发展。当损伤占优势时，则病情恶化，甚至死亡；而抗损伤占优势，则病情好转，直至痊愈。应注意的是损伤与抗损伤也可以互相转化。例如，休克早期小动脉、微动脉收缩有助于动脉压维持，保证心、脑重要生命器官的血液供应等，具有抗损伤意义；但血管收缩时间过长，则引起组织缺血、缺氧等损伤性变化。因此，在临床护理中，应正确区别疾病过程中的损伤与抗损伤变化，尽力排除或减轻损伤性变化，保护和增强抗损伤反应，促使病情好转。

（四）疾病的经过

疾病都有一个发生发展的过程，疾病的经过一般可分为潜伏期、前驱期、症状明显期和转归期四期。

1. 潜伏期 是指从致病因素作用于机体到最初症状出现前的一段时期。不同疾病潜伏期长短不一，可数天、数月甚至更长。通常，传染病的潜伏期比较明显，但有些疾病无潜伏期，如创伤等。正确认识疾病的潜伏期，对疾病的预防具有重要的意义。

2. 前驱期 是指最初症状出现到典型症状出现之前的一段时期。此期主要出现一些非特异性症状，如全身不适、食欲减退、乏力、低热等临床表现。前驱期及时就诊，有利于疾病的早期诊断和早期治疗，使致病因素受到控制，疾病不再发展，否则，疾病则发展到下一期。

3. 症状明显期 是指疾病典型症状出现的时期。临床上可根据这个时期的特殊症状和体征作出疾病的诊断，及时治疗和护理。

4. 转归期 是指疾病的发展趋向和结局，也是疾病的最后阶段，有康复和死亡两种结局。不同或相同疾病都可有相同或不同的转归，主要取决于致病因素作用于机体后发生的损伤与抗损伤反应和是否正确及时有效的治疗。

(1)康复：可分为完全康复和不完全康复。①完全康复：指病因去除，机体形态、功能和代谢完全恢复正常，症状和体征完全消退，临床上大多数疾病都可完全康复；②不完全康复：疾病时的损伤性变化得到控制，但基本病理变化尚未完全消失，经过机体代偿后，功能、代谢可恢复，主要症状和体征消失，有时可留有后遗症（如心内膜炎治愈后留下的瓣膜粘连，烧伤愈合留下的瘢痕等）。

(2)死亡：是指生命活动的终止。医学上将死亡分为生理性死亡和病理性死亡两种。前者是由于机体各器官的自然老化所致，又称老死，但极为罕见，绝大多数属于病理性死亡。

长期以来，一直把心跳、呼吸的永久性停止作为死亡的标志。传统的死亡概念认为死亡是一个渐进的发展过程，可分为三个阶段，即濒死期、临床死亡期、生物学死亡期。①濒死期：又称临终状态，本期的主要特点是脑干以上的神经中枢功能处于深度抑制，而脑干以下的功能犹存，但由于失去上位中枢的控制而处于紊乱状态；主要表现为意识模糊或丧失，反应迟钝或减弱，呼吸和循环功能进行性下降等；②临床死亡期：本期主要特点是延髓以上的神经中枢处于深度抑制状态，表现为各种反射消失，呼和心跳停止，但是组织器官仍在进行着微弱的代谢活动，如能采取紧急抢救措施，有可能复苏成功；③生物学死亡期：本期是死亡过程的最后阶段，机体各重要器官的新陈代谢相继停止，发生了不可逆转的功能和形态改变，有机体变为尸体，尸体相继出现尸冷、尸僵、尸斑、尸体腐败。

近年来，随着复苏技术的普及、器官移植的开展，对死亡有了新的认识，提出了脑死亡(brain death)的概念，即全脑功能的不可逆的永久性丧失。判断脑死亡的标准：①自主呼吸停止：判断自主呼吸停止除根据肉眼观察胸腹部有无呼吸运动外，还必须通过自主呼吸诱发试验来判定，即进行人工呼吸15分钟以上、停止人工呼吸8分钟仍无自主呼吸；②持续、不可逆性深昏迷：用拇指分别强力压迫患者两侧眶上切迹或针刺面部，没有任何面部肌肉活动，无肌肉张力和任何自主运动；③脑干神经反射消失（瞳孔对光反射、角膜反射、咳嗽反射、吞咽反射等）；④瞳孔散大或固定；⑤脑电波消失，呈平直线；⑥脑血液循环完全停止。

脑死亡概念的提出在理论上和临床上都有重要的意义，有助于判断死亡时间和确定终止复苏抢救的界线。因脑死亡后患者借助于人工呼吸等措施，在一定时间内仍可维持血液循环，除全脑之外的其他器官可维持较长时间的存活状态，是器官移植的良好供体。因此，脑死亡作为死亡的标准是社会发展的需要，也是对死者的尊重，但宣告脑死亡一定要十分慎重。

 **思考题**

1. 举例说明基本病理过程与疾病的区别。
2. 疾病发生发展的一般规律有哪些？
3. 脑死亡的判定标准及其意义？

（陈命家）

第二章 细胞和组织的适应、损伤与修复

掌握萎缩、肥大、增生、化生、变性、坏死、凋亡、再生、肉芽组织的概念,变性的常见类型及其病变特点,坏死的病变及坏死的类型,肉芽组织的结构和功能;熟悉坏死的结局,创伤愈合的过程及其影响因素;了解萎缩的原因和类型,变性的原因及临床意义,各种细胞的再生能力和组织的再生过程。

细胞和组织的损伤是疾病发生的病理基础。

第一节 细胞、组织的适应

适应(adaptation)是指细胞、组织和器官对机体内、外环境中各种因素长期刺激所做出的非损伤性应答反应。适应除改变其自身的代谢、功能达到新的平衡外,在形态上表现为萎缩、肥大、增生和化生。

(一) 萎缩

发育正常的细胞、组织或器官的体积缩小,称为萎缩(atrophy)。萎缩的组织或器官可伴有实质细胞数量的减少,并伴有间质的增生。

1. 分类 萎缩分生理性萎缩和病理性萎缩两类。生理性萎缩,如青春期后胸腺萎缩,女性绝经后卵巢、子宫萎缩等。病理性萎缩按其发生的原因分为以下几种类型:

(1)营养不良性萎缩:如长期营养不良、慢性消耗性疾病、恶性肿瘤患者出现的恶病质等可引起全身性萎缩。局部性萎缩常由于局部缺血所致,如脑动脉粥样硬化引起的脑萎缩(图2-1)等。通常是非致命的组织和器官(脂肪组织、骨骼肌)首先萎缩,最后是重要器官(心、脑)出现萎缩。

(2)压迫性萎缩:组织、器官长期受外力压迫所引起,如尿路梗阻时,因肾积水使肾实质受压萎缩(图2-2),脑积水使脑实质受压萎缩。

(3)失用性萎缩:器官或肢体长期失去活动,组织、细胞代谢、功能减退所引起,如肢体骨折时因石膏长期固定使之活动受限所致的肌肉萎缩等。

(4)神经性萎缩:神经、脊髓或脑损伤所引起,如脊髓灰质炎患者因脊髓前角运动神经元变性坏死,所支配的肌肉萎缩。

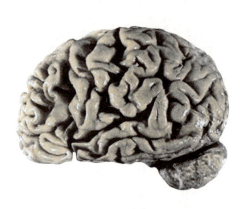

图 2-1 脑萎缩

脑回变窄,脑沟增宽

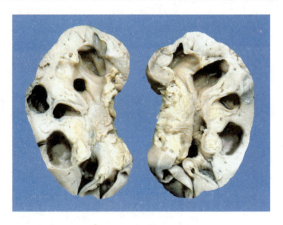

图 2-2 肾压迫性萎缩

肾盂积水、扩张,肾皮质受压萎缩

(5)内分泌性萎缩:如垂体前叶缺血性坏死或切除导致甲状腺、肾上腺等相应器官萎缩。

2. 病理变化 大体观察:萎缩的组织、器官的体积缩小,重量减轻,硬度增加,颜色变深,但一般保持其原形态。如脑萎缩时,脑回变窄,脑沟变宽,皮质变薄,体积缩小,重量减轻等;心肌萎缩时,心的体积缩小,重量减轻,冠状动脉迂曲呈蛇形状。组织学观察:实质细胞体积缩小或伴有数量减少,但仍保持其原形态,细胞核较正常,细胞质减少。

组织、器官实质细胞萎缩常继发其间质的增生,甚至使其体积增大,被称为"假性肥大"。器官先天性的部分或完全不发育,所致的体积缩小,称为发育不全或不发育,则不属于萎缩的范畴。

3. 影响和结局 萎缩的细胞、组织或器官的代谢降低,功能减弱,属可恢复性变化。如脑萎缩致记忆力减退,肌肉萎缩致收缩力减弱等。轻度的萎缩去除原因后可恢复正常,如病变持续过久或继续加重,则萎缩的细胞可逐渐消失。

(一)肥大

细胞、组织或器官体积增大,称为肥大(hypertrophy)。可分为生理性和病理性肥大,前者常见于运动员的肌肉、妊娠期子宫和哺乳期乳腺的肥大等;后者常见于长期持续的高血压引起的左心室肥大(图 2-3),一侧肾切除后对侧肾肥大等。细胞的肥大导致组织、器官的体

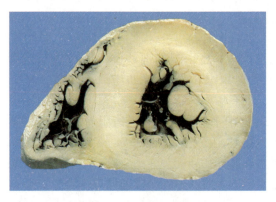

图 2-3 心脏向心性肥大

心脏横切面,左心室壁增厚,乳头肌、肉柱显著增粗、左心室腔相对变小

积增大,重量增加,功能增强,具有代偿意义,当代偿性肥大的器官超过其代偿限度时则发生失代偿,如心肌肥大失代偿引起的心力衰竭等。

(三) 增生

实质细胞数目增多称为增生(hyperplasia)。增生可引起组织、器官的体积增大,是受机体调控的,可随其引发因素的去除而停止。增生常见类型:①内分泌性增生:在生理和病理情况下都可发生,生理性增生常见于青春期女性乳腺增生和青春期之后女性增生期子宫内膜的增生等。病理性增生常见于老年人的前列腺增生症、肝硬化时因雌激素灭活功能下降所致的男性乳腺发育症等;②代偿性增生:常与肥大同时发生,是负荷加重引起的适应性变化,如肾代偿性肥大时,肾小管上皮细胞增生等;③再生性增生:组织、细胞损伤后的增生,如肝炎时肝细胞坏死后局部肝细胞的增生等。

(四) 化生

一种分化成熟的细胞受刺激作用转化为另一种分化成熟的细胞的过程称为化生(metaplasia)。化生见于再生能力强的上皮细胞和间叶细胞。化生是由于组织内具有分裂能力的未分化细胞向另一种细胞分化形成,属细胞的转型性分化(transdifferentiation),一般只在同源性细胞间发生。其发生机制可能是环境因素引起相关基因的活化和(或)抑制所致,部分通过特异性基因 DNA 的去甲基化或甲基化来实现。常见的化生如气管、支气管黏膜的纤毛柱状上皮和宫颈管柱状上皮化生为鳞状上皮,称为鳞状上皮化生。慢性萎缩性胃炎时,胃黏膜腺上皮细胞化生为类似肠黏膜

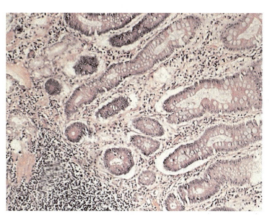

图 2-4　胃黏膜上皮肠上皮化生
胃黏膜腺体中出现大量的杯状细胞,腺体之间
有多量淋巴细胞浸润

的上皮细胞,称为胃腺上皮的肠上皮化生(图 2-4)。另外,纤维组织可化生为骨组织或软骨组织。

化生可增强局部组织对某些刺激的抵抗力,如慢性支气管炎时,支气管黏膜上皮的鳞状上皮化生,具有适应意义,但同时却失去了原有的功能,如失去纤毛柱状上皮的纤毛作用、减弱局部黏膜的自净机制等。有的化生经久不愈可发生恶变,如胃黏膜肠上皮化生可发生肠型胃癌,支气管黏膜鳞状上皮化生后可发生鳞状细胞癌。

第二节　细胞、组织的损伤

细胞、组织损伤是由于细胞、组织的物质代谢障碍所致的形态、功能和代谢的病理改变,包括变性和细胞死亡。

(一) 变性

变性(degeneration)是因代谢障碍引起的细胞或细胞间质出现异常物质或正常物质的数量明显增多的一类形态变化。常见以下类型:

1. 细胞水肿(cellular swelling)　是指细胞内水、钠明显增多,又称水变性。常见于肝、

肾、心等实质细胞。

(1)原因及发生机制:缺氧、感染、中毒等因素使细胞线粒体受损,能量(ATP)生成不足,细胞膜钠-钾泵功能障碍,导致细胞内水、钠增多。

(2)病理变化:大体观察:病变组织、器官颜色变淡、混浊、无光泽,体积增大,重量增加,被膜紧张,切面隆起,边缘外翻。组织学观察:细胞肿大,细胞质内有红染的颗粒状物(电镜下为肿胀的线粒体、内质网等细胞器),随水分增多,使胞质疏松、淡染。严重时,胞质清亮,细胞膨胀如气球,称为气球样变(图 2-5)。

(3)影响和结局:细胞水肿的组织、器官功能降低,病因去除后可恢复,病因持续作用,可进一步引起坏死。

2. 脂肪变性(fatty degeneration) 是指脂肪细胞以外的细胞质内出现脂质(三酰甘油)沉积或明显增多。常见于肝、肾、心等实质细胞,以肝细胞最常见。

(1)病因及发病机制:由营养障碍、感染、中毒、缺氧等原因引起。①磷脂、胆碱缺乏或感染、中毒均可造成脂蛋白合成障碍,影响脂肪转运;②长期饥饿或糖尿病患者引起的脂肪组织动员,血脂升高,超过肝、心等器官的利用,导致脂肪沉积在细胞内;③缺氧、营养不良使细胞的脂肪酸氧化障碍;④长期摄入过多的脂肪,超过机体的利用能力,引起脂肪在细胞内的沉积等。

(2)病理变化:大体观察:肝脂肪变性时肝颜色淡黄,体积增大,被膜紧张,质地变软,边缘变钝,切面隆起,有油腻感(图 2-6)。心肌脂肪变性时,心内膜下有平行的黄色条纹和红色心肌相间,形似虎皮斑纹,称虎斑心。组织学观察:HE 染色中,脂滴被二甲苯等有机溶剂溶解,在细胞质内留下大小不等的脂质空泡,严重者细胞核被挤向细胞一侧(图 2-7);苏丹Ⅲ染色将脂滴染成橘红色。

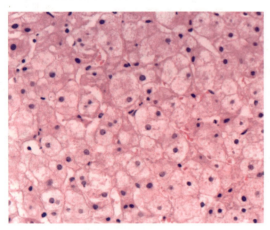

图 2-5 肝细胞气球样变

肝细胞明显肿胀,胞质淡染,部分肝
细胞肿胀如气球样

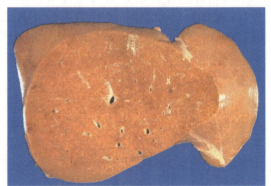

图 2-6 脂肪肝

(3)影响和结局:脂肪变性的细胞、组织、器官功能降低,病因去除后可恢复,病因持续作用,可进一步引起坏死,继发纤维化,导致硬化。

3. 玻璃样变性(hyaline degeneration) 是指细胞内或间质中出现均匀一致、粉红染、毛玻璃样半透明的蛋白性物质,又称透明变性。可见于机体不同部位,发生机制各异。

(1)结缔组织玻璃样变性:是胶原纤维老化的表现,常见于瘢痕、动脉粥样硬化斑块、纤维化的肾小球、坏死组织的机化等。由于胶原蛋白变性、融合、交联增多、多糖蛋白蓄积所致。病变处呈灰白色，均匀半透明似毛玻璃状，质较硬韧。增生的胶原纤维变粗融合，形成均匀红染的条片状结构，其间纤维细胞和血管很少。

（2）血管壁玻璃样变性：是由于细动脉持续痉挛、缺氧，使血管内皮受损，通透性增高，血浆蛋白渗入细动脉壁所致。细动脉壁增厚，管腔狭窄甚至闭塞，管壁的弹性减弱，脆性增加。常见于高血压病和糖尿病的肾、脾、脑及视网膜的细动脉（图 2-8）。

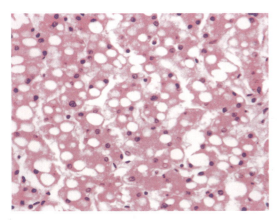

图 2-7　肝细胞脂肪变性

肝细胞质中可见大小不等的空泡，部分
肝细胞核偏向一侧

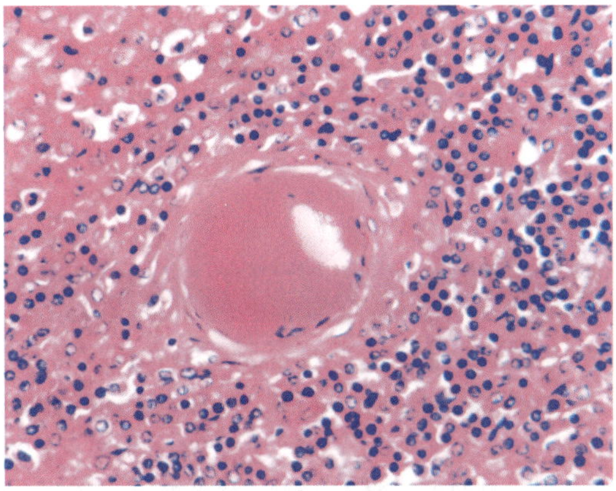

图 2-8　脾中央动脉壁玻璃样变性

（3）细胞内玻璃样变性：因细胞内异常蛋白质贮积，在胞质中形成大小不等、均质红染的近似圆形的玻璃样小体。如肾炎伴有大量蛋白尿时，肾近曲小管上皮细胞重吸收原尿中的血浆蛋白，浆细胞质内的 Russell 小体（免疫球蛋白）等；酒精中毒时肝胞质内的 Mallory 小体。

4. 黏液样变性（mucoid degeneration）　指细胞间质中有粘多糖（透明质酸等）和蛋白质蓄积。常见于间叶组织肿瘤、动脉粥样硬化、风湿病、甲状腺功能低下等。可见细胞间质疏松，有星芒状的纤维细胞散在分布于淡蓝色黏液样基质中。

（二）细胞死亡

细胞死亡（cell death）是指细胞生命活动的结束，出现代谢停止、结构破坏及功能丧失等不可逆性变化。细胞死亡包括坏死和凋亡。

1. 坏死（necrosis）　是指活体内局部组织、细胞的死亡。凡是能够引起组织损伤的原因（缺氧、生物因素、物理因素、化学因素等），只要达到一定强度和（或）持续一定时间都可引起坏死。坏死可迅速发生，也可由变性逐渐发展而来。

（1）坏死的基本病理变化：组织学观察：细胞坏死的主要标志是细胞核的改变，表现为：①核固缩：核缩小，核染色质凝聚深染；②核碎裂：核膜破裂，染色质崩解呈碎片分散于胞质中；③核溶解：染色质中的 DNA 和蛋白被 DNA 酶和蛋白酶分解，使核染色浅淡，最后核消失（图 2-9）。细胞质红染，结构崩解呈颗粒状或均质状，最后胞膜破裂，细胞解体、消失。间质的变化出现较晚，表现为基质解聚，胶原纤维肿胀、崩解、液化。最后，坏死组织形成一片模糊无结构的颗粒状红染物质。大体观察：坏死早期或坏死组织范围较小时肉眼常不能辨认，坏死组织范围较大时表现为：①外观混浊无光泽；②失去正常弹性；③因供血停止使坏死组织血管无搏动，局部温度降低；④失去正常感觉和运动功能。临床上将此失去生活能力的组织称为失活组织，须及时清除以防止病情恶化。

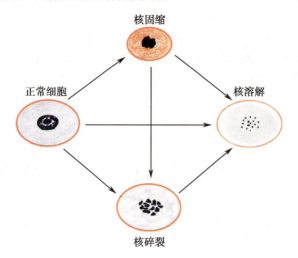

图 2-9 坏死时细胞核的变化

（2）坏死的类型及其病理变化

1）凝固性坏死（coagulative necrosis）：凝固性坏死常见于心、肾、脾等器官的贫血性梗死。

大体观察：坏死组织因水分脱失，蛋白凝固变为灰白色或灰黄色，混浊无光泽，干燥、坚实的凝固体（图 2-10）。组织学观察：坏死组织结构消失，但可见其轮廓。干酪样坏死是凝固性坏死的特殊类型，主要见于结核病灶。病变呈淡黄色，质地松软细腻，形似奶酪（图 2-11）。镜下不见原有组织结构而呈颗粒状物。

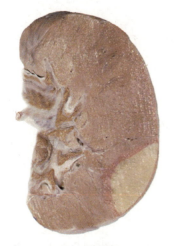

图 2-10 肾凝固性坏死

肾梗死：坏死为楔形、灰黄色、边界清楚，
周围有充血、出血带

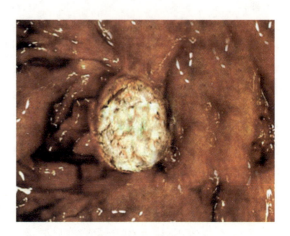

图 2-11 干酪样坏死

坏死组织微黄、柔软细腻、状如干酪

2）液化性坏死（liquefactive necrosis）：坏死组织因多种酶的分解液化而呈液状。常见于脑、胰腺等脂质成分多或产生蛋白水解酶多、凝固性蛋白少的组织。如在脑组织坏死过程中可形成囊状软化灶,称脑软化。另外,化脓性炎症所形成的脓液、脂肪坏死、溶组织阿米巴原虫感染引起的坏死等均为液化性坏死。

3)特殊类型的坏死:①坏疽(gangrene)是指较大范围的组织坏死伴腐败菌感染。因细菌分解坏死组织释放的硫化氢,坏疽组织有臭味。硫化氢和红细胞破坏释放的铁相结合成硫化铁而呈黑色。坏疽分为干性(图 2-12)、湿性、气性坏疽三种类型(表 2-1);②纤维素样坏死(fibrinoid necrosis)是指结缔组织及小血管壁内出现颗粒状、小片状或细丝状无结构、强嗜酸性染色,似纤维素的物质。是由于纤维崩解、免疫球蛋白、粘多糖及纤维素增多引起。常见于风湿病、结节性多动脉炎、系统性红斑狼疮等变态反应性疾病。

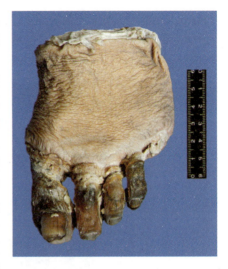

图 2-12 足干性坏疽
足干性坏疽,黑色、干燥、与周围界限清楚

(3)影响和结局

1)坏死对机体的影响:坏死的细胞和组织功能丧失,细胞坏死后发生自溶并在局部引起急性炎症反应。对机体的影响主要取决于坏死范围的大小、部位等。坏死范围小且发生于不重要器官,对机体影响小,如脾、肾或四肢的小范围坏死,仅出现疼痛和功能障碍。范围较大的坏死或发生于重要器官,则可导致严重的功能障碍,甚至危及生命,如心肌梗死或重型病毒性肝炎时的肝坏死等。

表 2-1 坏疽类型及其特征

	干性坏疽	湿性坏疽	气性坏疽
原因	动脉阻塞而静脉回流较通畅,腐败菌感染较轻。常见于动脉粥样硬化、血栓闭塞性脉管炎、严重冻伤等	动脉阻塞伴静脉回流受阻,腐败菌感染严重。常见于坏疽性阑尾炎、肠坏疽、坏疽性胆囊炎等	深部组织坏死伴厌氧菌感染,常见于战伤
好发部位	四肢末端,多见于足	多发生于与外界相通的内脏器官	多发生于深部、开放性创伤
病变特点	干燥、皱缩、质较硬,呈黑色,与正常组织分界清楚	湿润、肿胀、质软,呈污黑、暗绿色,与正常组织界限不清,有恶臭	膨胀并呈蜂窝状,呈污秽暗棕色,与正常组织界限不清,有恶臭,按之有捻发感
对机体的影响	全身中毒症状较轻,病变进展缓慢	全身中毒症状较重,病变进展快	大量毒素被吸收致严重的全身中毒症状,甚至危及生命,病变发展迅猛

2)坏死的结局:①溶解吸收:小范围的坏死组织分解液化,经血管、淋巴管吸收或被巨噬细胞吞噬清除,以后由肉芽组织增生修复;②分离、排出:发生于皮肤、黏膜的坏死组织脱落后形成浅表的缺损,称为糜烂(erosion),如形成较深的缺损称为溃疡(ulcer)(图 2-13);内脏器官(肺、肾)坏死组织经自然管道(支气管、输尿管)排出体外后,留下的空腔称为空洞(cavity);③机化:当坏死组织不能完全吸收或分离排出时,则由新生的肉芽组织长入并取代的过程,称为机化(organization);④包裹:当坏死组织范围大,不能完全被机化,则由纤维组织将其包绕,称为包裹(encapsulation);⑤钙化:坏死组织伴有钙盐沉积,称钙化。

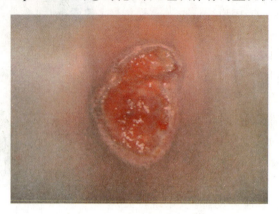

图 2-13   皮肤溃疡
皮肤坏死后形成的缺损,溃疡底部有肉芽组织生长

2. 凋亡(apoptosis)   是指活体内单个细胞或小团细胞的程序性死亡,死亡细胞的质膜(细胞膜、细胞器膜)不破裂,不引起细胞自溶及周围组织炎性反应。凋亡的发生与基因控制有关,又称为程序性细胞死亡(programmed cell death,PCD)。凋亡既可见于生理状态,也可见于病理状态。

(1)凋亡形成的机制:细胞凋亡的发生机制尚未阐明,其发生和发展可分为:①信号传递阶段:诱导凋亡的细胞外因素与细胞表面的死亡受体(death receptors,DR)结合后,将信号传入细胞内;死亡受体有肿瘤坏死因子受体(TNF-R)家族、CD95(Fas 或 Apol);②中央调控阶段:传入细胞的信号分子激活半胱氨酸、天冬氨酸蛋白酶族(称为 caspases),引起一系列酶促级联反应;③结构改变阶段:凋亡细胞出现特有的形态变化。

(2)凋亡的形态改变:凋亡一般为正常细胞群体中单个细胞的死亡,组织学特征主要为:①单个凋亡的细胞与周围细胞分离,细胞皱缩呈圆或卵圆形的凋亡小体;②不引起炎症反应,发生凋亡的细胞很快被其周围的同种细胞和巨噬细胞等识别,在凋亡小体崩解引起炎症反应前将其吞噬、消化。

凋亡与坏死有根本的区别(表 2-2)。

表 2-2   凋亡与坏死的区别

	坏死	凋亡
原因	病理性(缺血、缺氧、感染、中毒等)	生理性、病理性
机制	被动性进行(他杀性)	基因调控性、程序性死亡,主动性进行(自杀性)
细胞核	染色质浓缩、碎裂、溶解核膜破裂	染色质致密、核裂解
细胞膜	细胞膜破裂、细胞崩解、自溶	细胞膜保持完整、形成凋亡小体
炎症反应	有	无

生理性凋亡与保持成年个体器官的大小和功能、参与器官的发育和改建、参与生理性萎缩和消散等有关。病理性凋亡可见于肿瘤中的细胞死亡、某些病毒感染（如病毒性肝炎中的Councilman 小体）、细胞毒性 T 细胞导致的细胞死亡（如在细胞免疫性的排斥反应和移植物抗宿主病）、激素依赖组织和器官的病理性萎缩（去势后男性前列腺的萎缩）、导管阻塞后器官实质细胞的萎缩（如肾盂积水）。

第三节 损伤的修复

修复（repair）是指机体的细胞、组织或器官受损伤而缺损时，由周围健康组织分裂增生来加以修补恢复的过程。修复是通过细胞的再生来完成的，参与修复的细胞可以是实质细胞，也可以是结缔组织细胞。修复后可完全恢复或部分恢复原有的结构和功能。

（一）再生

再生（regeneration）是指组织缺损由周围同种细胞分裂增生来完成修复的过程。

1. 再生的类型

（1）生理性再生：指在生理状态下，有些细胞和组织不断老化、消耗损失，又由同种细胞不断分裂增生予以补充，维持原有的结构和功能。如子宫内膜周期性的脱落，由基底层细胞增生修复；血细胞衰老消失后，不断地从淋巴、造血器官输出新生细胞予以补充；皮肤表皮角化细胞经常脱落，由基底细胞不断增生、分化来补充等。

（2）病理性再生：指病理状态下，细胞、组织缺损后所发生的再生。又可分为完全再生和不完全再生。①完全再生：指再生的组织完全恢复原有组织的结构和功能，常发生于损伤范围小、再生能力强的组织；②不完全再生：指缺损的组织不能完全由原组织的再生恢复其结构和功能，而由肉芽组织代替，最后形成瘢痕。常发生于损伤严重、再生能力弱或缺乏再生能力的组织。

2. 细胞的再生能力 人体各种细胞的再生能力不同，这是由于其细胞周期的时程长短不同，在单位时间内可进入细胞周期进行增殖的细胞数也不同，故具有不同的再生能力。按再生能力的强弱一般分为三类。

（1）不稳定细胞（labile cells）：这类细胞不断地分裂增殖，以替代衰亡或损伤的细胞，其再生能力很强。如表皮细胞、黏膜被覆上皮细胞、淋巴及造血细胞、生殖器官管腔被覆细胞等。

（2）稳定细胞（stable cells）：这类细胞具有再生的潜能，在生理状态下不显示再生能力，由组织损伤的刺激，从静止期进入增殖期，表现出较强的再生能力。如肝、胰、内分泌腺的实质细胞，肾小管上皮细胞等。

（3）永久性细胞（permanent cells）：这类细胞几乎没有再生能力，一旦遭受损伤就永久性缺失，只能由结缔组织增生来修补。如神经细胞、心肌细胞和骨骼肌细胞。

3. 各种组织的再生过程

（1）上皮组织的再生：①被覆上皮再生：鳞状上皮缺损后，由创缘或底部基底层细胞分裂增生，先形成单层上皮，向缺损中心延伸覆盖，以后再增生分化为鳞状上皮；黏膜被覆的柱状上皮缺损后由邻近的基底部细胞分裂增生形成扁平上皮，以后变为立方及柱状上皮覆盖；②腺上皮再生：腺上皮的再生能力一般较被覆上皮弱，其再生依损伤轻重而不同；如腺上皮细胞缺损而腺体的基底膜完整时，可由残存的细胞完全再生修复；如腺体结构完全破坏则再生很难发生。

（2）血管的再生：①毛细血管再生：多以出芽的方式来完成，先由内皮细胞分裂增生形成实心的幼芽，随后形成细胞条索，在血流的冲击下逐渐出现管腔，形成新生的毛细血管，以后彼此吻合构成毛细血管网；根据功能的需要，有的新生的毛细血管管壁逐渐增厚发展为小动脉、小静脉（图 2-14），有的关闭、内皮细胞吸收而消失；②大血管再生：大血管离断后，须经手术吻合，吻合处两端的内皮细胞分裂增生，互相连接，重新恢复为光滑的内膜。血管离断的肌层则由结缔组织增生连接，形成瘢痕修复。

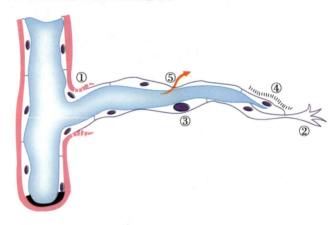

图 2-14　毛细血管再生模式图
①基底膜溶解；②细胞移动；③细胞增生；④细胞管腔形成、成熟及生长抑制；⑤细胞间通透性增加

（3）纤维组织的再生：在损伤的刺激下，静止状态的纤维细胞转变为成纤维细胞或原始间叶细胞分化为成纤维细胞，成纤维细胞进行分裂、增生，并形成胶原纤维，以后细胞逐渐成熟成为纤维细胞（图 2-15）。在组织的修复中，纤维组织的再生最常见，且占有重要的地位。

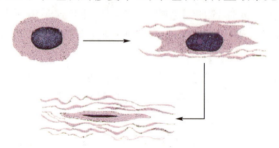

图 2-15　原始间叶细胞转化为成纤维细胞产生胶原
纤维再转化为纤维细胞模式图

（4）软骨和骨组织的再生：软骨组织的再生能力很弱，较小范围软骨损伤后的再生开始由软骨膜增生，增生的幼稚细胞逐渐变为软骨母细胞并形成软骨基质，以后细胞埋于软骨陷窝内成为软骨细胞。较大范围的软骨组织缺损时，由纤维组织修补。骨组织的再生能力强，骨折后由骨内、外膜的骨母细胞产生骨基质完成修复。

（5）神经组织的再生：神经细胞坏死后，由神经胶质细胞及其纤维修复，形成胶质瘢痕。外周神经受损时，如与之相连的神经细胞依然存活，则可完全再生（图 2-16）。但如果断离的两端相距太远，或两端间有血凝块、瘢痕、异物等相隔，再生的轴突不能到达远端，而与再生的结缔组织混杂形成创伤性神经瘤,可引起顽固性疼痛。

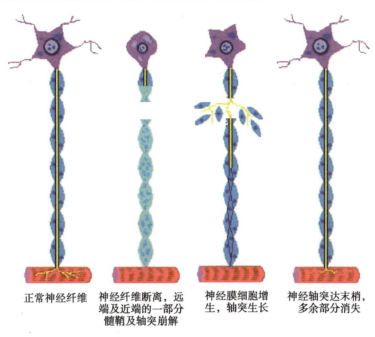

| 正常神经纤维 | 神经纤维断离,远端及近端的一部分髓鞘及轴突崩解 | 神经膜细胞增生,轴突生长 | 神经轴突达末梢,多余部分消失 |

图 2-16 神经纤维再生模式图

(二) 纤维性修复

1. 肉芽组织(granulation tissue) 是由新生的毛细血管和增生的成纤维细胞组成,伴有炎细胞浸润。

(1)形态:大体观察:颗粒状,质地柔软,湿润,呈鲜红色,似鲜嫩的肉芽,触之易出血。组织学观察:新生的毛细血管与创面垂直生长,以小动脉为轴心,在周围形成袢状弯曲的毛细血管网。在新生的毛细血管间有大量增生的成纤维细胞及数量不等的巨噬细胞、嗜中性粒细胞和淋巴细胞(图 2-17)。

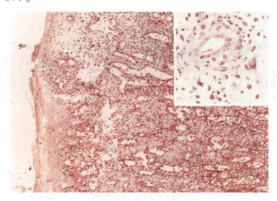

图 2-17 肉芽组织

新生的毛细血管向创面垂直生长,右上角为新生毛细血管的放大图

(2)功能:肉芽组织在组织损伤修复的过程中起着重要的作用:①抗感染并保护创面;②机化坏死组织、血凝块及其他异物;③填补创口及其他组织缺损。

如果肉芽组织生长不健康,颜色苍白,水肿,松弛无弹性,表面颗粒不均匀,有较多的坏死组织和分泌物,触之出血少,则抗感染能力低,生长迟缓,常造成伤口愈合慢,瘢痕形成多。

(3)结局:肉芽组织形成后逐渐成熟为纤维结缔组织,表现为胶原纤维增多,成纤维细胞变为纤维细胞,毛细血管逐渐闭合、退化或演化为小血管,炎细胞逐渐减少并消失,最后老化为坚韧、缺乏弹性、呈灰白色的瘢痕组织。

2. 瘢痕组织(scar tissue) 是指肉芽组织改建成熟后的纤维结缔组织。

(1)形态:大体观察:局部呈黄白或灰白色,半透明,质硬韧并缺乏弹性。组织学观察:由大量平行或交错分布的胶原纤维束组成,呈均质性红染即玻璃样变性。

(2)影响及结局:具有永久性地填补创口或缺损的作用,保持组织、器官完整性。因含大量胶原纤维,虽能保持组织器官的坚固性,但也有对机体不利方面,如瘢痕收缩使有腔器官狭窄,组织粘连(心包腔、肠粘连等),导致器官硬化(肝硬化等),过度增生引起瘢痕疙瘩等。

(三) 创伤愈合

创伤愈合(wound healing)是指机体在外力的作用下,使皮肤等组织离断或缺损后,由周围的细胞再生或纤维组织增生进行修复的过程。

1. 皮肤创伤愈合

(1)创伤愈合的基本过程:皮肤表皮的轻度创伤可通过上皮再生愈合。一般创伤愈合多指皮肤、软组织伤口的愈合,主要由肉芽组织和上皮组织再生来完成。以手术切口的创伤愈合为例,其愈合过程是在损伤数小时内,局部有血浆和白细胞渗出及纤维素等渗出,并凝固成块,2～3天后伤口边缘新生的肌成纤维细胞牵拉使伤口边缘的整层皮肤及皮下组织向中心移动使创面缩小,第3天从伤口底部长出肉芽组织,逐渐填平伤口,第5～6日起,成纤维细胞产生胶原纤维,以后转化为瘢痕组织。上皮缺损后由伤口边缘的基底细胞增生向创面移动并分裂增生,分化为鳞状上皮覆盖创面。

(2)创伤愈合的类型:根据组织损伤的程度及有无感染,可将创伤愈合分为三类:

1)一期愈合:见于组织缺损少、创缘整齐、无感染或异物,经黏合或缝合后伤口对接严密。仅有少量血凝块,炎症反应轻微。在24～48小时内表皮再生覆盖伤口。第3天肉芽组织就可从伤口边缘长出并很快将其填满,第5～7天胶原纤维连接即达临床愈合标准,形成的瘢痕呈线状(图2-18)。

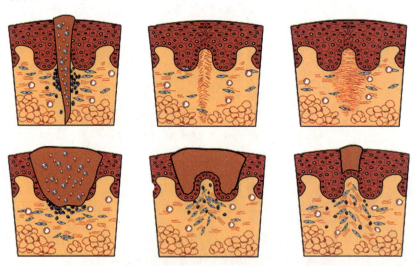

图2-18 创伤一期愈合(上)和二期愈合(下)模式图

2）二期愈合：见于组织缺损大、创缘不整齐、不能严密对接，或伴有感染、异物、无效腔形成的伤口，炎症反应明显。只有控制感染，清除坏死组织后，组织再生才能开始；愈合时间长，形成的瘢痕大而不规则（图2-18）。

3）痂下愈合：一般见于浅表的皮肤创伤，伤口表面的血液、渗出液及坏死组织干燥后形成黑褐色硬痂，创伤在痂下愈合。当上皮再生完成后痂皮即脱落，一般无明显瘢痕。

三种类型创伤愈合的区别（表2-3）。

表 2-3　三种类型创伤愈合的区别

	一期愈合	二期愈合	痂下愈合
创口情况	组织缺损较小，创缘整齐，对合严密，无感染	组织缺损较大，创缘不整齐，无法对合，或伴感染、有异物	浅表皮肤创伤并有少量出血或血浆渗出
愈合特点	炎症反应轻，少量肉芽组织增生，愈合时间短，瘢痕形成小	炎症反应明显，有大量肉芽组织增生，愈合时间长，瘢痕形成大	伤口表面渗出液及坏死物干后形成硬痂覆盖创面，创伤在痂下愈合，以后痂皮自行脱落

2. 骨折愈合　骨的再生能力很强，当骨折发生后，经过良好地复位，可在几个月内完全愈合并恢复正常的结构和功能。骨折的愈合分为四个阶段（图2-19）。

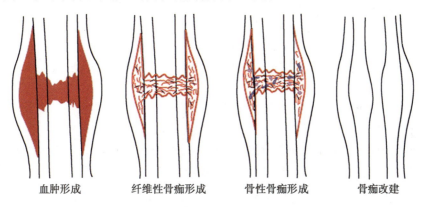

血肿形成　　　纤维性骨痂形成　　　骨性骨痂形成　　　骨痂改建

图 2-19　骨折愈合过程模式图

（1）血肿形成：骨折的两端及周围伴大量出血，形成血肿，数小时后凝固，局部常有轻度的炎症反应。

（2）纤维性骨痂形成：骨折后第2～3天，血肿由肉芽组织取代，以后纤维化形成纤维性骨痂（暂时性骨痂），一周左右进一步分化形成透明软骨。透明软骨一般多在骨外膜的骨痂区形成，在骨髓内骨痂区则少见。

（3）骨性骨痂形成：纤维性骨痂内的成纤维细胞逐渐分化出骨母细胞，分泌大量骨基质后形成类骨组织，再有钙盐沉积变为编织骨。纤维性骨痂中的软骨组织也经软骨化骨过程而演变为骨组织，则骨性骨痂形成。但编织骨结构不够致密，骨小梁排列紊乱，达不到正常功能的需要。

（4）骨痂改建或再塑：编织骨为适应骨活动时所受的应力，需进一步改建，即在破骨细胞的骨质吸收和骨母细胞新骨质形成的协调作用下完成改建，成为成熟的板层骨，重新恢复骨小梁正常的排列结构及皮质骨和髓腔的正常关系。

　　骨折的愈合与引起骨折的部位、性质、错位程度、年龄等有关。骨折愈合时，及时正确的复位，牢靠的固定，早期进行功能锻炼，保持良好的血液供应，促进骨折完全愈合。

（四）影响再生修复的因素

1. 全身因素

（1）年龄：青少年代谢旺盛，组织再生能力强，伤口愈合快。老年人可由于血管硬化，血供减少，代谢减弱，使组织再生能力减弱，伤口愈合慢。

（2）营养：严重的蛋白质缺乏，尤其是含硫氨基酸缺乏时，肉芽组织形成减少及胶原纤维形成不良，使组织再生缓慢。维生素 C 缺乏时胶原分子难以形成，从而使胶原纤维的形成受影响，伤口愈合延缓。

（3）激素：肾上腺皮质激素可抑制炎症渗出、毛细血管形成、成纤维细胞增生和胶原形成，并加速胶原纤维的分解，从而影响伤口愈合，故应避免使用。

2. 局部因素

（1）感染与异物：许多化脓菌感染可产生毒素和酶类引起组织坏死，使基质和胶原纤维溶解，加重局部组织损伤；同时，感染使渗出物增多可增加局部伤口张力；异物的存留既妨碍愈合，又容易感染，使伤口愈合延缓。

（2）局部血液循环：良好的局部血液循环有利于坏死物质的吸收和抗感染，并提供了组织再生修复的物质基础，促进伤口愈合。反之，则使伤口愈合延缓。

（3）神经支配：神经损伤可造成所支配的局部组织发生神经性营养不良，再生能力下降或丧失。自主神经损伤可使局部血液供应障碍，影响再生修复。

（4）电离辐射：可破坏细胞、损伤小血管和抑制组织的再生使愈合延迟。

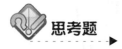 **思考题**

　1. 叙述适应性反应的类型及其特点。

　2. 简述细胞水肿、脂肪变性、玻璃样变性的病理变化。

　3. 叙述坏死的类型及其病变特点。

　4. 坏死的结局有哪些？

　5. 简述肉芽组织的肉眼与镜下特点及其功能。

　6. 简述一、二期愈合的区别。

　7. 简述骨折的愈合过程

　8. 影响组织再生修复的局部因素有哪些？

（吴义春）

第三章 局部血液循环障碍

掌握淤血、血栓形成、栓塞与梗死的概念、原因、病理变化及后果；熟悉肝淤血、肺淤血的病理变化、血栓形成的条件和机制、血栓与栓子的类型、栓子的运行途经以及梗死的类型；了解淤血、出血以及血栓形成的结局及其对机体的影响。

血液循环障碍可分为全身性血液循环障碍和局部血液循环障碍，前者主要见于心力衰竭，后者常表现为充血、淤血、出血、血栓形成、栓塞、梗死等。

第一节 充血和淤血

一、充　血

充血（hyperemia）是指因动脉血量输入过多，引起局部组织或器官的血管内血液含量增多的状态（图 3-1）。

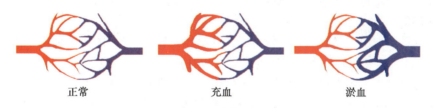

正常　　　　　　充血　　　　　　淤血

图 3-1 充血和淤血示意图

红色为动脉，蓝色为静脉

（一）原因及类型

细小动脉扩张是由于神经、体液因素作用于血管，导致血管舒张神经兴奋性增高或血管收缩神经兴奋性降低的结果。常见类型有：

1. 生理性充血　为了适应组织、器官生理上的需要或者机体代谢增强而发生的充血，称之为生理性充血，如妊娠时的子宫充血，进食后的胃肠道充血，运动时的骨骼肌充血以及情绪激动时的面部、颈部充血等。

2. 病理性充血

又可分为：

（1）炎症性充血：多因炎症介质、神经轴突反射作用于血管壁的结果。

25

（2）侧支性充血：是由于局部组织血流不畅，缺血，缺氧，代谢不全产物堆积，刺激血管运动神经，导致缺血组织周围的动脉吻合支扩张充血。

（3）减压后充血：组织、器官由于长期受到外力压迫，局部动脉血管收缩神经兴奋性降低，当压力突然解除时，受压组织、器官内的细小动脉迅速扩张引起充血，即为减压后性充血（贫血后充血）。如快速抽出大量胸、腹腔积液或摘除腹腔内的巨大肿瘤后，胸、腹腔内压力突然降低，细、小动脉扩张充血，严重时可以引起有效循环血量骤减，导致血压下降、脑供血不足等严重后果。

（二）结局及影响

充血局部组织、器官轻度肿胀，因氧合血红蛋白增多，颜色呈鲜红色，局部血流加快，代谢增强，产热增加，温度升高。镜下可见小动脉和毛细血管扩张，充满血液。

由于充血是主动的过程，是短暂的动脉血管反应，具有发生快，消退亦快的特点。在多数情况下，充血对机体是有利的。充血局部血液循环加快，动脉血流入增多，带来了大量的氧和营养物质，促进物质代谢，增强组织、器官的抗病能力。因此，临床上采取热敷、按摩等护理措施，促进局部动脉扩张，改善血液循环达到预防和治疗作用。但是，在某些情况下，充血也可以引起不利的影响，如在高血压、动脉硬化、脑血管畸形等疾病的基础上，发生脑动脉充血，则可以导致脑血管破裂、出血，引起严重后果。

二、淤　　血

淤血（congestion）是因静脉血液回流受阻，引起局部组织或器官的血管内血液含量增多的状态。淤血一般是病理性的，是被动的过程，发生缓慢，持续时间较长。淤血远较充血多见，并具有重要的病理和临床意义。淤血可以发生在局部，也可以发生在全身。

（一）原因

1. 静脉管腔阻塞　如静脉内血栓形成、栓塞以及静脉炎引起的静脉管壁增厚，进而导致管腔狭窄等。

2. 静脉受压　由于静脉血管壁较薄以及静脉压力较低，轻微的压迫就足以阻碍静脉血液回流，引起淤血。如肿瘤、炎症包块或者绷带包扎过紧等。

3. 心力衰竭　由二尖瓣狭窄、二尖瓣关闭不全、原发性高血压等引起的左心衰竭导致肺淤血；由肺源性心脏病等引起的右心衰竭导致体循环淤血。

4. 静脉血液坠积　静脉内血液因受重力作用，使躯体下垂部位的静脉血液回流困难，如久病卧床的患者肺贴近床面的一侧易发生肺淤血。

此外，生理状态下也可以发生淤血，如妊娠子宫压迫髂静脉引起下肢及盆腔淤血、长久站立引起的下肢淤血等，常随着生理状态的改变（如分娩、改变身体姿势等）而消失。

（二）病理变化

淤血的组织、器官体积肿大，重量增加，被膜紧张，边缘变钝，切面湿润多血；由于淤积的血液中氧合血红蛋白减少，还原血红蛋白增多，局部呈紫红色，如发生在皮肤、黏膜则呈紫蓝色，称为发绀。发绀是机体缺氧的重要体征。体表部位的淤血，因血流缓慢，代谢降低，该处的体表温度下降。镜下可见小静脉、细静脉及毛细血管扩张，管腔内充满血液，有时可见组织水肿、淤血性出血，组织细胞变性、坏死。

（三）后果

淤血的后果取决于淤血发生的速度、程度、部位、持续时间以及侧支循环建立的状况等，长期淤血可以引起以下病变：

1. 组织水肿或浆膜腔积液 淤血导致静脉压升高，组织间液回流减少；淤血导致缺氧，血管壁损伤，通透性增加，使血管内的液体漏出。漏出的液体潴留于组织间隙形成水肿或潴留于浆膜腔形成积液。

2. 出血 淤血导致组织严重缺氧，使血管壁的通透性明显增加，红细胞经血管壁漏出，引起淤血性出血。

3. 实质细胞萎缩、变性及坏死 由于长期淤血、缺氧，可使实质细胞发生萎缩、变性甚至坏死。

4. 间质纤维组织增生 长期淤血，实质细胞萎缩消失，间质纤维组织增生、网状纤维胶原化，使淤血的组织、器官质地变硬，称为淤血性硬化。

（四）重要器官淤血

1. 慢性肺淤血 常见于慢性左心衰竭。淤血的肺体积增大，重量增加，呈暗红色，质地变实，切面可见暗红色血性或淡红色泡沫状液体流出。镜下可见细小静脉及肺泡壁毛细血管高度扩张充血，肺泡腔内有水肿液，严重时可见红细胞及吞噬有含铁血黄素的巨噬细胞（心力衰竭细胞）。红细胞崩解释放出棕黄色、颗粒状的含铁血黄素（图 3-2）。心力衰竭细胞可见于肺泡腔、肺间质，也可见于患者的痰内。

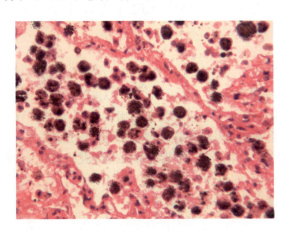

图 3-2 慢性肺淤血
肺泡壁纤维组织增生，肺泡腔内可见大量心衰细胞

由于长期慢性肺淤血缺氧，引起肺泡壁的纤维组织增生及网状纤维胶原化，使肺质地变硬，伴有含铁血黄素的沉积，致颜色呈深褐色，故称肺褐色硬化。

2. 慢性肝淤血 常见于慢性右心衰竭。淤血的肝体积增大，重量增加，被膜紧张。切面肝小叶中央部位因肝窦及中央静脉淤血而呈红色，肝小叶周边区域因肝细胞脂肪变性而呈黄色，出现红黄相间的花纹状结构，状似槟榔的切面，故称之为槟榔肝。镜下可见肝小叶中央静脉及其附近的肝窦高度扩张淤血，肝小叶中央静脉周围的肝细胞萎缩甚至消失，肝小叶周边的肝细胞脂肪变性（图 3-3）。

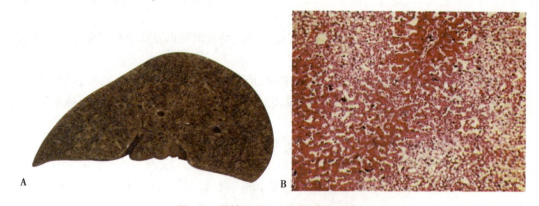

图 3-3　慢性肝淤血和肝细胞脂肪变

A. 肝体积增大,暗红色,质硬,切面呈红、黄相间的花纹;B. 中央静脉及其周围的
肝窦扩张充满血液,周围的肝细胞脂肪变性

由于长期慢性肝淤血,肝组织缺氧,引起肝内纤维组织增生及网状纤维胶原化,使肝质地变硬,称淤血性肝硬化。

第二节　出　　血

出血(hemorrhage)是指血液(主要为红细胞)自心、血管腔逸出至体表、体腔和组织间隙的过程。

(一) 原因及类型

出血的原因包括血管破裂、血管壁通透性增加以及血液性状改变等。分为以下类型:

1. 根据血管壁损伤的程度分类

(1)破裂性出血:由于心或血管壁破裂引起的出血,出血量往往较大。

(2)漏出性出血:指毛细血管壁的通透性增加引起的出血,出血量较少。

2. 根据血液流向分类　①内出血,是指血液流向体腔或者组织间隙的出血;②外出血,是指血液直接(体表外伤引起的出血)或者间接(如肺和支气管出血经支气管、气管咳出体外,胃、肠出血通过大便排出体外)流出体外的出血。

(二) 病理变化

呼吸道出血经口咳出到体者外称为咯血;消化道出血经过口腔呕出到体外者称为呕血,经粪便排出体外者称为便血(黑便),泌尿道出血随尿液排出者称为血尿等。血液蓄积于体腔内称为体腔积血,如胸腔、腹腔和心包腔积血等,在积血的体腔内可见到数量不等的血液和凝血块;血液蓄积在组织间隙时,在组织间隙内可见到数量不等的红细胞,如局部组织内有较大量的出血时,可形成血肿,如脑硬膜下血肿,皮下血肿等。皮肤、黏膜、浆膜的少量出血,在局部可见散在的出血点,称为瘀点;如果出血严重,出血点可以相互融合成片,直径超过 1~2cm,称为瘀斑。皮肤、黏膜出血灶的颜色随着红细胞崩解,释放出血红蛋白降解的过程而改变,开始为紫红色,2~3 天后转变为蓝绿色,4~6 天后转变为橙黄色,直至恢复正常。实质脏器的组织内(肾、脑)少量出血可形成小出血灶。

(三) 后果

出血对机体的影响依出血的类型、量、速度和部位不同而异。漏出性出血比较缓慢,因出血量较少,一般不会引起严重后果。破裂性出血如果发生在较大的动脉或者静脉,在短时间内出血量达到全血总量的 20%～25% 时,可以发生失血性休克。出血发生在重要器官(大脑、脑干),即使出血量不多,也可引起严重后果,如心破裂出血引起心包压塞,而导致死亡。

除心和大血管破裂出血外,由于受损的血管反射性痉挛以及局部血管内血栓形成,使血管闭塞,出血多可自行停止。流入体腔和组织间隙的血液可逐渐被分解吸收,亦可被增生的肉芽组织所机化或包裹。长期慢性出血可致贫血。

第三节 血栓形成

血栓形成(thrombosis)是在活体的心、血管内,血液发生凝固或血液中的有形成分凝集形成固体质块的过程。所形成的固体质块称为血栓(thrombus)。

正常情况下,血液的凝血功能和抗凝血功能处于动态平衡。如果在某些促凝血因素的作用下,打破了这种动态平衡,使血液的凝固或凝集性增强,即可引发血栓形成。

一、血栓形成的条件和机制

1. 心、血管内膜损伤 常见于风湿性心内膜炎、细菌性心内膜炎、动脉或静脉内膜炎、动脉粥样硬化和心肌梗死等。由于心、血管内膜损伤,暴露出内皮下胶原纤维。一方面,由于内皮的损伤改变了细胞表面的膜电荷,易于吸引血小板,使血小板黏附。同时,受损的内皮细胞释出 ADP 与血小板膜上的 ADP 受体结合,促进血小板黏附。黏附的血小板可释放出内源性 ADP,促使更多的血小板黏附及凝集,释放出多种促凝物质,促进凝血过程。另一方面,内皮下胶原纤维暴露,激活Ⅶ因子,损伤的内皮又释放组织因子,均可启动机体的凝血过程,从而在损伤的局部发生血栓形成。

2. 血流状态改变 血液中的红细胞、白细胞位于血流的中轴,称为轴流。轴流外层依次是血小板、血浆带,称为边流,将血液的有形成分与血管壁分开,阻止了血小板和内膜的接触。当血流缓慢或有涡流形成,轴流增宽甚至被破坏,血小板进入边流,易黏附于内膜,而促进血栓形成。常见于长期卧床、大手术后、动脉瘤、二尖瓣狭窄或关闭不全的病人等。静脉血栓比动脉血栓多 4 倍,下肢静脉血栓比上肢静脉血栓多 3 倍。

3. 血液凝固性增高 常见于严重创伤、大手术等严重失血,大面积烧伤导致的幼稚的血小板、凝血因子增多、血液的黏稠度增加;另外,某些肿瘤(如肺、肾及前列腺癌等)以及胎盘早期剥离的患者,可造成大量组织因子入血,激活机体的凝血过程,导致血栓形成。

上述三个条件可以同时存在,相互影响,也可以其中某一条件起主要作用。如手术后髂静脉内血栓形成,除因手术创伤、出血使血液凝固性增强外,手术后卧床,血流缓慢也是促成血栓形成的重要因素。

> 脑血栓是在脑动脉粥样硬化和斑块基础上,在血流缓慢、血压偏低的条件下,血液的有形成分附着在动脉的内膜形成血栓,称之为脑血栓。临床上以偏瘫为主要临床表现。多发生于 50 岁以后,男性略多于女性。

二、血栓形成的过程及血栓的类型

无论是心腔、动脉或静脉内的血栓,其形成过程都从血小板黏附于内膜开始。当血小板黏附于内膜损伤处时,血小板发生变形,释放出内源性 ADP,同时,由于胶原的刺激,血小板合成血栓素 A_2,二者共同作用于血流中的血小板,使血小板继续黏集。与此同时,机体的凝血过程启动,产生大量纤维素多聚体,后者再和受损内膜基质中的纤维连接蛋白共同使黏集的血小板堆牢固地黏附于受损内膜表面,血小板不再离散,形成镜下均匀一致、无结构的血小板血栓。这是血栓形成的第一步,是血栓的起始点。此后血栓的发生、发展以及血栓的形态、组成和大小都取决于血栓发生的部位和局部血流速度等。血栓的形态可分以下几种:

1. 白色血栓(pale thrombus)　血小板黏附于受损的心、血管内膜处,并不断聚集、逐渐增大而形成。呈灰白色小结状或者赘生物状,表面粗糙有波纹,质硬,与管壁黏着紧密,不易脱落。主要由血小板和少量的纤维素构成,其表面有许多中性粒细胞黏附。白色血栓多见于心和动脉内膜,静脉内的白色血栓常不独立存在,而是静脉血栓的起始部,构成静脉延续性血栓的头部。

2. 混合血栓(mixed thrombus)　随着白色血栓体积的进一步增大,在血栓局部被激活的凝血因子的浓度逐渐增高,不断增大的白色血栓导致血管腔狭窄,其下游发生涡流,新的血小板堆连续不断地形成,并向血管中央和下游延伸,呈分支状,称为血小板梁,酷似珊瑚。其间充满纤维素网,网眼中有大量的红细胞,进而形成血凝块(图 3-4)。这种由血小板梁(白色)及血小板梁间的红细胞和血凝块(红色)层层交错构成的血栓称为混合血栓或层状血栓,成为静脉延续性血栓的体部。

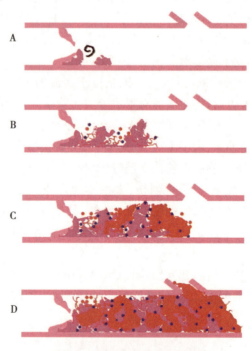

图 3-4　血栓形成过程示意图
A. 内皮细胞损伤,血小板与暴露的内皮下胶原黏附　B. 血小板聚集形成血小板梁,
小梁周有白细胞黏附　C. 血小板梁间形成纤维蛋白网,网眼内充满红细胞
D. 血管腔阻塞,局部血流停滞致血液凝固

混合血栓呈灰白色和红褐色相间的层状结构，干燥，表面粗糙，与血管壁粘连比较紧密。镜下可见由粉红色分支状(珊瑚状)的血小板梁及充填于血小板梁之间的红细胞和血凝块组成，血栓周围有中性粒细胞附着。

3. 红色血栓(red thrombus)　混合血栓逐渐增大阻塞血管管腔，造成血流极度缓慢甚至停滞，血液则发生凝固，形成暗红色凝血块，称为红色血栓。构成静脉内延续性血栓的尾部。红色血栓呈暗红色，新鲜时湿润，有弹性，和死后凝血块相似；陈旧者由于水分被吸收，变得干燥，易碎，失去弹性，易于脱落进入血流成为血栓栓子，造成栓塞。

4. 透明血栓(hyaline thrombus)　发生于微循环内的血栓，由于体积小，只能通过显微镜才能够观察到，故称微血栓，或透明血栓。因主要由纤维素构成，故又称为纤维素性血栓。见于弥散性血管内凝血(disseminated intravascular coagulation，DIC)。

三、血栓的转归

1. 溶解、吸收　血栓形成后，由于纤维素溶酶系统以及血栓内白细胞崩解释放出溶蛋白酶的作用，血栓发生溶解，变成细小颗粒，它可被血流冲走或被吞噬细胞吞噬，小的血栓可完全溶解吸收而不留痕迹。

2. 软化、脱落　较大的血栓，只能被部分溶解，在血流冲击下，整个血栓或血栓的一部分脱落进入血流，脱落后的血栓形成血栓栓子，随血流运行至他处，引起该部位血管的阻塞，即血栓栓塞。

3. 机化与再通　血栓形成后，在血栓附着处，由新生的肉芽组织形成并逐渐替代血栓，此过程称为血栓机化(图 3-5)。机化的血栓和血管壁紧密相连，不易脱落。经过一段时间后，机化的血栓发生收缩，使血栓内或血栓与血管壁之间出现裂隙，此后，血管内皮细胞长入并衬覆于裂隙表面而形成新的管腔，这些管腔相互吻合沟通，形成狭窄的血管腔，血流能够重新通过，这一过程称为再通。

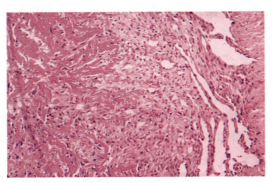

图 3-5　血栓机化
血管腔内的血栓已经被肉芽组织替代而机化，机化的血栓出现再通

4. 钙化　如血栓未能被溶解吸收或完全机化时，钙盐则在血栓内沉积，形成静脉石或动脉石。

四、血栓对机体的影响

血栓形成对机体的影响可以分为有利和不利的两个方面。

1. 有利的方面　在一定条件下,血栓形成对机体具有积极的一面。

(1)止血作用:当血管受到损伤而破裂时,在血管损伤处血栓形成,有利于止血。在某些病变情况下(如胃溃疡或肺结核空洞),其病变周围血管内的血栓形成,可以避免病灶内的血管破裂出血。

(2)防止炎症扩散:炎症病灶周围的小血管内血栓形成,可以防止病原体蔓延扩散。

2. 不利的方面　血栓形成对机体的主要危害是引起局部甚至全身性血液循环障碍。危害的严重程度视受阻血管的类型、阻塞管腔的程度、阻塞发生的速度以及侧支循环建立等。

(1)阻塞血管腔:发生在动脉的血栓,当管腔未被完全阻塞时,血流减少,局部器官和组织缺血,引起组织细胞变性和萎缩;若血管完全被阻塞,且未建立有效的侧支循环时,则可引起组织、器官缺血性坏死(梗死)。如脑动脉血栓形成引起的脑梗死。静脉血栓形成后,若不能建立有效的侧支循环,则引起局部淤血,进而发生水肿、出血等。

(2)栓塞:血栓可因下床活动或者软化、破碎、断裂而脱落,形成血栓栓子,随血液流动引起血栓栓塞。如果栓子内含有细菌,细菌可随栓子运行而蔓延扩散,引起败血性梗死或栓塞性脓肿。

(3)心瓣膜病:发生在心瓣膜上的血栓,机化后可以引起瓣膜增厚、皱缩、粘连、变硬,形成慢性心瓣膜病。

(4)出血:DIC时微循环内广泛性微血栓形成,使凝血因子和血小板耗竭,造成血液的低凝状态,引起全身广泛性出血。

第四节　栓　　塞

栓塞(embolism)是指随血液(淋巴液)运行的不溶于血液(淋巴液)的异常物质,阻塞管腔的现象。阻塞管腔的异常物质,称为栓子(embolus)。栓子可以是固体、液体或气体。其中最常见的是血栓栓子,其他类型的栓子有脂肪栓子、空气栓子、瘤细胞栓子、细菌栓子、寄生虫及其虫卵栓子和羊水栓子等。

一、栓子运行的途径

栓子运行的途径一般与血流(淋巴流)方向一致(图 3-6),但也有例外情况,分述如下:

1. 来自肺静脉、左心和体循环动脉系统的栓子　栓子沿体循环血流方向运行,最终栓塞于口径与其相当的动脉分支。常见于脑、脾、肾、下肢等处。

2. 来自体循环静脉系统和右心的栓子　栓子沿血流方向,常栓塞在右心、肺动脉主干及其分支,但某些体积小、具有一定弹性的栓子(如空气栓子、肿瘤细胞栓子)可以通过肺泡壁毛细血管进入左心及体循环动脉系统,进而引起细小动脉分支的栓塞。

3. 门静脉系统的栓子　由肠系膜静脉等门静脉系统来源的栓子,经门静脉进入肝,引起肝内门静脉分支的栓塞。

4. 交叉性栓塞　在有房(室)间隔缺损或动、静脉瘘者,栓子可通过缺损处,由压力高的一侧进入压力低的一侧,形成动、静脉系统交叉性栓塞。

5. 逆行性栓塞　是一种十分罕见的栓塞,来自于下腔静脉内的栓子,在胸、腹腔压力急剧升高(如剧烈咳嗽、呕吐等)时,可逆血流方向运行,在肝静脉、肾静脉以及髂静脉等分支处引起逆行性栓塞。

6. 淋巴管栓塞　细菌及肿瘤细胞栓子进入淋巴管,随淋巴流首先栓塞局部淋巴结,再经过输出淋巴管栓塞远处淋巴结、经过胸导管进入血流。

二、栓塞的类型及对机体的影响

由于栓子的种类不同,可以引起不同类型的栓塞。栓塞对机体的影响,与栓子的种类、大小、栓塞的部位以及侧支循环建立的情况有关。栓塞有以下类型:

(一) 血栓栓塞

血栓栓塞(thromboembolism)是指血栓部分或全部脱落,随血流运行阻塞血管腔的现象。是最常见的一种栓塞。

1. 肺动脉血栓栓塞　引起肺动脉血栓栓塞的栓子95%来自下肢静脉,其次来自盆腔静脉、卵巢、前列腺周围静脉和子宫静脉等。如果栓子较小,且栓塞肺动脉少数的小分支,因为肺具有双重血液循环,相应的肺组织可以通过支气管动脉得到血液供应,一般不产生严重后果;但是,如果栓塞前已有严重肺淤血,肺循环内的压力增高,与

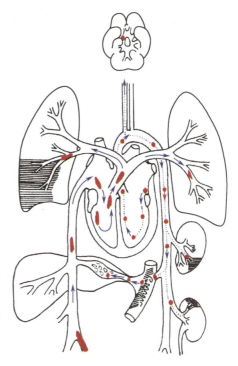

图3-6　栓子运行途径与栓塞部位示意图

血管内的红色小体示意栓子;箭头示意栓子运行方向;器官内的线条区示意梗死区

支气管动脉之间的侧支循环难以建立,则可引起肺梗死;来自下肢静脉或右心的血栓栓子,往往栓子体积较大,常栓塞于肺动脉主干或大的分支(图3-7),或者虽然栓子体积较小,但数量较多,栓塞多数肺动脉分支时,均可引起猝死,称为肺动栓塞症或肺卒中。

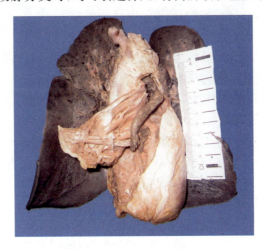

图3-7　肺动脉血栓栓塞

长条状的混合血栓堵塞在一侧肺的肺动脉主干

引起猝死的机制一般认为:①较大栓子栓塞肺动脉主干时,造成肺循环机械性阻塞,肺

动脉压急剧升高,引起急性右心衰竭;②血栓栓子中的血小板释放出大量5-羟色胺,使肺动脉、支气管动脉及冠状动脉发生广泛性痉挛。肺动脉痉挛使肺动脉压急剧升高,致右心室负荷增加;冠状动脉痉挛引起心肌缺血、缺氧,心肌收缩力降低,并加重急性右心衰竭;③栓子刺激肺动脉管壁,引起迷走神经兴奋性增强而致冠状动脉、肺动脉、支气管动脉和支气管痉挛,从而加重心肌缺血、缺氧,进一步加重右心衰竭及窒息,导致猝死。

2. 体循环动脉系统的血栓栓塞 造成体循环动脉系统血栓栓塞的栓子,多来自肺静脉、左心及体循环动脉系统的血栓。如心内膜炎造成的心瓣膜上的血栓、二尖瓣狭窄时左心房附壁血栓以及动脉粥样硬化溃疡面的血栓等,以上血栓脱落后,形成的血栓栓子随动脉血流,引起相应血管的栓塞。动脉系统栓塞以脾、肾、脑、心和四肢的栓塞较常见。动脉栓塞的后果亦视栓子的大小、栓塞的部位以及局部侧支循环建立的情况而异。如栓塞较小的动脉,栓子数量少,又有充分、有效的侧支循环建立,不引起严重后果。若栓塞较大的动脉,且不能建立有效的侧支循环,局部可发生缺血性坏死(梗死)。若发生在冠状动脉或脑动脉,常引起严重后果,甚至危及生命。

(二)脂肪栓塞

脂肪栓塞(fat embolism)是指血流中出现脂肪滴,引起阻塞血管的现象。在长骨粉碎性骨折或严重脂肪组织挫伤时,骨髓或脂肪组织的脂肪细胞破裂,脂肪游离成无数脂滴,并通过破裂的静脉血管进入血流,引起肺动脉脂肪栓塞。有时脂肪滴通过肺泡壁毛细血管或肺内动、静脉短路进入动脉系统,引起体循环动脉系统栓塞,如脑、肾、皮肤和眼结膜等处的栓塞。

脂肪栓塞的后果,常因脂滴的多少而异。少量脂滴,可由巨噬细胞吞噬或被血液中的脂酶分解清除,对机体影响较小。但大量的脂滴进入肺循环,致肺部血管广泛受阻并引起反射性痉挛,引起急性右心衰竭。

(三)气体栓塞

气体栓塞(gas embolism)是指大量气体进入血流,或原已溶解于血液中的气体迅速游离出来,形成气泡并阻塞心、血管腔的现象。

1. 空气栓塞 多因静脉破裂,空气通过破裂口进入血流所致。常见于手术或创伤致锁骨下静脉、颈静脉或胸腔内大静脉的损伤,吸气时,胸腔负压使这些静脉呈负压状态,空气通过破裂处迅速进入静脉血管,随血流到达右心。此外,在分娩、人工流产及胎盘早期剥离时,子宫的强烈收缩可致子宫腔内压力升高,可将空气压入开放的子宫静脉内并随血流到达右心。

少量空气可溶解于血液,不引起严重后果。大量空气(超过100ml)快速进入血液,随血流进入右心室,心室搏动使气体与血液在右心室内形成泡沫状。当心室舒张时气泡膨胀充填于右心室,影响静脉血液回流和右心室充盈,心收缩时泡沫状液体被压缩而不能排出,右心室空排,造成严重的循环障碍。此时,患者出现呼吸困难,重度发绀,甚至猝死。

2. 氮气栓塞(减压病) 气压的急剧降低可使原已溶解于血液中的气体(主要是氮气)迅速游离出来并形成气泡,引起气体的栓塞,称为氮气栓塞,又称为减压病。主要见于潜水员从深海迅速浮出水面或飞行员在机舱未密封的情况下从地面快速升空时。气体栓塞可引起局部缺血和梗死;若短期内大量气泡阻塞血管,尤其是阻塞动脉时可引起猝死。

(四)羊水栓塞

羊水栓塞是羊水进入母体血液循环造成栓塞。主要发生在分娩过程中子宫的强烈收缩、羊膜破裂,尤其是当胎头阻塞产道口时,宫腔内压增高,羊水被挤入破裂的子宫静脉窦,随血流进入母体的体循环的静脉系统,经下腔静脉到达肺动脉,在肺动脉分支及肺泡壁毛细血管内引起栓塞。羊水栓塞镜下可见肺动脉小分支及肺泡壁毛细血管中有角化的鳞状上皮、胎毛、胎脂及胎粪等羊水成分。在母体的血液及其他脏器的小血管内亦可偶见羊水成分。羊水中的某些成分可使母体发生过敏性休克、DIC 等,羊水栓塞导致孕妇、产妇突然出现呼吸困难、发绀、休克,甚至猝死。

(五) 其他栓塞

含有大量细菌的血栓或细菌集团,侵入血管或淋巴管内引起的栓塞,不仅引起管腔阻塞,而且能引起炎症的扩散;寄生虫及其虫卵常栓塞肝内门静脉分支;恶性肿瘤细胞侵入血管、淋巴管,可形成肿瘤细胞栓子,随血液、淋巴液流动引起瘤细胞栓塞,造成恶性肿瘤转移。

第五节 梗　死

梗死(infarct)是指机体局部组织或器官动脉血流阻断导致的缺血性坏死。

一、梗死的原因和条件

凡能造成动脉血流供应阻断(原因)且不能建立有效侧支循环(条件)者均可以引起梗死。

(一) 原因

1. 血栓形成　是引起梗死最常见的原因,如冠状动脉和脑动脉粥样硬化继发血栓形成引起心肌梗死和脑梗死等。弥散性血管内凝血时微循环内广泛纤维素性血栓引起多个器官的多发性微小梗死。

2. 动脉栓塞　是梗死的常见原因之一,常见于血栓栓塞、空气栓塞、脂肪栓塞等。引起肾、脾、脑和肺梗死。

3. 动脉受压　当动脉受到肿块或其他机械性压迫时,导致动脉管腔闭塞,局部组织缺血、缺氧,最后引起坏死。如肠扭转、肠套叠时肠系膜动脉、静脉均受压迫而引起肠梗死,又如卵巢囊肿蒂扭转压迫血管,引起囊肿坏死等。

4. 动脉痉挛　单纯动脉痉挛引起的梗死罕见。但在血管有病变的基础上(如冠状动脉、脑动脉粥样硬化等),在情绪激动、过度劳累、强烈刺激等诱因的影响下,可引起病变血管持续性痉挛,致血流中断而发生该器官和组织的梗死。

5. 动脉狭窄　动脉粥样硬化、动脉内膜炎等导致动脉管壁增厚、管腔狭窄。

(二) 条件

动脉血流阻断是否引起梗死,主要取决于以下因素:

1. 侧支循环建立情况　大多数器官的动脉都有或多或少的吻合支,当某一支血管阻塞后,可以尽快建立有效的侧支循环,不至于引起梗死。尤其是肺、肝具有双重血液供应,吻合支丰富,不易发生梗死。有些器官动脉吻合支较少,如脾、肾及脑等,动脉一旦发生阻塞,不易建立有效的侧支循环,导致梗死。

2. 血液和心血管的功能状态　血液携氧量、心输出量减少,组织或器官有效循环血量不足等,都可促使梗死。常见于严重贫血、心力衰竭等。

3. 组织器官对缺血缺氧的耐受性　机体不同部位的组织细胞对缺血缺氧的耐受性不同,神经细胞对缺血缺氧的耐受性较差,一般为 3～5 分钟,其次是心肌细胞,15～30 分钟,一旦血流阻断容易发生梗死。纤维结缔组织和骨骼肌对缺血缺氧的耐受性较强,一般不易发生梗死。

二、梗死的类型

根据梗死灶内含血量多少,可将梗死分为贫血性梗死和出血性梗死两类。

(一) 贫血性梗死

贫血性梗死(anemic infarct)多发生于组织致密,侧支循环较少的实质器官(心、肾、脾),梗死区血管压力降低,出血量较少,使梗死区呈贫血状态。因梗死区颜色呈灰白色,又称白色梗死。

当这些器官动脉分支的血流阻断后,局部组织缺血缺氧,引起组织细胞变性、坏死;梗死灶周边的血管扩张充血、血管壁通透性增高,血液漏出,形成围绕梗死灶的暗红色的充血、出血带,梗死灶呈灰白色或灰黄色,与正常组织分界清楚。不同器官血管分布不同,梗死灶形状各异:由于脾、肾等器官的动脉分支特点,其梗死灶呈圆锥形,切面呈楔形或折叠扇形,尖端朝向该器官的门部,底部朝向该器官的被膜(图 3-8);冠状动脉的分布不规则,心肌梗死灶的形状呈地图形或不规则形。

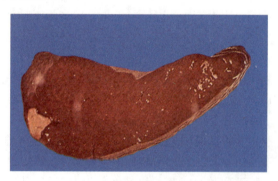

图 3-8　脾贫血性梗死

贫血性梗死多为凝固性坏死,早期梗死区的组织轮廓尚存,梗死灶周围有明显的炎症反应,可见炎细胞浸润及充血、出血带。陈旧的梗死灶,梗死区组织轮廓消失,呈均匀、红染、颗粒状,充血、出血带消失,周围有肉芽组织生长,并逐渐机化坏死组织,最后形成瘢痕。脑梗死虽然是液化性坏死,但也属于贫血性梗死。由于脑组织含水分及脂类较多,蛋白质少,故坏死的脑组织不易凝固,可液化形成囊腔。此后,梗死灶周围有较多的星形细胞与胶质纤维增生。小的梗死灶可逐渐机化形成胶质瘢痕,而较大的梗死灶则由增生的星形细胞与胶质纤维构成囊壁,囊腔可长期存留。

(二) 出血性梗死

出血性梗死(hemorrhagic infarct)是指在梗死区内有明显的出血现象,见于严重的淤血、侧支循环丰富及组织疏松等器官,如肺、肠等。

肺有肺动脉和支气管动脉双重血液供应,一般不引起梗死。但在肺严重淤血的情况下,由于整个器官的静脉和毛细血管内压增高,不能建立有效的侧支循环,可引起局部组织坏死。同时,由于严重淤血、组织结构疏松以及梗死后血管壁通透性增加,导致梗死区弥散性出血。肺梗死灶为锥体形，切面为楔形，其尖端朝向肺门，底部靠近胸膜面。梗死灶因弥散性出血呈暗红色(图3-9)。镜下可见梗死区肺泡壁结构不清，肺泡腔充满红细胞。

肠出血性梗死发生于肠扭转、肠套叠、绞窄性肠疝，肠系膜静脉首先受压而发生高度淤血，继而，肠系膜动脉也受压导致局部缺血而发生出血性梗死。肠梗死多发生于小肠，因为肠系膜动脉呈扇形、阶段形分布，故肠梗死通常只累及某一段肠管。梗死的肠壁因弥散性出血呈紫红色，因淤血水肿及出血，肠壁增厚，质脆易破裂；肠腔内充满混浊的暗红色液体，浆膜面见灰白色渗出物，肠壁组织坏死及弥散性出血。肠梗死容易发生肠穿孔，引起弥散性腹膜炎，甚至危及生命。

此外，带菌栓子可形成败血性梗死，炎症反应较其他类型梗死更明显。如为化脓菌，常有多发性脓肿形成。

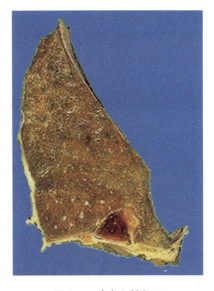

图 3-9　肺出血性梗死
肺组织下部见一楔形梗死灶，
灶内肺组织出血坏死

三、梗死的结局

梗死对机体的影响决定于梗死发生的器官和梗死灶的大小。肾梗死出现肾区疼痛、血尿等。心肌梗死可影响心功能，严重者可导致心功能不全(详见心血管系统疾病)。脑梗死视梗死灶大小及梗死的部位而出现相应临床症状，轻者仅有局部肌肉麻痹或者偏瘫，严重者可发生昏迷，甚至死亡。肺梗死可引起胸痛、咯血、呼吸困难，甚至死亡。肠梗死引起腹疼、腹胀，甚至肠穿孔、弥散性腹膜炎。脾梗死可出现左季肋区疼痛等。

较小的梗死灶可以机化，最后形成瘢痕；较大的梗死灶不能完全机化时，形成纤维包裹，并钙化；脑梗死灶则液化成囊腔，周围由增生的胶质瘢痕包裹。

第六节　病理与临床护理联系

1. 病情观察　注意观察充血、淤血的病变局部颜色、温度、质地；出血的部位、出血量的多少等，全身要注意观察血压、脉搏、呼吸、神志等；注意血栓形成、栓塞、梗死的部位、范围、器官的功能状况及全身表现等。

2. 对症护理　根据不同病情分别采取缓解疼痛、改善局部血液循环、止血、补充血容量等措施。

3. 心理护理　稳定病人的情绪，减少焦虑，增加病人康复的信心，积极配合治疗和护理等。

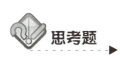 **思考题**

1. 淤血的后果如何？

2. 试述血栓形成的条件和机制。

3. 不同类型血栓的病理特点有哪些?

4. 简述栓子的种类及其运行途径。

5. 梗死分哪几种? 好发脏器及病变如何?

6. 贫血性和出血性梗死发生的条件分别是什么?

(王华新)

第四章 水和电解质代谢紊乱

掌握高渗性脱水、低渗性脱水、等渗性脱水、水肿、水中毒、低钾血症、高钾血症的概念；熟悉渗出液和漏出液的区别、水肿发生的原因及基本机制；了解常见水和电解质代谢紊乱对机体的影响及其病理与临床护理联系。

机体内的水与溶解于其中的电解质和非电解质共同组成为体液。机体的新陈代谢等生命活动是在体液中进行的，水、电解质的相对恒定对维持细胞的正常功能和代谢十分重要。许多疾病和外环境的剧烈变化常导致水、电解质代谢紊乱，如不能及时得到纠正，往往导致严重后果，甚至危害生命。因此，掌握水、电解质代谢紊乱的发生机制及演变规律，是非常重要的。

第一节 水、钠代谢紊乱

水、钠代谢紊乱往往同时或相继发生，相互影响。常见水、钠代谢紊乱有脱水、水肿和水中毒。

一、脱 水

脱水（dehydration）是指机体体液容量明显减少，并出现一系列功能、代谢变化的病理过程。根据细胞外液渗透压的不同，分高渗性、低渗性和等渗性脱水。

（一）高渗性脱水

高渗性脱水（hypertonic dehydration）是指失水多于失 Na^+，血清 Na^+ 浓度>150mmol/L，血浆渗透压>310mmol/L，细胞外液和细胞内液量均减少，故又称低容量性高钠血症。

1. 原因和发生机制

（1）水摄入减少：①水源缺乏，如沙漠迷路、海上失事等；②进食或饮水困难，常见于中枢神经系统疾病、咽喉或食管疾病伴吞咽困难等；③严重疾病或年老体弱的患者因丧失口渴感而造成摄水减少等。特别注意婴儿一日不饮水，失水可达体重的10%，且对失水的调节能力较弱，临床护理时应高度予以重视。

（2）水丢失过多：①皮肤失水，如高热、高温及大量出汗时，可通过皮肤（不感蒸发增多或汗液）丢失大量的低渗性液体；②肾失水，常见于尿崩症和渗透性利尿。尿崩症时由于抗利尿激素（ADH）产生和释放减少，或远曲小管、集合管对抗利尿激素反应性降低，导致肾排出大量低渗尿；糖尿病、静脉注射甘露醇、高渗葡萄糖溶液等，均可产生渗透性利尿导致失水；③消化道失水，如严重呕吐、腹泻及胃肠道引流等；④呼吸道失水，如各种原因引起过度通气,如瘟症和代谢性酸中毒,可使呼吸道的不感蒸发增多,导致失水增多。

2. 对机体的影响 高渗性脱水时,由于失水多于失 Na^+,使血 Na^+ 浓度和血浆渗透压增高,可引起水分从细胞内液向细胞外液转移以及 ADH、醛固酮(ALD)的分泌增多,由此可产生以下机体变化(图 4-1):

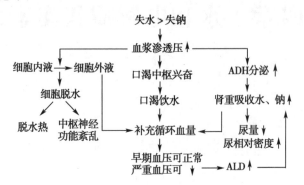

图 4-1 高渗性脱水的机体变化

(1)口渴:因血浆渗透压升高,通过中枢渗透压感受器刺激口渴中枢,引起口渴,促发饮水维持正常体液量及渗透压。

(2)少尿:因血浆渗透压升高,刺激渗透压感受器,促使 ADH 分泌增加,肾小管对水的重吸收增加,引起尿量减少和尿比重增高,尿液浓缩。

(3)脱水热:缺水严重时,特别是婴幼儿,皮肤蒸发的水分减少,造成散热减少,以及自身中枢体温调节功能不完善,导致体温升高。

(4)中枢神经系统紊乱:因细胞外液渗透压升高,相对低渗的细胞内液向细胞外液转移,补充减少的细胞外液,造成细胞内脱水。特别是急性高渗性脱水时可引起脑细胞皱缩,产生中枢神经系统症状,患者出现烦躁、肌肉抽搐、嗜睡、昏迷、呼吸麻痹,甚至死亡。脑皱缩引起脑体积明显缩小时,颅骨与脑皮质血管张力加大,可引起局部脑出血或蛛网膜下腔出血。但慢性高渗性脱水(3 天以上)时,脑细胞可产生一些渗透性溶质(如谷氨酸、牛磺酸等),提高脑细胞渗透压,减缓脑细胞皱缩,因此,中枢神经系统症状相对较轻。

(5)外周循环系统改变:高渗性脱水时,当体液丢失量达体重 4% 以上,可引起 ALD 分泌增多,与 ADH 共同作用,增强肾小管对 Na^+、水的重吸收,有利于循环血量的恢复。同时因细胞内液向细胞外液流动,使细胞外液得到水分补充,有助于血容量得以恢复,故血压下降不明显,不易出现循环衰竭。

(二) 低渗性脱水

低渗性脱水(hypotonic dehydration)是指失 Na^+ 多于失水,血清 Na^+ 浓度小于 130mmol/L,血浆渗透压小于 280mmol/L,伴有细胞外液量减少,故又称低容量性低钠血症。

1. 原因和发生机制 常见原因是经肾或肾外途径丢失大量的水、Na^+ 或体液大量积聚在"第三间隙"后,处理不当,只补水有余,而补 Na^+ 不足。

(1)肾外性因素:①消化道丢失过多,如呕吐、腹泻、胃肠道引流等丢失大量消化液;②皮肤丢失,如大面积烧伤、大量出汗;③液体在第三间隙积聚:如大量胸水和腹水形成等。

(2)肾性因素:①长期连续使用呋塞米等利尿剂;②肾上腺皮质功能不全;③肾疾病;④肾小管性酸中毒;⑤颅内疾病导致脑性盐耗综合征。这些因素均可导致 Na^+ 随尿液排出增多。

2. 对机体的影响 低渗性脱水时,由于失 Na^+ 多于失水,使血 Na^+ 浓度和血浆渗透压降低,可引起水分从细胞外液向细胞内液转移,由此可产生以下机体变化(图 4-2):

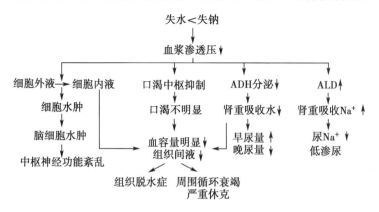

图 4-2 低渗性脱水的机体变化

(1)外周循环衰竭:由于丢失的主要是细胞外液,同时由于细胞外液低渗,水分由细胞外液向相对高渗的细胞内液转移,造成有效循环血量显著降低,患者可发生外周循环衰竭,临床表现为直立性眩晕、血压下降、脉搏细速、四肢厥冷等症状,严重者可发生低血容量性休克。

(2)组织脱水征:低渗性脱水时,由于血容量减少,血浆胶体渗透压相对升高,促使组织间液向血管内转移,组织间液明显减少,患者可出现眼窝凹陷、皮肤弹性降低和婴幼儿囟门内陷等。

(3)尿的改变:细胞外液低渗,抑制 ADH 分泌,使肾小管对水重吸收减少,导致多尿和低比重尿。但在晚期出现低血容量性休克时,刺激 ADH 和 ALD 分泌增多,肾小管对重吸收 Na^+ 增多,出现少尿和尿 Na^+ 含量减少。但肾性因素引起的低渗性脱水,患者尿 Na^+ 含量升高。

(4)口渴不明显:由于细胞外液呈低渗,抑制口渴中枢,口渴感不明显,减少饮水。

(5)中枢神经系统紊乱:由于细胞外液向细胞内液转移,造成了细胞内水肿。尤其脑细胞水肿可引起中枢神经系统紊乱,患者表现神志恍惚、嗜睡、甚至昏迷。严重者引起脑疝而死亡。但是如果是慢性低渗性脱水,脑细胞会发生适应性改变,减少水分向脑细胞内转移,则很少发生脑水肿。

(三)等渗性脱水

等渗性脱水(isotonic dehydration)是指水、Na^+ 等比例丢失,血清 Na^+ 浓度为 130~150mmol/L,血浆渗透压为 280~310mmol/L。

1. 原因和发生机制 常见的原因:①呕吐、腹泻,丢失大量的消化液;②大面积烧伤以及严重的创伤使血浆丢失;③大量胸水和腹水形成使大量液体积聚体腔。上述原因短期内可引起等渗性脱水。

2. 对机体的影响 等渗性脱水引起细胞外液和血容量迅速减少,机体通过调节使 ADH 和 ADL 分泌增多,促使肾小管对水的重吸收增多,补充细胞外液。等渗性脱水患者如未及时补水,而皮肤、肺不断地蒸发水分,可导致高渗性脱水。如只补水而不补钠,可导致低渗性脱水。等渗性脱水兼有高渗性脱水和低渗性脱水的表现,本身无特异的临床表现。因此,临床上单纯性等渗性脱水较少见。

三型脱水的比较(表 4-1)。

表 4-1　三型脱水的比较

	高渗性脱水	等渗性脱水	低渗性脱水
特点	失水＞失 Na^+	水、Na^+ 比例丢失	失水＜失 Na^+
血清钠浓度(mmol/L)	＞150	130～150	＜130
血浆渗透压(mmol/L)	＞310	280～310	＜280
细胞内、外液改变	细胞内、外液↓	细胞外液迅速↓	细胞外液↓内液↑
尿量	减少	严重者减少	晚期减少
口渴感	极明显	明显	不明显
血压	正常或稍低	低	低,易休克
皮肤弹性	尚可	稍差	极差
神志	烦躁	精神委靡	嗜睡或昏迷

（四）病理与临床护理联系

1. 病情观察　严密观察并记录生命体征、体重、出入液量、尿量及尿比重,预防脱水并发症。

2. 对症护理　尽早去除病因,按照"定量、定性、定速";"先盐后糖、先快后慢、先浓后淡、见尿补钾"的原则进行补液。等渗性脱水输入等渗盐水。

3. 生活护理　摄取足够的营养,饮食应含高热量、高蛋白,减少纯水或纯 Na^+ 摄入,避免水分过度潴留。

二、水　肿

水肿(edema)是指过多的液体在组织间隙或体腔内积聚。体液过多的积聚在体腔内称为积水,如胸腔积水、腹腔积水、脑积水等。但水肿也可发生在细胞内,通常把这种情况称为细胞水肿,属于细胞变性,见于炎症及细胞膜 Na^+-K^+ 泵功能障碍。

水肿不是独立的疾病,而是多种疾病的一种常见病理过程。按水肿波及的范围可分为全身性水肿和局部性水肿;按发生部位可分为脑水肿、肺水肿、皮下水肿等;按发生原因可分为心性水肿、肾性水肿、肝性水肿和营养不良性水肿等。

（一）水肿的发生机制

正常人体液体容量和组织间液的容量保持相对恒定,主要依赖于血管内外和体内外液体交换的动态平衡。若平衡发生紊乱,可导致液体容量和组织间液容量增多而发生水肿。

1. 血管内外液体交换失平衡——组织液生成多于回流　血浆和组织液之间的液体交换平衡主要取决于:有效流体静压、有效胶体渗透压和淋巴回流(图 4-3)。①有效流体静压＝(毛细血管流体静压－组织间液流体静压),是促进液体从毛细血管进入组织间液的力量。动脉端有效流体静压约为 30mmHg,静脉端有效流体静压约为 12mmHg;②有效胶体渗透压＝(血浆胶体渗透压－组织间液胶体渗透压),约为 17mmHg,是促使液体由组织间液进入毛细血管的力量;③平均有效滤过压＝(有效流体静压－有效胶体渗透压)。动脉端有效滤过压为 13mmHg,静脉端有效滤过压为－5mmHg,因此,组织间液在动脉端生成,于静脉端回流,正常情况下组织间液的生成大于回流;④淋巴回流:多余的组织间液通过淋巴系统回流进入血液循环。同时因淋巴管壁的通透性较高,淋巴回流时可把毛细血管漏出的蛋白质、细胞代谢产生的大分子物质回吸收入血液循环,从而维持组织间液的胶体渗透压正常。

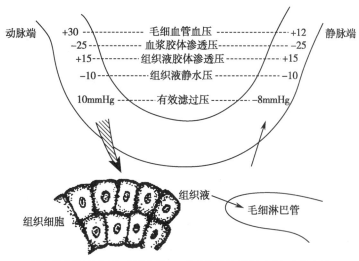

动脉端　+30 ---------- 毛细血管血压 ---------- +12　静脉端
　　　　－25 ---------- 血浆胶体渗透压 ---------- －25
　　　　+15 ---------- 组织液胶体渗透压 ---------- +15
　　　　－10 ---------- 组织液静水压 ---------- －10
10mmHg ---------- 有效滤过压 ---------- －8mmHg

组织细胞　　　　　　　　组织液　　毛细淋巴管

+ 代表使液体滤过毛细血管力量；－ 代表使液体吸收回毛细血管力量

图 4-3　组织液生成液与回流示意图

上述因素同时或相继失调,使组织间液生成大于回流,则可导致水肿。常见的因素有:

(1)毛细血管流体静压(毛细血管血压)升高:充血性心力衰竭时回心血量减少,引起静脉淤血,导致毛细血管流体静压升高,有效滤过压正值增大,组织液生成大于回流,产生全身水肿。局部静脉受压或血栓形成时可引起局部淤血、水肿。局部动脉充血也可引起毛细血管流体静压增高,是炎症引发水肿的重要因素。

(2)血浆胶体渗透压降低:血浆胶体渗透压主要取决于血浆白蛋白的含量。血浆白蛋白减少,使血浆胶体渗透压下降,有效滤过压正值增大,组织液生成大于回流,产生水肿。常见原因有:①蛋白质合成减少:见于肝硬化时蛋白质合成减少和严重营养不良等;②蛋白质丢失过多:见于肾病综合征时大量蛋白质从尿中排出,烧伤时蛋白质从创面流失;③蛋白质消耗过多:见于恶性肿瘤及某些消耗性疾病(肺结核等)。

(3)毛细血管壁通透性增加:常见于感染、过敏、烧伤、冻伤、缺氧和酸中毒等,直接损伤毛细血管壁或通过炎症介质(组胺、激肽类)作用,导致毛细血管壁通透性增加。血浆蛋白从毛细血管、微静脉壁滤出增加,使血管内胶体渗透压降低,而组织间液的胶体渗透压升高,有效滤过压正值增大,组织液生成大于回流,引起水肿。

(4)淋巴回流受阻:当淋巴道被阻塞或受压迫时,含有蛋白的水肿液在组织中积聚而形成淋巴性水肿。水肿液的特点是蛋白含量较高,可达 4～5g%。如丝虫病时,淋巴管被丝虫堵塞,引起下肢和阴囊水肿;恶性肿瘤发生转移时瘤细胞阻塞淋巴管,可引起局部水肿。

2. 体内外液体交换失平衡——钠、水潴留　肾在水、电解质平衡调节中发挥着重要作用。正常人体肾小球的滤过率和肾小管的重吸收功能保持动态平衡,称为球-管平衡。而肾小球滤过的钠、水总量,仅有 0.5%～1% 排出体外,99%～99.5% 被肾小管重吸收。当某些因素导致球-管平衡失调时,体内即发生钠、水潴留,是水肿发生的重要因素。

(1)肾小球滤过率下降:肾小球滤过率下降时,在不伴有肾小管重吸收相应减少时,就会导致钠水潴留。常见原因有:①广泛的肾小球病变:如急性肾小球肾炎,因肾小球毛细血管内皮细胞肿胀和炎性渗出物阻塞,使肾小球滤过率减少;慢性肾小球肾炎因大量肾单位破坏,使肾小球滤过膜面积明显减少,导致肾小球滤过率下降,发生钠、水潴留;②有效循环血量减少:如充血性心力衰竭、肝硬化伴腹水和肾病综合征等疾病,引起有效循环血量减少,肾血流量减少。同时肾血流量减少激活交感-肾上腺髓质系统、肾素-血管紧张素系统,使肾入球小动脉收缩,肾血流量进一步减少,加重肾小球滤过率下降,导致钠水潴留。

(2)肾近端小管重吸收钠水增多:①肾小球滤过分数增加:滤过分数＝肾小球滤过率/肾血浆流量。充血性心力衰竭或肾病综合征时,肾血流量减少,由于肾出球小动脉比入球小动脉收缩更强烈,出球小动脉阻力增加,肾小球滤过率相对增高,随之滤过分数增加。此时由于血浆中的无蛋白滤液相对增多,导致血液流过肾小球后,流入肾小管周围毛细血管时血液浓缩,近端小管周围的毛细血管的血浆胶体渗透压升高及流体静压下降,于是近端小管重吸收钠水增加,导致钠水潴留;②心房钠尿肽分泌减少:有效循环血量明显减少,心房的牵张感受器兴奋性降低,心房钠尿肽分泌减少,近端小管对钠水重吸收增加,导致钠、水潴留。

(3)肾远端小管和集合管重吸收钠水增多:所有可使有效循环血量减少的病理过程或疾病,均可刺激抗利尿激素和醛固酮分泌增多,促进肾远端小管和集合管重吸收钠水增多,导致钠水潴留。如充血性心力衰竭、肾病综合征及肝硬化腹水等。

水肿的原因较多,但基本因素是血管内外液体交换失衡和体内外液体交换失衡。水肿的发生与发展,常常是多种因素共同或相继作用的结果,由单一因素引起的水肿比较少见。所以,在临床医疗实践中,要分析引起水肿的原因,选择最适宜的治疗护理方案。

(二)常见水肿的类型

1. 心性水肿 心性水肿是指右心衰竭引起的全身性水肿。水肿早期出现于身体下垂部,起床活动者以脚、踝内侧和胫前比较明显,仰卧者表现为骶部水肿,严重时可波及全身,并伴有胸、腹腔积水。

心性水肿发生是由于:①毛细血管的流体静压增高:心力衰竭时心肌收缩力下降,心输出量减少,使有效循环血量减少和体循环静脉回流障碍,导致静脉淤血,毛细血管流体静压升高;②钠水潴留:心力衰竭时心输出量减少,肾血流量减少,导致肾小球滤过率下降,同时促进ADH、ALD分泌增加,肾小管重吸收钠水增强,导致钠水潴留。右心衰竭导致肝淤血时,肝功能障碍使醛固酮和抗利尿激素灭活减少,进一步促进钠水潴留;③血浆胶体渗透压下降:右心衰竭时胃肠道、肝淤血,导致对蛋白质的消化和吸收能力下降,以及肝合成白蛋白减少,使血浆胶体渗透压下降;④淋巴回流受阻:右心衰竭时,体静脉压升高,可导致淋巴液回流受阻。

2. 肝性水肿 肝性水肿是由肝硬化、重型病毒性肝炎、慢性肝炎等引起。主要表现为腹水,水肿液为淡黄色、透明的漏出液。

肝性水肿发生的机制:①肝对血浆蛋白尤其是血浆白蛋白合成减少,使血浆胶体渗透压降低;②肝对醛固酮和抗利尿激素的灭活减少,引起钠水潴留;③肝窦淤血,窦内压增加,自窦壁漏出的液体部分经肝被膜漏入腹腔;④门静脉高压时,一方面肠毛细血管淤血,管壁通透性增高,血浆漏入腹腔,形成腹水;另一方面,静脉回流受阻,有效循环血量下降,引起肾小球滤过率下降,钠水潴留。

3. 肾性水肿 肾性水肿常见于肾病综合征和肾小球肾炎。病情轻者仅表现为面部、眼睑等组织疏松部位水肿,严重者可发生全身性水肿,并伴胸、腹腔积液。

急性肾小球肾炎时,由于肾小球增生性病变使肾小球滤过面积明显减少,肾小球滤过率降低,导致钠水潴留。肾病综合征时大量蛋白尿,血浆白蛋白丢失过多,引起血浆胶体渗透压降低,导致组织间液生成过多,引起水肿。

4. 肺水肿 肺水肿是指液体过多地积聚在肺间质、肺泡腔。急性肺水肿常见于左心衰竭,慢性肺水肿多见于二尖瓣狭窄、高血压性心脏病等,表现为呼吸困难、端坐呼吸、咳嗽、咳粉红色或无色泡沫痰和发绀等。

发生机制是:①左心衰竭时,肺静脉回流受阻,肺淤血,导致肺毛细血管流体静压增高,使血浆成分漏出;②休克、缺氧、毒气吸入等,可引起肺毛细血管壁通透性增加,血浆渗入肺间质和肺泡;③人体快速输入晶体溶液,使肺血量和毛细血管压增高,血浆胶体渗透压降低,可诱发或引起肺水肿。

5. 脑水肿　脑水肿是指脑组织的液体含量增多引起脑容积增大。根据水肿发生原因和机制不同,可分为:①血管源性脑水肿:常见于脑出血、脑肿瘤、脑外伤、脑栓塞等。主要发生机制是脑毛细血管壁通透性增强。特点是白质的细胞间隙中有蛋白质含量较高的液体积聚;②细胞中毒性脑水肿:多见于急性脑缺血缺氧、脑膜炎、水中毒等。主要发生机制是细胞膜钠泵功能障碍。特点是水肿液主要分布于细胞内(如神经细胞、神经胶质细胞),细胞间隙缩小;③间质性脑水肿:多见于脑肿瘤压迫及炎症性疾病等。主要是脑脊液生成和回流通路受阻,脑脊液在脑室积聚,引起脑积水,导致脑室内压增高,使脑脊液溢入周围白质,发生间质性脑水肿。

(三) 水肿的特点及对机体的影响

1. 水肿的特点

(1)水肿液的性状:水肿液分为漏出液和渗出液,漏出液是在毛细血管通透性正常的情况下,血浆和组织液之间液体交换失衡所致,而渗出液是由于毛细血管通透性增加所引起,二者在液体成分上有很大差异(表4-2)。但应注意淋巴性水肿时虽毛细血管通透性不增高,水肿液也含有大量蛋白质。

表 4-2　渗出液与漏出液的鉴别

	渗出液	漏出液
原因	炎症	非炎症
外观	混浊	澄清
凝固性	常自凝	不自凝
蛋白质含量	>30g/L	<25g/L
细胞数	$>1000\times10^6/L$	$<500\times10^6/L$
相对密度	>1.018	<1.018
Rivalta	阳性	阴性

(2)水肿的大体特点:水肿的组织或器官体积增大、重量增加、颜色苍白、弹性降低、切面有液体流出。皮下水肿是全身性或躯体局部水肿的重要体征,由于液体在皮下组织间隙大量积聚,用手指局部按压时出现凹陷指痕,称为凹陷性水肿,又称显性水肿。实际上,全身性水肿在没有发现凹陷指痕之前已有组织液增加,达原体重的10%,称隐性水肿。因为增加的水吸附在组织间隙的胶体网状结构上,属于非游离液体,不能自由移动。当增加的水超过吸附能力时,才能形成游离液体,按压时形成凹陷指痕。

2. 水肿对机体的影响　水肿对机体产生不利影响取决于水肿的部位、程度、发生速度和持续时间。如发生在重要器官和部位的水肿,可引起严重后果,如喉头水肿引起窒息死亡;肺水肿引起呼吸困难;脑水肿引起颅内高压等。

过量液体在组织间隙积聚,使营养物质在细胞与毛细血管间的弥散距离增大,组织细胞获取营养物质减少。同时水肿液还可压迫微血管,影响组织、细胞代谢,引起细胞营养障碍。因此,发生水肿的组织功能降低,抵抗力减弱,易发生感染,创伤不易愈合,修复时间延长。

当然,有时水肿对机体可产生有利的影响。如炎性水肿液可稀释毒素,输送抗体等营养物质,促进炎症的愈合。

(四)病理与临床护理联系

1. 病情观察 注意观察水肿的部位、程度、消长情况,心、肺、肝、肾等重要器官的功能状况,神志意识、呼吸、脉搏、心跳、尿的变化等。

2. 对症护理 根据引起水肿的原因,如脑水肿给予脱水剂,肝性水肿给予保肝药物,心性水肿增强心收缩性和利尿药物等。

3. 生活护理 适当限制钠盐的摄入,动态测量患者体重,准确记录患者出、入水量和电解质的情况。协助卧床不起的患者经常更换体位,避免褥疮。

三、水　中　毒

水中毒(water intoxication)是指血 Na^+ 下降,血清 Na^+ 浓度<130mmol/L,血浆渗透压<280mmol/L,但体内 Na^+ 总量正常或增多,患者有水潴留使体液量明显增多,故又称高容量性低钠血症。

在肾功能良好的状态下,一般不易发生水中毒。常发生在急性肾衰竭少尿期、ADH 分泌过多(应激、休克、外伤等),使肾排水减少,而此时饮水或静脉输液过多、过快,超过肾脏的排水能力易发生水中毒。因婴幼儿对水、电解质调节能力差,更易发生水中毒。

由于肾排水减少和水摄入过多,使细胞外液容量增多和血浆渗透压降低,水移入细胞内,导致细胞内液水肿、细胞内液渗透压降低。由于细胞外液增多,血容量增加,临床上表现为血压增高。临床上水中毒常引起脑水肿,导致颅内高压,出现头痛、呕吐、视乳头水肿、表情淡漠、嗜睡等中枢神经系统症状。严重可致脑疝,甚至死亡。

护理时,对水中毒患者,应嘱其控制摄水,在输液时也要严格控制滴速,避免输液过多、过快,防止水中毒的加重。

第二节　钾代谢紊乱

钾是机体内最重要的阳离子之一,98%位于细胞内,只有 2%位于细胞外,正常血清钾浓度为 3.5~5.5mmol/L。根据血清钾浓度分为高钾血症和低钾血症。

一、低　钾　血　症

低钾血症(hypokalemia)是指血清 K^+ 浓度低于 3.5mmol/L。但应注意低钾血症并不一定意味着总钾量减少,机体总钾量主要与细胞内液钾含量有关,血清 K^+ 只能反映细胞外液的钾浓度。除了体内钾分布异常外,多数情况下低钾血症常伴有体内总钾含量减少。

1. 原因和机制

(1)钾摄入不足:见于不能进食或不愿进食的患者,如消化道梗阻、手术后长期禁食、昏迷、神经性厌食症等。

(2)钾丢失过多:①胃肠道失钾:是临床上常见的缺钾原因。呕吐、腹泻、胃肠减压等引起的大量含 K^+ 消化液丢失,体液容量丢失引起 ALD 分泌增多,肾排 K^+ 增加;②肾丢失过多:长期大量使用排钾利尿剂、肾小管性酸中毒时泌 H^+、重吸收 K^+ 功能障碍、原发性或继发性 ALD 分泌增多、镁缺失引起肾小管上皮细胞 Na^+-K^+-ATP 酶失活等;③皮肤失钾:大量出汗,又未及时补充而引起。

（3）体内钾的分布异常：①碱中毒：碱中毒时，H^+ 从细胞内转移到细胞外，为维持离子平衡，K^+ 从细胞外进入细胞内。同时肾小管上皮细胞 H^+-Na^+ 交换减弱，K^+-Na^+ 交换增强，尿 K^+ 排出增多，使血 K^+ 降低；②过多使用胰岛素：糖尿病患者使用胰岛素进行治疗时，糖原合成增加，促进细胞外 K^+ 进入细胞内，同时直接激活 Na^+-K^+-ATP 酶的活性，使细胞外 K^+ 进入细胞内导致血 K^+ 降低；③毒物中毒：钡中毒、粗制生棉籽油中毒等，阻滞 K^+ 通道，使 K^+ 外流减少；④家族性低钾血症性周期麻痹：是一种少见遗传病，表现为下肢或四肢肌肉无力甚至麻痹，常间歇性突然发作。机制不清，发作时细胞外液钾进入细胞内，血清钾急剧减少，剧烈运动、应激等是常见诱发因素。

2. 对机体的影响　低钾血症对机体的影响取决于血清 K^+ 降低的速度、程度和持续时间。一般情况下，血清 K^+ 降低速度越快、浓度越低，对机体影响越大。

（1）对神经-肌肉的影响：低钾血症时，由于血 K^+ 降低，静息状态时细胞内 K^+ 外流增加，使肌细胞膜静息电位负值增大，细胞出现超极化，静息电位与阈电位距离加大，兴奋性降低，引起肌无力或肌麻痹。

轻症可无症状或倦怠和全身软弱无力。重者可出现骨骼肌松弛无力甚至弛缓性麻痹，常以下肢肌肉最为常见，严重时累及躯干、上肢肌肉及呼吸肌。呼吸肌麻痹是低钾血症主要的死亡原因。除影响骨骼肌外，胃肠道平滑肌也受累，表现为肠蠕动减少或消失、肠胀气、呕吐和便秘等，严重时可发生麻痹性肠梗阻。

（2）对心的影响：低血钾时心肌细胞膜对 K^+ 的通透性下降，引起静息电位与阈电位距离缩短，使心肌的兴奋性增高。由于心肌细胞膜对 K^+ 的通透性下降，复极化 4 期 K^+ 外流减慢而 Na^+ 内流相对加快，自动去极化加速，使心肌自律性增高。由于静息电位绝对值减少，动作电位 0 期去极化速度减慢和幅度减小，使心肌传导性降低。轻度低钾血症时，对 Ca^{2+} 内流的抑制作用减弱，复极化 2 期 Ca^{2+} 内流增多，心肌收缩性增强。低钾血症时洋地黄与酶的亲和力增高而增强洋地黄的毒性作用，降低治疗效果。心电图表现为 QRS 波增宽，S-T 段压低，T 波低平、增宽，U 波明显，Q-T 间期延长，并可出现期前收缩（图 4-4）。

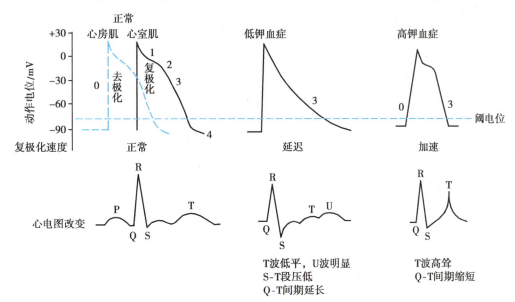

图 4-4　血钾浓度对心肌细胞膜电位及心电图的影响

(3)对肾功能的影响:慢性低钾血症常发生尿浓缩功能障碍,出现多尿和低比重尿。发生机制可能与肾远曲小管上皮细胞受损对 ADH 反应性降低,以及髓袢升支粗段 Nacl 重吸收减少而影响肾髓质渗透压梯度有关。

(4)对中枢神经系统的影响:低钾血症时,中枢神经系统的兴奋性降低,表现为精神委靡,神情淡漠,重者可嗜睡、昏迷。发生机制与神经细胞膜电位改变、糖代谢障碍和 ATP 生成不足有关。

(5)对酸碱平衡的影响:低血钾易诱发代谢性碱中毒。主要机制是低钾血症时细胞内 K^+ 外流而细胞外 H^+ 内移,血液呈碱性;此时肾小管 K^+-Na^+ 交换减弱,H^+-Na^+ 交换增强,HCO_3^- 重吸收增多,使血液呈碱性,尿呈酸性,故称反常性酸性尿。

3. 病理与临床护理联系　病情观察:观察患者尿量、生命体征、神经肌肉表现、心电图、血钾浓度等,避免医源性高血钾。用药护理:消除病因,及时补钾,应尽量口服,必要时,静脉补钾应注意"补钾不过量、浓度不过大、速度不过快、无尿不补钾",防渗漏,保护静脉。生活护理:稳定患者的情绪,增加含钾食物的摄入。

二、高 钾 血 症

高钾血症(hyperkalemia)是指血清 K^+ 浓度高于 5.5mmol/L。但应注意高钾血症未必伴有细胞内钾增高,有时机体可尚处于缺钾状态。

1. 原因和机制

(1)钾摄入过多:主要见于处理不当,钾盐静脉输入过多过快(如青霉素钾盐)或大量输入库存过久的血液。

(2)肾排钾减少:见于急性肾衰竭的少尿期、慢性肾衰竭晚期、肾上腺皮质功能不全及长期大量使用潴钾类利尿剂等。这是引起高钾血症的主要原因。

(3)体内钾分布异常:①酸中毒:酸中毒时细胞外 H^+ 进入细胞内,细胞内 K^+ 转移到细胞外,以及肾小管上皮细胞 H^+-Na^+ 交换增强,K^+-Na^+ 交换减弱,尿 K^+ 排出减少,使血 K^+ 升高;②组织损伤:大量溶血、输入库存血、组织坏死,以及白血病、淋巴瘤放疗或化疗阶段,细胞内大量钾释放到血液;③高血糖合并胰岛素不足:见于糖尿病。胰岛素缺乏阻碍 K^+ 进入细胞内,以及高血糖形成血浆渗透压增高使血钾升高;④高钾性周期性麻痹:是常染色体显性遗传病,发作时细胞内钾外移所致。

(4)假性高钾血症:是指测得血清钾浓度增高而实际上血浆钾浓度并未增高的情况。当血清钾浓度超过血浆钾浓度大于 0.5mmol/L 时即存在假性高钾血症。临床上可见于白细胞增多症或血小板增多症患者,但更多见于静脉穿刺造成红细胞机械损伤。

2. 对机体的影响

(1)对神经-肌肉的影响:轻症时,由于血钾轻度增高,静息期 K^+ 外流减少,静息电位减小,与阈电位距离缩短,兴奋性增高,表现为四肢感觉异常、肌肉刺痛、震颤。重症时血钾明显增高,静息期 K^+ 外流严重减少,静息电位过小,甚至与阈电位接近,细胞膜 Na^+ 通道失活,细胞处于去极化阻滞状态,不易形成动作电位,神经肌肉组织不能兴奋,表现为肌肉无力、弛缓性麻痹。慢性高血钾时细胞内外钾浓度梯度变化不大,很少出现神经-肌肉方面症状。

(2)对心的影响:急性轻度高钾血症时心肌兴奋性增高,重度时兴奋性降低,慢性时无变化(机制同神经-肌肉影响)。血钾升高时细胞膜对 K^+ 的通透性增高,复极化 4 期 K^+ 外流增

加而 Na^+ 内流减慢,使心肌的自律性降低。心肌细胞静息电位绝对值变小,0 期 Na^+ 通道不易开放,去极化速度减慢,使传导性下降。严重高钾血症,因严重传导阻滞和心肌细胞兴奋性消失发生心脏骤停。细胞外液 K^+ 浓度升高,抑制复极化 2 期 Ca^{2+} 内流,使心肌细胞收缩性减弱。心电图表现为 QRS 波增宽,T 波高耸,P 波低平、增宽或消失,Q-T 间期缩短(图 4-4)。

(3)对酸碱平衡的影响:高血钾易诱发代谢性酸中毒。主要机制是高钾血症时细胞外 K^+ 内移而细胞内 H^+ 外流,血液呈酸性;此时肾小管 K^+-Na^+ 交换增强,H^+-Na^+ 交换减弱,尿排 K^+ 增加,排 H^+ 减少,使血液呈酸性,尿呈碱性,故称反常性碱性尿。

3. 病理与临床护理联系　病情观察:密切观察生命体征、心电图、神经肌肉表现、血钾浓度、尿量等,做好急救复苏的准备工作。用药护理:消除病因,停给一切含钾的药物或溶液。心律失常时用钙盐拮抗心肌毒性作用,可使用葡萄糖加胰岛素、静脉滴注碳酸氢钠溶液促进钾进入细胞内,必要时采取血液透析等。生活护理:尽量不食用含钾量高的食物。

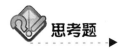

思考题

1. 比较三型脱水主要特征?
2. 试述水肿发生的机制?
3. 高钾血症与低血钾症常见的原因有哪些? 对心脏的影响有何不同? 其在心电图上各有何特征?

(周　洁)

第五章 酸碱平衡紊乱

掌握代谢性酸中毒、呼吸性酸中毒、代谢性碱中毒、呼吸性碱中毒的概念、原因及血气分析；熟悉代谢性酸中毒、呼吸性酸中毒、代谢性碱中毒、呼吸性碱中毒的机体代偿调节及机体的影响；了解混合性酸碱平衡紊乱。

正常人动脉血的 pH 为 $7.35 \sim 7.45$，变动在很窄的弱碱性环境。这种在生理条件下维持体液 pH 相对稳定性称为酸碱平衡（acid-base balance）。

病理情况下可引起酸碱超负荷、严重不足或调节机制障碍，导致体液内环境酸碱稳态破坏，形成酸中毒或碱中毒，称酸碱平衡紊乱（acid-base disturbance）。

根据血液 pH 值降低或增高称为酸中毒或碱中毒；HCO_3^- 含量主要受代谢性因素影响，根据其浓度原发性降低或增高，称为代谢性酸中毒或碱中毒；H_2CO_3 含量主要受呼吸性因素影响，根据其浓度原发性增高或降低，称为呼吸性酸中毒或碱中毒。当酸碱平衡紊乱发生时，血液中酸性或碱性物质的浓度已发生改变，但通过机体调节系统的作用，如血液 pH 在正常范围内，称为代偿性酸中毒或碱中毒；如血液 pH 低于或高于正常范围，称为失代偿性酸中毒或碱中毒。如果临床上同一患者出现单一的紊乱，称为单纯性酸碱平衡紊乱；如出现二种或以上类型的酸、碱平衡紊乱，称混合性酸碱紊乱。

第一节 单纯性酸碱平衡紊乱

一、代谢性酸中毒

代谢性酸中毒（metabolic acidosis）是指细胞外液中 H^+ 增多和（或）HCO_3^- 丢失而引起的以原发性[HCO_3^-]减少、pH 呈降低特征的酸碱平衡紊乱。

（一）原因和发生机制

根据 AG 值变化可分为阴离子间隙正常和增大两类（图 5-1）。

1. 阴离子间隙正常的代谢性酸中毒 当 HCO_3^- 浓度降低，而同时伴有 Cl^- 浓度代偿性增高时，则呈 AG 正常或高血氯性代谢性酸中毒。因为 AG＝[Na^+]－([HCO_3^-]＋[Cl^-])，代谢性酸中毒时当血浆中 HCO_3^- 原发性减少后，为维持电荷平衡，细胞内的阴离子Cl^-代偿性地从细胞内进入细胞外，此时血氯增高而 AG 正常。常见于：

（1）消化道直接丢失 HCO_3^-：胰液、肠液和胆汁中含大量 $NaHCO_3$，在严重腹泻、肠瘘、

50

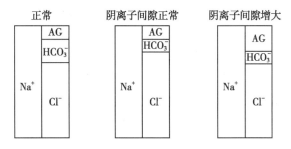

图5-1 正常和代谢酸中毒时阴离子间隙

胆瘘、肠梗阻、肠道引流时含 HCO_3^- 的碱性肠液大量丢失至体外，导致代谢性酸中毒，此时，血氯增高而 AG 正常。

(2) 肾小管性酸中毒：见于近端肾小管酸中毒（Ⅱ型肾小管酸中毒）和远端型肾小管性酸中毒（Ⅰ型肾小管酸中毒）。Ⅰ型肾小管酸中毒时由于远端肾小管和集合管病变致使泌 H^+ 能力下降或管腔中 H^+ 扩散返回管周，H^+ 在体内蓄积而导致血浆 HCO_3^- 减少；Ⅱ型肾小管酸中毒时由于近端肾小管 H^+-Na^+ 交换功能障碍及 Na^+-HCO_3^- 协同转运障碍，重吸收 HCO_3^- 能力明显减退，HCO_3^- 随尿排出增多，引起血浆 HCO_3^- 减少。

(3) 碳酸酐酶抑制剂的使用：碳酸酐酶抑制剂如乙酰唑胺，抑制肾小管上皮细胞内碳酸酐酶的活性，导致肾小管泌 H^+ 和重吸收 HCO_3^- 减少，引起 HCO_3^- 从尿液中丢失，发生 AG 正常性酸中毒。

(4) 含氯的成酸性药物摄入过多：过多稀盐酸和含氯盐类药物，如氯化铵、盐酸精氨酸等，此类药物经肝脏代谢后可致 HCl 潴留，引起 AG 正常性酸中毒。

2. 阴离子间隙增大的代谢性酸中毒 是指除了含氯以外的任何固定酸的血浆浓度增大时的代谢性酸中毒，特点是 AG 值增大，而 Cl^- 值正常。如乙酰乙酸、β-羟丁酸、磷酸和乳酸等增多时，因解离出的 H^+ 被 HCO_3^- 中和，在引起血浆中 HCO_3^- 减少的同时，其解离出带负电荷的酸根离子，则可补充由于 HCO_3^- 减少引起的负电荷不足，由于 Cl^- 离子外移不明显，因此血 Cl^- 正常而 AG 升高。常见于：

(1) 乳酸酸中毒：任何原因引起缺氧，都可以使细胞内糖无氧酵解增强，引起乳酸生成增多。常见于休克、心搏骤停、低氧血症、严重贫血、肺水肿、CO 中毒和心力衰竭等。

(2) 酮症酸中毒：见于体内脂肪被大量动员的情况下，因脂肪分解加速，大量脂肪酸进入肝脏，形成过多的酮体，超过外周组织的氧化能力及肾脏排出能力时，可发生酮症酸中毒。常见于糖尿病、饥饿和酒精中毒等。

(3) 肾排酸减少：严重急性或慢性肾衰竭时，由于肾小球滤过率严重降低，体内固定酸不能由尿中排泄，特别是磷酸和硫酸在体内蓄积，H^+ 浓度增加导致 HCO_3^- 缓冲丢失。

(4) 大量摄入酸性药物：大量摄入阿司匹林时由于增加有机酸根含量，可引起 AG 增高型酸中毒。

(5) 高钾血症：各种原因引起细胞外液 K^+ 浓度升高时，K^+ 与细胞内 H^+ 交换增多，引起细胞外 H^+ 上升，细胞内 H^+ 下降，出现代谢性酸中毒，细胞内碱中毒。由于远端小管上皮细胞泌 H^+ 下降，尿液呈碱性，导致"反常性碱性尿"。

(二) 机体的代偿调节

1. 血液的缓冲作用 代谢性酸中毒时，血浆中 H^+ 增加后，血浆缓冲系统立即进行缓冲，

HCO_3^- 及其他缓冲碱不断被消耗,即 $H^+ + HCO_3^- \rightarrow H_2CO_3 \rightarrow H_2O + CO_2$,$CO_2$ 可从肺排出。

2. 细胞内缓冲作用　代谢性酸中毒 2～4 小时后,约 $1/2H^+$ 通过离子交换进入细胞内,被细胞内缓冲系统缓冲,而细胞内 K^+ 逸出,以维持细胞内外电荷的平衡,故酸中毒易导致高钾血症。

3. 肺的代偿调节作用　血液 H^+ 浓度增加,刺激颈动脉体和主动脉体化学感受器,反射性引起呼吸中枢兴奋,使呼吸加深加快,导致 CO_2 排出增加,血浆中 H_2CO_3 浓度继发性下降,维持 HCO_3^-/H_2CO_3 比值及 pH 接近正常。呼吸加深加快是代谢性酸中毒的主要临床表现,呼吸系统代偿出现较迅速,酸中毒 10 分钟出现呼吸增强,30 分钟后达代偿,12～24 小时代偿达到高峰。

4. 肾脏的代偿调节作用　代谢性酸中毒时,肾小管上皮细胞中的碳酸酐酶和谷氨酰胺酶活性增加,泌 H^+、泌 NH_4^+ 及重吸收 HCO_3^- 能力增强,使细胞外液的 HCO_3^- 浓度有所提高,降低的 HCO_3^- 有所恢复。肾脏代偿较慢,一般要 3～5 天达高峰,当肾脏功能障碍时,肾脏则几乎不能发挥代偿作用。

代谢性酸中毒的血气分析参数为:由于 HCO_3^- 原发性降低,所以 AB、SB、BB 值均降低,BE 负值加大,pH 下降,通过呼吸代偿,$PaCO_2$ 继发性下降,AB<SB。

(三) 对机体的影响

1. 心血管系统

(1)心律失常:酸中毒时细胞外 H^+ 进入细胞内,细胞内 K^+ 逸出,同时肾小管上皮细胞泌 H^+ 增加、排 K^+ 减少,均可引起高钾血症,导致心肌传导阻滞和心肌兴奋性降低,严重者引起心律失常和心脏停搏。

(2)心肌收缩力减弱:酸中毒时 H^+ 可竞争性地抑制 Ca^{2+} 与肌钙蛋白结合,影响心肌兴奋-收缩耦联,还可影响 Ca^{2+} 内流和心肌细胞肌浆网 Ca^{2+} 释放,导致心肌收缩力下降,心输出量减少。

(3)血管系统对儿茶酚胺的反应性降低:H^+ 增加使毛细血管对儿茶酚胺的反应性降低,尤其是毛细血管前括约肌最为明显,使血管扩张,血压下降。

2. 中枢神经系统　患者表现乏力、头晕、意识障碍、嗜睡、昏迷等,其发生机制:①酸中毒时,脑组织中谷氨酸脱羧酶活性增强,使抑制性神经递质 γ-氨基丁酸增加,抑制中枢神经系统;②酸中毒影响氧化磷酸化,导致 ATP 生成减少,脑细胞的能量供应不足。

3. 骨骼系统　慢性代谢性酸中毒,特别是慢性肾衰竭晚期引起的代谢性酸中毒会导致骨营养不良,可引起骨质疏松以及骨纤维性骨炎和骨软化症等。通过临床和动物实验研究发现代谢性酸中毒可激发骨的重吸收和抑制骨的形成、抑制维生素 D 的生成以及影响甲状旁腺素的激活等,此外骨骼可通过磷酸钙和碳酸钙发挥缓冲作用,促进骨溶解。

(四) 防治的病理生理基础

预防和治疗原发病,去除引起代谢性酸中毒的发病原因,是治疗代谢性酸中毒的病因学防治原则。代谢性酸中毒发生后,针对 HCO_3^- 原发性减少,必要时可应用碱性药物,首选碳酸氢钠。纠正酸中毒的同时,应注意防止出现低血钾和低血钙。

二、呼吸性酸中毒

呼吸性酸中毒(respiratory acidosis)是指 CO_2 排出障碍或吸入过多引起的以血浆原发性$[H_2CO_3]$增高,pH 呈降低趋势的酸碱平衡紊乱。

（一）原因和发生机制

1. CO_2排出减少　外呼吸通气障碍，使血$PaCO_2$增高，血H_2CO_3增加，pH下降，导致呼吸性酸中毒。

（1）呼吸中枢抑制：颅脑损伤、酒精中毒、脑血管意外、呼吸中枢抑制剂及麻醉剂用量过大等，引起呼吸动力不足，导致CO_2呼出减少而潴留。

（2）呼吸道阻塞：喉头痉挛和水肿、异物阻塞气管、溺水等，常造成急性呼吸性酸中毒。而慢性阻塞性肺部疾病、支气管哮喘等常是慢性呼吸性酸中毒的原因。呼吸道阻塞增加通气时非弹性阻力，导致CO_2潴留。

（3）呼吸肌麻痹：重症肌无力、有机磷农药中毒、急性脊髓灰质炎、重度低血钾等，引起呼吸动力不足，导致CO_2呼出减少而潴留。

（4）胸廓病变：胸部创伤、胸廓畸形、气胸、胸腔积液等，导致胸廓顺应性下降，产生限制性通气功能障碍，导致CO_2潴留。

（5）肺部病变：急性肺水肿、肺炎、广泛肺栓塞、呼吸窘迫综合征、严重肺纤维化等，使肺顺应性下降，产生限制性通气功能障碍，导致CO_2潴留。

2. CO_2吸入过多　常见于通气不良的坑道和防空洞内作业，以及呼吸机使用不当引起通气量过小等。

（二）机体的代偿调节

因引起呼吸性酸中毒的主要原因是肺通气功能障碍，呼吸系统不能发挥调节代偿作用，当体内产生大量H_2CO_3时，血液碳酸氢盐缓冲系统也不能缓冲挥发酸，所以主要靠血液非碳酸氢盐缓冲系统和肾脏代偿。但血液缓冲和细胞内缓冲能力有限，仅见于急性呼吸性酸中毒时才发挥一定作用，故常表现为失代偿性呼吸性酸中毒。

1. 细胞内外离子交换及细胞内缓冲　是急性呼吸性酸中毒的主要代偿方式，但血液缓冲和细胞内缓冲能力有限，常表现为代偿不足或失代偿状态。

呼吸性酸中毒时由于CO_2在体内潴留，$CO_2 + H_2O \rightarrow H_2CO_3 \rightarrow H^+ + HCO_3^-$，其中$H^+$进入细胞内与$K^+$交换，进入细胞内$H^+$可被蛋白质缓冲，血浆$HCO_3^-$浓度可有所增加，有利于维持$[HCO_3^-]/[H_2CO_3]$。

此外，血浆中CO_2可迅速弥散进入红细胞内，在碳酸酐酶的催化下与水生成H_2CO_3，再解离为H^+和HCO_3^-，H^+主要被Hb和HbO_2缓冲，而HCO_3^-进入血浆与Cl^-交换，使血浆中HCO_3^-升高而Cl^-降低（图5-2）。

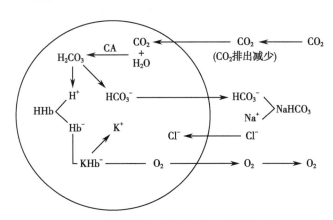

图5-2　呼吸性酸中毒时细胞内外离子交换

2. 肾脏代偿调节作用　这种作用的充分发挥需 3～5 天才能完成,因此是慢性呼吸性酸中毒主要代偿方式。由于 $PaCO_2$ 和 H^+ 浓度升高,可增强肾小管上皮细胞内碳酸酐酶和线粒体中谷氨酰胺酶活性,促使肾小管分泌 H^+ 和 NH_4^+,同时增加对 HCO_3^- 的重吸收,肾脏排酸保碱作用增强,随着 $PaCO_2$ 升高,HCO_3^- 也呈比例增高,使 HCO_3^-/H_2CO_3 比值接近 20/1。

血气分析参数为:$PaCO_2$ 原发性增高,pH 下降,通过肾代偿后,继发性 AB、SB、BB 值增高,AB>SB,BE 正值加大。

(三)对机体的影响

呼吸性酸中毒时,对机体的影响与代谢性酸中毒类似。

1. 心血管系统　CO_2 可直接扩张血管,但高浓度 CO_2 能刺激血管运动中枢,间接引起血管收缩,其强度大于直接扩血管作用。但脑血管壁上无 α 受体,故 CO_2 潴留可引起脑血管舒张,脑血流量增加,引起头痛。此外,血浆中 H^+、K^+ 升高,引起心肌收缩力减弱,心律失常。

2. 中枢神经系统　慢性或严重急性失代偿性呼吸性酸中毒时可发生“CO_2 麻醉”,患者可出现震颤、精神错乱、嗜睡,甚至昏迷,临床上称为肺性脑病。因 CO_2 为脂溶性物质能迅速通过血脑屏障,而 HCO_3^- 为水溶性物质不易通过血脑屏障,所以脑脊液中 pH 值降低较血液中更显著,对脑细胞功能影响较代谢性酸中毒严重。此外,CO_2 可扩张脑血管,引起脑水肿发生。

(四)防治的病理生理基础

积极治疗原发病,保持呼吸道通畅,使用呼吸中枢兴奋药和人工呼吸机等,使 CO_2 迅速排出和有效给氧。在通气尚未改善前,慎用碱性药物。

三、代谢性碱中毒

代谢性碱中毒(metabolic alkalosis)是指细胞外液碱增多或 H^+ 丢失而引起的原发性血浆[HCO_3^-]增多、pH 呈上升趋势的酸碱平衡紊乱类型。

(一)原因和发生机制

1. 酸性物质丢失过多

(1)经胃丢失过多:正常情况下当食物刺激胃壁时,胃壁细胞向胃腔内分泌 HCl,同时等量的 HCO_3^- 入血,引起一过性血碱增多(餐后碱潮),而食物进入十二指肠后可刺激胰腺分泌等量的 HCO_3^- 以中和胃酸,使血浆 HCO_3^- 恢复正常。如呕吐、胃肠引流等使富含 HCl 的胃液大量丢失,由于胃腔内 H^+ 大量丢失,不能刺激胰腺分泌等量的 HCO_3^-,使血浆中 HCO_3^- 升高,导致代谢性碱中毒。此外胃液中丢失 K^+,引起低钾性碱中毒;丢失 Cl^-,引起低氯性碱中毒;体液丢失引起继发醛固酮分泌增多,肾小管重吸收 HCO_3^- 增加,这些均可促进代谢性碱中毒发生。

(2)经肾脏丢失:①利尿剂大量使用:特别是髓袢利尿剂的使用,有时可引起代谢性碱中毒。如呋塞米抑制髓袢升支粗段对 NaCl 的重吸收,使肾远端小管 H^+-Na^+ 交换增多,促进 H^+ 分泌和 HCO_3^- 重吸收,同时 Cl^- 以氯化铵形式随尿排出,因此形成低氯性碱中毒。此外,利尿作用加速肾远端小管尿流速,也促进肾小管泌 H^+ 重吸收 HCO_3^- 增多;②盐皮质激素过多:原发性或继发性醛固酮增多症时,由于醛固酮促进肾小管分泌 K^+、H^+ 和重吸收 Na^+、HCO_3^-,可引起低钾性碱中毒。

2. 血浆 HCO₃⁻ 增多　摄入过多碱性物质，如消化性溃疡病患者服用过量 NaHCO₃，或者输入大量库存血液等，使血浆 HCO₃⁻ 增多，引起代谢性碱中毒。但应注意肾脏具有较强的排泄 NaHCO₃ 的能力，正常人每天摄入 1000ml NaHCO₃，两周后血浆内 HCO₃⁻ 浓度只有轻微上升，只有当肾功能受损后服用大量碱性药物才会发生代谢性碱中毒。

3. 低钾血症　低钾血症时因细胞外液 K⁺ 浓度降低，细胞内 K⁺ 转移到细胞外，细胞外 H⁺ 进入细胞内，可发生代谢性碱中毒。此时，肾小管上皮细胞内缺 K⁺，K⁺-Na⁺ 交换减少，H⁺-Na⁺ 交换增多，促进肾小管分泌 H⁺ 和重吸收 HCO₃⁻，加重碱中毒，而尿液反呈酸性，称为"反常性酸性尿"。

4. 浓缩性碱中毒　生理情况下血浆中碱性物质多于酸性物质，故脱水时血液浓缩，使血浆中 HCO₃⁻ 含量增多，形成代谢性碱中毒。

（二）机体的代偿调节

代谢性碱中毒时主要靠肺、肾调节，尤其是肺。

1. 体液的缓冲和细胞内外离子交换　代谢性碱中毒时，H⁺ 浓度降低，血浆中 OH⁻ 升高，OH⁻ 可被缓冲系统中弱酸（H₂CO₃、HPO₄²⁻、Hpr、HHb 等）所缓冲。同时，由于细胞外 H⁺ 浓度降低，细胞内 H⁺ 逸出，细胞外 K⁺ 进入细胞内，从而导致低血钾。

2. 呼吸系统代偿调节作用　由于 H⁺ 浓度降低，呼吸中枢受抑制，使呼吸减慢减弱，通气量减少，PaCO₂ 和血浆中 H₂CO₃ 代偿性升高，以维持 HCO₃⁻/H₂CO₃ 比值接近 20/1，使 pH 有所降低。

呼吸代偿反应较快，往往数分钟即可出现，12～24 小时后即可达代偿高峰。但由于这种代偿是有限度，很少能达到完全代偿。因为肺泡通气量减少，同时使 PO₂ 降低，而缺氧能兴奋呼吸中枢，可限制 PaCO₂ 进一步增高。

3. 肾脏的代偿调节作用　肾脏代偿作用发挥较晚，需 3～5 天才能发挥代偿作用。由于血浆中 H⁺ 减少和 pH 升高，抑制肾小管上皮细胞的碳酸酐酶和谷氨酰胺酶的活性，泌 H⁺、NH₄⁺ 和重吸收 HCO₃⁻ 减少，使血中 HCO₃⁻ 下降，尿液呈碱性。但在低血钾性碱中毒时，细胞内酸中毒，H⁺ 排出增多，尿液呈反常性酸性尿。

血气分析参数为：AB、SB、BB 均升高，AB＞SB，BE 正值加大，pH 升高。由于呼吸抑制继发性 PaCO₂ 升高。

（三）机体的影响

轻度的代谢性碱中毒常无症状，但严重时则可出现许多功能代谢变化。

1. 中枢神经系统　代谢性碱中毒时血液 pH 升高，脑组织内 γ-氨基丁酸转氨酶活性增高而谷氨酸脱羧酶活性降低，所以 γ-氨基丁酸分解增强而生成减少。γ-氨基丁酸减少则对中枢神经系统的抑制作用减弱，因此出现中枢神经系统兴奋症状，患者表现为烦躁不安，精神错乱，意识障碍等。

此外，代谢性碱中毒时 pH 升高，脑脊液 H⁺ 浓度降低，抑制呼吸中枢，呼吸变浅和变慢。

2. 神经肌肉的变化　pH 升高引起血浆中游离钙浓度降低，神经肌肉的应激性增高，患者表现面部和肢体肌肉的抽动、惊厥，手足抽搐等症状。

3. 低钾血症　代谢性碱中毒时，细胞内 H⁺ 逸出，细胞外 K⁺ 内移；同时，肾小管上皮细胞 H⁺-Na⁺ 交换减少，而 K⁺-Na⁺ 交换增加，肾排 K⁺ 增多，导致低血钾，可引起心律失常等表现。

4. 血红蛋白氧解离曲线左移　血液 pH 值升高，可使血红蛋白氧解离曲线左移，此时，氧与血红蛋白亲和能力增强，不易释放氧，导致组织供氧不足。脑组织对缺氧最为敏感，可引起精神神经症状，严重时发生昏迷。

（四）防治的病理生理基础

积极治疗原发病，并促使血浆中过多的 HCO_3^- 从尿中排出。目前按给予生理盐水后代谢性碱中毒能否得到纠正将其分为：盐水反应性碱中毒和盐水抵抗性碱中毒。呕吐、应用利尿剂等原因所致代谢性碱中毒时，由于同时伴随着细胞外液丢失以及低血钾、低血氯等，因此适当给予生理盐水，可纠正碱中毒，称盐水反应性碱中毒。其他原因可引起的盐水抵抗性碱中毒，如低钾性碱中毒、醛固酮增多时单纯补充盐水不能予以纠正，需补钾或抗醛固酮药物去除代谢性碱中毒的维持因素。

四、呼吸性碱中毒

呼吸性碱中毒（respiratory alkalosis）是指肺通气过度引起血浆中［H_2CO_3］原发性减少，pH 呈升高趋势为特征的酸碱平衡紊乱类型。

（一）原因和发生机制

凡能引起肺通气过度，CO_2 排出过多的原因都可导致呼吸性碱中毒。

1. 中枢神经系统疾病或精神疾患 如颅脑损伤、脑炎、脑膜炎、颅内肿瘤及脑血意外等均可刺激呼吸中枢，引起呼吸加深加快。精神疾患如癔症也可引起肺通气过度，导致呼吸性碱中毒。

2. 低张性缺氧 如肺炎、间质性肺疾患、肺水肿、休克肺等肺疾患，以及吸入气氧分压过低时，由于肺通气和肺换气功能障碍，发生低张性缺氧致代偿性通气过度，导致呼吸性碱中毒。

3. 机体代谢旺盛 如甲状腺功能亢进、高热时，由于血温过高和机体代谢旺盛刺激呼吸中枢，使 CO_2 呼出过多，导致呼吸性碱中毒。

4. 人工呼吸机使用不当 常因通气量过大而引起严重呼吸性碱中毒。

（二）机体的代偿

1. 细胞内缓冲 急性呼吸性碱中毒时，血浆 H_2CO_3 迅速降低，故 HCO_3^- 浓度相对增高。约 10 分钟内，细胞内 H^+ 逸出，与细胞外液 HCO_3^- 结合成 H_2CO_3，因而血浆 HCO_3^- 浓度下降，H_2CO_3 浓度有所回升。此外，HCO_3^- 进入红细胞内，同时 CO_2 和 Cl^- 溢出红细胞，促使血浆 H_2CO_3 浓度回升而 HCO_3^- 降低，这些有利于血浆［HCO_3^-］/［H_2CO_3］比值恢复正常（图 5-3）。

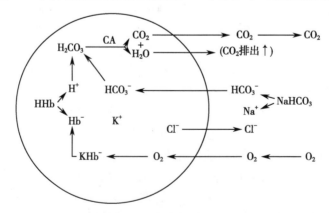

图 5-3 呼吸性碱中毒时细胞内外离子交换

2. 肾脏的代偿调节作用 慢性呼吸性碱中毒时肾脏代偿性泌 H^+、NH_4^+ 减少,重吸收 HCO_3^- 降低,HCO_3^- 随尿排出增加,使血中继发性 HCO_3^- 降低,血浆 pH 恢复。

血气分析参数为:急性呼吸性碱中毒时 $PaCO_2$ 降低,反映代谢性因素的血气指标可在正常范围内。慢性呼吸性碱中毒失代偿时:$PaCO_2$ 原发性降低、pH 增高、AB、SB、BB 均降低,AB<SB,BE 负值增大。

(三) 对机体的影响

失代偿性呼吸性碱中毒对机体的影响基本上与代谢性碱中毒相同。但中枢神经系统症状和低 Ca^{2+} 降低引起肌肉抽搐等症状更明显。与代谢性碱中毒不同的是 $PaCO_2$ 降低可引起脑血管收缩和脑血流量减少,可引起脑缺血、缺氧等。

(四) 防治的病理生理基础

首先防治原发病和去除引起通气过度的原因。急性呼吸性碱中毒患者可吸入含 5% CO_2 的混合气体等。

四型单纯性酸碱平衡紊乱的区别。(表 5-1)

表 5-1 四型单纯性酸碱平衡紊乱的区别

	代谢性酸中毒	呼吸性酸中毒	代谢性碱中毒	呼吸性碱中毒
原因	酸潴留或碱丧失	通气不足	碱潴留或酸丧失	通气过度
原发环节	$[H^+]\uparrow/[HCO_3^-]\downarrow$	$[H_2CO_3]\uparrow$	$[H^+]\downarrow/[HCO_3^-]\uparrow$	$[H_2CO_3]\downarrow$
pH	正常/↓	正常/↓	正常/↑	正常/↑
$PaCO_2$	↓	↑	↑	↓
AB、SB、BB	↓	↑	↑	↓
AB 与 SB	AB<SB	AB>SB	AB>SB	AB<SB
BE	负值加大	正值加大	正值加大	负值加大

第二节 混合性酸碱平衡紊乱

在临床实践中,酸碱平衡紊乱几乎都是混合性的,即两种(双重)、三种(三重性)、甚至多种(多重性)酸碱中毒混合,且随病情变化和治疗因素的干预而不断变化。因此,必须在了解原发病的基础上,结合实验室检查,才能做出正确结论。

(一) 双重性酸碱失衡

1. 呼吸性酸中毒合并代谢性酸中毒 常见心跳和呼吸骤停、急性肺水肿、慢性阻塞性肺疾患、严重低血钾和 CO 中毒等,严重通气功能障碍引起呼吸性酸中毒,同时持续缺氧又引起代谢性酸中毒。因呼吸性和代谢性因素指标均朝酸性方面变化,因此 HCO_3^- 减少时呼吸不能代偿,H_2CO_3 增多时肾脏也不能代偿,二者不能相互代偿,故呈严重失代偿状态。

血气分析参数为:$PaCO_2$ 增多,pH 下降,AB、SB、BB 值降低,AB>SB,BE 负值加大。

2. 代谢性碱中毒合并呼吸性碱中毒 如剧烈呕吐或水肿使用排钾利尿剂伴发热的患者,呕吐或水肿使用排钾利尿剂可引起代谢性碱中毒,而发热引起通气过度引发呼吸性碱中毒。因呼吸性和代谢性因素指标均朝碱性方面变化,因此 $PaCO_2$ 降低,血浆 HCO_3^- 浓度升高,二者不能相互代偿,故呈严重失代偿状态,预后极差。

血气分析参数为:pH 升高,AB、SB、BB 值升高,AB<SB,BE 正值加大,$PaCO_2$ 降低。

3. 呼吸性酸中毒合并代谢性碱中毒 常见于慢性阻塞性肺疾患或慢性肺源性心脏病患者引起慢性呼吸性酸中毒时,如发生呕吐或为治疗水肿大量使用排钾利尿剂,合并代谢性碱中毒。

$PaCO_2$ 和血浆 HCO_3^- 浓度均升高,而且升高的程度均已超出彼此正常代偿范围。血气分析参数为:pH 变动不大,AB、SB、BB 值升高,BE 正值加大,$PaCO_2$ 增高。

4. 代谢性酸中毒合并呼吸性碱中毒 可见于糖尿病、肾衰竭或感染性休克及心肺疾病等患者伴有发热或机械通气过度;慢性肝病并发肾衰竭;水杨酸或乳酸中毒合并呼吸性碱中毒等。

$PaCO_2$ 和血浆 HCO_3^- 浓度均降低,二者不能相互代偿,均小于代偿最低值。血气分析参数为:pH 变动不大,AB、SB、BB 值降低,BE 负值加大,$PaCO_2$ 降低。

5. 代谢性酸中毒合并代谢性碱中毒 常见于严重胃肠炎呕吐加腹泻、尿毒症或糖尿病患者剧烈呕吐。由于导致血浆 HCO_3^- 升高和降低的原因同时存在,彼此相互抵消,常使血浆 HCO_3^- 及 pH 在正常范围内,$PaCO_2$ 也常在正常范围内或略高略低变动。测量 AG 值对诊断该型具有重要意义。

(二)三重性混合性酸碱平衡紊乱

由于同一患者不可能同时存在呼吸性酸中毒和呼吸性碱中毒,因此三重性酸碱平衡紊乱只存在两种类型。一种类型是呼吸性酸中毒合并 AG 增高性代谢性酸中毒和代谢性碱中毒;另一种是呼吸性碱中毒合并 AG 增高性代谢性酸中毒和代谢性碱中毒。

引起三重性酸碱平衡紊乱的原因和机制比较复杂,相对较少发生,判断较困难,往往需要充分了解原发病病情的基础上,结合血气分析参数变化才能得出正确结论。

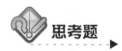 **思考题**

1. 代谢性酸中毒的原因? 代偿调节? 血气分析? 机体影响?
2. 呼吸性酸中毒的原因? 代偿调节? 血气分析? 机体影响?
3. 代谢性碱中毒的原因? 代偿调节? 血气分析? 机体影响?
4. 呼吸性碱中毒的原因? 代偿调节? 血气分析? 机体影响?

(周 洁)

第六章 炎　症

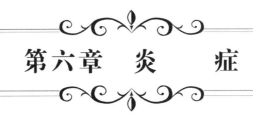

　　掌握炎症的概念、分类、病理变化及其临床表现、经过和结局;熟悉急性炎症的发生机制、炎症介质的类型,以及慢性肉芽肿性炎症的原因和形态特点;了解炎症渗出的液体、炎症细胞以及炎症介质的作用。

　　炎症(inflammation)是指具有血管系统的活体组织对致炎因子引起的局部损伤所产生的以防御为主的反应。常见的疖、痈、阑尾炎、肺炎、肾炎和传染病等均属炎症性病变。

第一节　炎症的原因

　　凡能够引起细胞、组织损伤造成炎症反应的因素,称为致炎因子。常见的致炎因子可分为:

　　1. 生物性因素　包括细菌、病毒、支原体、真菌、立克次体、螺旋体和寄生虫等,是最常见的致炎因子;由生物性因子引起的炎症又称为感染。

　　2. 异常免疫反应　机体自身不适当或过度的免疫反应可引起组织损伤,如过敏性鼻炎、肾小球肾炎、系统性红斑狼疮等。

　　3. 物理性因素　包括高热、低温、机械性外力、紫外线、放射线和电击等。

　　4. 化学性因素　包括强酸、强碱、松节油、芥子气等外源性化学物质,和体内代谢产生的内源性化学物质等。

第二节　炎症局部基本病理变化

一、变　质

　　变质(alteration)是指炎症局部组织和细胞发生的变性及坏死。变质既可发生在实质细胞,也可发生于间质细胞。实质细胞发生的变质性变化可以表现为细胞水肿、脂肪变性和凝固性坏死、液化性坏死;间质则主要表现为黏液变性和纤维素样坏死。变质可由致炎因子直接作用引起,也可以由血液循环障碍和炎症反应产物等间接作用引起。变质的程度取决于致炎因子的性质、强度和机体的反应状态。

　　炎症局部组织的代谢改变以分解代谢增强为特点,糖、脂肪和蛋白质的分解代谢均增强，耗氧量增加，但由于酶系统受损和局部血液循环障碍，使氧化不全的代谢产物（乳酸、脂肪酸、酮类等）在局部堆积，导致炎症局部酸中毒。

二、渗　出

渗出（exudation）是指炎症局部组织血管内的液体成分和/或细胞成分透过血管壁达到组织、体腔、体表和黏膜表面的过程。液体渗出至组织内引起炎性水肿，至体腔可形成积液；白细胞渗出即称炎细胞。渗出是炎症最具特征的变化，在炎症局部发挥着重要的防御作用。

（一）液体渗出

炎症早期的血流动力学改变使局部细静脉和毛细血管血管内流体静压升高，为渗出提供了动力；继之血管壁通透性升高。

1. 血管壁通透性增加　严重的烧伤和细菌感染可直接损伤内皮细胞，使血管壁通透性增加。炎症介质与内皮细胞受体结合后，可直接损伤内皮细胞连接间隙，并引起胞质内微管、微丝收缩，使内皮细胞连接间隙增宽，导致血管壁通透性增加。炎症时内皮细胞吞饮能力增强，吞饮小泡增多，血浆中分子较小的物质可通过内皮细胞的吞饮作用渗出到血管外。

2. 微循环内流体静压升高　炎症时血流动力学的改变。①细动脉短暂收缩：损伤发生后立即通过神经反射迅速发生短暂的细动脉收缩，持续仅几秒钟；②血管扩张和血流加速：继之细动脉和毛细血管扩张，局部血流加快；血管扩张的发生机制与轴突反射和炎症介质有关；前者引起的血管扩张只是暂时的，后者的作用重要且持久；③血流速度减慢：微循环扩张导致血管通透性增加，血管内富含蛋白质的液体向血管外渗出，导致小血管内血液浓缩、黏稠度增加，血流缓慢（淤血），在扩张的小血管内充满红细胞，甚至血流停滞；血流动力学改变和渗出一般按下列顺序发生（图6-1）。

3. 组织渗透压升高　炎症病灶内细胞坏死崩解，大分子物质分解成小分子，分子浓度升高，使组织渗透压升高；同时氢离子、钾离子、磷酸根离子及其他离子浓度增高。因此，炎症病灶的胶体和晶体渗透压均升高，导致局部血液循环障碍和炎性渗出。

（二）渗出液的作用

渗出液具有重要的防御作用：①稀释炎症病灶内的毒素和有害物质，减轻其对组织的损伤；②含有抗体、补体及溶菌物质，有利于杀灭病原体；③为炎症病灶带来营养物质（如葡萄糖、氧气等），带走代谢产物；④渗出液中的纤维素原可转变为纤维素，限制病原体的扩散，有利于吞噬细胞吞噬；⑤纤维素构成炎症修复的支架，有利于修复；⑥渗出液中的病原微生物和毒素，随淋巴液到达局部淋巴结，可刺激机体产生细胞免疫和体液免疫。

渗出液对机体也有不利方面：渗出液过多，可压迫周围组织，影响器官的功能，如心包腔积液、胸膜腔积液等。渗出液中的纤维素吸收不完全，可发生机化、粘连，如心包粘连、胸膜粘连等。

正确鉴别渗出液和漏出液，对疾病的诊断和治疗有着重要意义（表4-2）。

（三）白细胞渗出和吞噬作用

白细胞渗出是指白细胞通过血管壁游出到血管外进入到炎症局部的过程。游出的白细胞称为炎细胞。炎细胞在炎症病灶内聚集的现象，称为炎细胞浸润。白细胞的渗出是一个主动运动过程，经过白细胞边集、附壁、游出等阶段，在趋化因子作用下到达炎症病灶，发挥重要的吞噬作用。

1. 边集和附壁　炎症时，血流缓慢或停滞，白细胞可由轴流进入边流，并贴近血管内壁

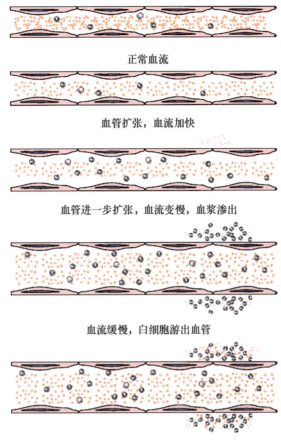

正常血流

血管扩张，血流加快

血管进一步扩张，血流变慢，血浆渗出

血流缓慢，白细胞游出血管

血流显著缓慢，白细胞游出增多，红细胞漏出

图 6-1 血管反应和渗出模式图

滚动，这种现象称为白细胞边集。随后白细胞黏附于内皮细胞上，称为白细胞附壁。

2. 游出 黏附于内皮细胞表面的白细胞沿内皮细胞表面缓慢移动，在内皮细胞连接处伸出并插入伪足，以阿米巴样运动方式穿出，到达内皮细胞与基底膜之间，再穿过基底膜到达血管外（图 6-2）。白细胞游出后，血管内皮细胞的连接结构恢复正常。中性粒细胞、单核细胞、淋巴细胞、嗜酸性粒细胞及嗜碱性粒细胞都以同样方式通过内皮细胞间隙到达血管外。

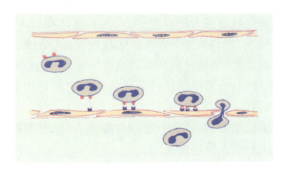

图 6-2 电子显微镜下白细胞游出模式图

炎症的不同阶段,游出的白细胞也不同,在急性炎症和炎症的早期,首先是中性粒细胞游出,48小时后单核细胞游出。化脓菌感染以中性粒细胞渗出为主,病毒感染以淋巴细胞渗出为主,过敏以嗜酸性粒细胞渗出为主。血管壁受损严重时可有红细胞漏出。

3. 趋化作用 是指白细胞的游走方向受某些化学物质的影响。能影响白细胞定向游走的物质,称为趋化因子。白细胞朝着趋化物质定向移动的现象,称为阳性趋化作用;反之,方向相反则为阴性趋化作用。不同细胞对趋化因子的反应能力不同,中性粒细胞和单核细胞的反应显著,而淋巴细胞的反应较弱。趋化因子来源于血浆(内源性)或细菌及其代谢产物(外源性)。

4. 吞噬作用(phagocytosis) 吞噬作用是指白细胞游走到炎症病灶内,吞噬和消化病原体、组织崩解碎片及异物的过程。吞噬作用是炎症防御作用的重要组成部分,具有吞噬能力的细胞称为吞噬细胞。吞噬过程包括识别和附着、吞入、杀伤和降解三个步骤组成,吞噬细胞借助其表面的 Fc 和 C_{3b} 受体,能识别被调理素(能增强吞噬细胞吞噬功能的蛋白质,如免疫球蛋白 Fc 段、补体等)包绕的异物(细菌等),经抗体和补体与相应的受体结合,细菌就被黏附在细胞表面,吞噬细胞内褶和外翻伸出伪足,将异物包绕吞入胞质内形成吞噬体,并与溶酶体融合形成吞噬溶酶体。细菌等在吞噬溶酶体内被具有活性的氧代谢产物,如过氧化氢(H_2O_2)、次氯酸(HOCl)等杀伤或降解(图 6-3)。

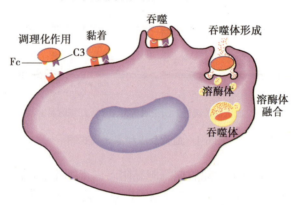

图 6-3 吞噬细胞吞噬过程示意图

5. 炎细胞的种类和功能

(1)中性粒细胞:具有活跃的游走和吞噬能力,能吞噬细菌、组织崩解碎片及抗原抗体复合物等,常见于急性炎症、化脓性炎症及炎症早期的炎细胞。

(2)巨噬细胞:巨噬细胞具有强大的吞噬能力,能吞噬体积较大的病原体、异物、组织碎片等。常见于急性炎症后期、慢性炎症、某些非化脓性炎症(结核、伤寒)、病毒及寄生虫感染。吞噬消化含蜡质膜的细菌(结核杆菌)时,其胞质增多,与上皮细胞相似,称类上皮细胞;吞噬脂质较多,形成泡沫细胞;当吞噬结核杆菌或体积较大的异物时,细胞融合或核分裂而胞质不分,形成多核巨细胞。

(3)嗜酸性粒细胞:运动能力弱,具有一定的吞噬能力,能吞噬抗原抗体复合物,杀伤寄生虫。常见于寄生虫感染和变态反应性炎症。

(4)淋巴细胞和浆细胞:多见于慢性炎症,运动能力弱,无吞噬能力,可分为 T 淋巴细胞和 B 淋巴细胞。在抗原刺激下,T 淋巴细胞释放多种淋巴因子,发挥细胞免疫作用;B 淋巴细胞增殖转化为浆细胞,产生多种抗体,引起体液免疫。

(5)嗜碱性粒细胞和肥大细胞:血液中的嗜碱性粒细胞,进入到血管周围与结缔组织,形成肥大细胞。当受到炎症刺激时,细胞脱颗粒,释放组胺等炎症介质,引起炎症反应,多见于变态反应性炎症。

(四) 炎症介质

炎症介质(inflammatory mediator)是指参与炎症反应的,具有生物活性的化学物质。在炎症过程中,炎症介质可引起血管扩张、通透性增加,并对炎细胞具有趋化作用,导致炎性充血和渗出等变化。有的炎症介质还可以引起发热、疼痛和组织损伤等。炎症介质有外源性(细菌及其产物)和内源性(细胞源性和体液源性)。由细胞释放的炎症介质有血管活性胺、花生四烯酸代谢产物(前列腺素和白细胞三烯)、细胞因子、溶酶体释放的介质等。由体液产生的炎症介质涉及激肽系统、补体系统及凝血系统等(表 6-1)。

表 6-1 炎症介质及其主要作用

炎症介质	来源	生物活性作用					
		扩血管	增加血管通透性透性	趋化作用	发热	疼痛	组织损伤
组胺	肥大细胞、血小板、嗜碱性粒细胞	+	+	+			
5-羟色胺(5-HT)	血小板、内皮细胞	+	+	+			
前列腺素(PG)	细胞膜磷脂成分	+	+	+	+	+	
白细胞三烯(LT)	细胞膜磷脂成分		+	+			
溶酶体酶	中性粒细胞、单核细胞		+	+			+
白细胞介素(IL)	巨噬细胞、淋巴细胞		+	+	+		
缓激肽	血浆激肽系统	+	+	+		+	+
补体片段(Cx)	血浆补体系统	+	+	+			
纤维蛋白多肽	血浆凝血系统		+	+			
纤维蛋白降解产物	血浆纤溶系统		+	+			

研究表明炎症介质在血管损伤及修复过程中扮演重要角色,包括白细胞和血小板黏附于血管内皮或内皮下组织,血管平滑肌细胞的迁移和增生,细胞外基质的合成和血管缩窄性重构。

三、增 生

增生(proliferation)是在致炎因子的刺激下,炎症局部细胞增殖,细胞数目增多。实质细胞增生,如慢性肝炎中肝细胞的增生、肠炎致肠黏膜的增生等;间质细胞的增生,包括巨噬细胞、内皮细胞和成纤维细胞等的增生。炎症灶内细胞的增生离不开生长因子的作用。在炎症后期或慢性炎症时,增生则明显。少数炎症在早期即有明显的增生,如伤寒时大量巨噬细胞增生,急性肾小球肾炎时肾小球的血管内皮细胞和间质细胞明显增生等。炎症增生是一种防御反应,增生的巨噬细胞具有吞噬病原体和清除组织崩解产物的作用;增生的成纤维细胞和血管内皮细胞形成肉芽组织,最后形成瘢痕组织。

综上所述,炎症的局部病理变化包括变质、渗出和增生。变质属于损伤性改变,但变质过程中的坏死崩解产物又可促使渗出和增生等抗损伤反应的发生;渗出属于抗损伤反应,但渗出的液体和纤维素过多,则可引起局部组织的功能障碍;增生参与炎症的修复,但增生过度,则形成大量瘢痕而影响器官的结构和功能。

第三节　炎症的局部临床表现和全身反应

一、炎症的局部临床表现

炎症的局部临床表现包括红、肿、热、痛和功能障碍。体表的急性炎症,其红、肿和热的表现就更加显而易见。发红和发热主要是局部血管扩张、血流加快所致;肿胀则与炎症充血和渗出有关。渗出物的压迫和炎症介质的作用可引起疼痛。在此基础上可进一步引起局部脏器的功能障碍,如关节炎致关节活动受限,肾炎影响泌尿功能。

二、炎症的全身反应

致炎因子作用于局部引起炎症,但严重的炎症病变往往伴随显著的全身反应,包括发热、厌食,肌肉蛋白降解加速、补体和凝血因子合成增多,以及末梢血白细胞计数增加等。

1. 发热　各种致炎因子作用于机体均可引起发热。一定程度的体温升高,能使机体代谢增强,促进抗体形成,增强吞噬细胞的吞噬功能和肝的解毒功能,从而提高了机体的防御能力。如果炎症病变严重,体温反而不升高,说明机体反应性差,抵抗力低下,预后不良。

2. 白细胞变化　炎症时,周围血中的白细胞数目增多具有防御意义。增多的白细胞类型,常因病原体的不同而异。急性炎症的早期和化脓性炎症,以中性粒细胞增多为主;慢性炎症或病毒感染,以淋巴细胞增多为主;过敏性炎症和寄生虫感染,以嗜酸性粒细胞增多为主;伤寒杆菌、流感病毒感染,血中白细胞数常减少。机体抵抗力低下,严重感染,白细胞数目可无明显增多,甚至减少,或外周血出现幼稚的中性粒细胞,幼稚中性粒细胞超过 5%,称为核左移,并且胞质内可出现中毒颗粒,其预后较差。外周血中白细胞数量和质量常反映机体抵抗力和感染的程度。

3. 单核巨噬细胞系统增生　骨髓、肝、脾、淋巴结中的巨噬细胞增生,吞噬消化能力增强。单核巨噬细胞系统的增生是机体防御反应的表现。临床上主要表现为局部淋巴结、肝、脾增大。

第四节　炎症的类型

一、炎症的临床类型

根据炎症的发病急缓和病程的长短,可将炎症分为以下四种类型:

1. 超急性炎症　发病急骤,病程为数小时至数天,短期内引起严重的组织、器官损伤,甚至死亡,多属变态反应性炎症;如急性急性重型肝炎、器官移植的超急性排斥反应等。

2. 急性炎症　起病急,症状明显,病程从几天到一个月,局部病变常以变质、渗出为主,病灶内大量中性粒细胞浸润；如急性阑尾炎、急性化脓性脑膜炎等。

3. 亚急性炎症 介于急性与慢性炎症之间，症程为 1～6 个月，常由急性炎症迁延所致；如亚急性细菌性心内膜炎（SBE）等。

4. 慢性炎症 起病缓慢，病程长，6 个月到数年，局部以增生病变为主，并伴有淋巴细胞、单核细胞和浆细胞浸润；如慢性肠炎、慢性肝炎等。

二、炎症的病理类型

（一）变质性炎

变质性炎是指以变质为主要病理变化的炎症，渗出和增生性变化较轻微。常见于重症感染和中毒等。多发于心、肝、脑等实质性器官，主要为实质细胞的变性和坏死。例如，急性重型肝炎时，肝细胞坏死，肝功能障碍。

（二）渗出性炎

渗出性炎是指以渗出为主要病理变化的炎症，变质和增生性变化较轻微。根据渗出物的成分和病变特点，一般将渗出性炎症分为浆液性炎、纤维素性炎、化脓性炎、出血性炎和卡他性炎等类型。

1. 浆液性炎（serous inflammation） 是以浆液渗出为特征的炎症，渗出的主要成分为浆液，常发生于疏松结缔组织、浆膜和黏膜等处。局部出现明显的炎性水肿，如毒蛇咬伤、皮肤Ⅱ度烧伤形成的水疱。体腔的浆液性炎导致炎性积液，如结核性胸膜炎、风湿性关节炎等。

2. 纤维素性炎（fibrinous inflammation） 是以纤维蛋白原渗出为主的炎症，渗出物中含有大量纤维素（纤维素蛋白原在酶的作用下转化为纤维蛋白，即纤维素）。多由于某些细菌毒素（白喉杆菌、痢疾杆菌、肺炎双球菌的毒素）、内源性或外源性毒性物质（尿毒症时的尿素和汞中毒）所引起。病变常发生于黏膜、浆膜和肺。①黏膜的纤维素性炎：又称假膜性炎；常见于白喉、细菌性痢疾等，纤维素、白细胞和坏死的黏膜上皮细胞常混合形成灰白色的膜状物，称为假膜；附着于咽部的假膜牢固，不易脱落；附着于气管的假膜不牢固，易于脱落，并堵塞支气管引起窒息（图 6-4）；②浆膜的纤维素性炎：常见于胸膜、心包膜等，心包膜的纤维素性炎，大量纤维素渗出到心包膜表面和心包腔，由于心脏不停地搏动，纤维素附着于心包膜的表面，呈绒毛状，形成"绒毛心"；③发生在肺的纤维素性炎见于大叶性肺炎；少量的纤维素可以被溶蛋白酶溶解液化并通过淋巴管、血管吸收或经自然管道排出，对机体影响较小；如果渗出的纤维素较多，不能被完全溶解吸收，则可发生机化，引起粘连等，影响器官功能。

3. 化脓性炎（suppurative or purulent inflammation） 以大量中性粒细胞渗出为主，伴有不同程度的组织坏死和脓液形成。多由葡萄球菌、链球菌、肺炎双球菌、大肠杆菌等化脓菌感染引起。临床上常见有疖、痈、化脓性阑尾炎和化脓性脑膜炎等。渗出物的中性粒细胞变性、坏死，称为脓细胞。中性粒细胞死亡崩解释放酶溶解坏死组织，使之液化称化脓。脓细胞、液化的坏死组织、细菌等构成脓液，为混浊的凝乳状、灰黄色或黄绿色。由金黄色葡萄球菌感染形成的脓液黄而浓稠，由链球菌感染形成的脓液灰白而稀薄。绿脓杆菌感染形成的脓液呈黄绿色。根据化脓性炎症发生的原因和部位的不同，可分为三类。

（1）表面化脓和积脓：发生在浆膜、黏膜表面的化脓性炎症，中性粒细胞向表面渗出，深部组织没有明显的炎性细胞浸润，如化脓性尿道炎、化脓性支气管炎，渗出的脓液可通过尿道或气管排出体外。当化脓性炎发生在浆膜、胆囊、输卵管的黏膜时，脓液则在浆膜腔、胆囊、输卵管腔内蓄积，称为积脓，流行性脑脊髓膜炎（图 6-5）可造成蛛网膜下腔积脓。

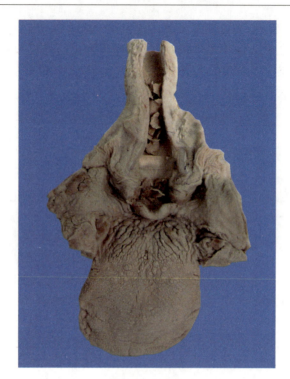

图 6-4 白喉

咽喉及气管和支气管表面有假膜覆盖

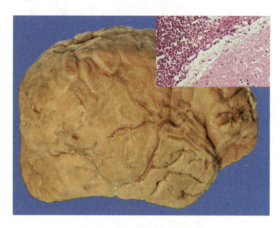

图 6-5 流行性脑脊髓膜炎

蛛网膜下腔积脓

(2)脓肿(abscess):为局限性化脓性炎症,坏死组织发生溶解液化,形成充满脓液的腔。常发生于皮下或内脏,如肺脓肿(图 6-6)、肾脓肿(图 6-7),多由金黄色葡萄球菌引起。较小的脓肿可以吸收消散,较大的脓肿吸收困难,需要切开、穿刺排出脓液,最后由肉芽组织修复,形成瘢痕。皮肤或黏膜的化脓性炎,皮肤或黏膜坏死、崩解脱落,形成局部缺损,称溃疡。深部脓肿向体表或自然管道穿破,形成窦道或瘘管。窦道是指只有一个开口的病理性盲管;瘘管是指连接于体表和有腔器官之间、两个有腔器官之间的两个及以上开口的病理性管道。例如,肛门周围的脓肿,可向皮肤穿破,形成窦道,也可既向皮肤穿破,又向肛管穿破,形成瘘管。

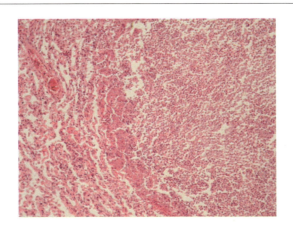

图 6-6　肺脓肿

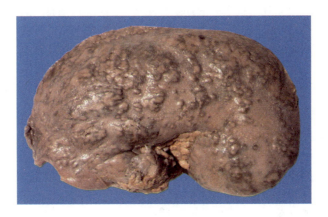

图 6-7　肾脓肿

　　(3)蜂窝织炎(phlegmonous inflammation):是指疏松结缔组织中的弥漫性化脓性炎症(图 6-8)。常见于皮下、肌肉和阑尾等部位。多由溶血性链球菌感染引起,溶血性链球菌分泌透明质酸酶和链激酶,降解结缔组织基质的透明质酸和溶解纤维素,细菌易于通过组织间隙和淋巴管蔓延扩散弥漫地浸润于间质之中,形成弥漫性化脓性炎。表现为疏松结缔组织内大量中性粒细胞呈弥漫性浸润,与正常组织分界不清。脓肿和蜂窝组织炎的区别(表 6-2)。

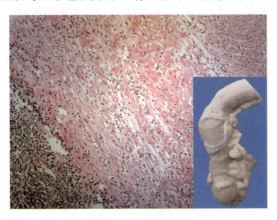

图 6-8　阑尾蜂窝织炎

4. 出血性炎　是指以大量红细胞渗出为主的炎症。血管壁损伤较重,常见于流行性出血热、钩端螺旋体病、鼠疫等。

表6-2　脓肿和蜂窝组织炎的区别

类型	脓肿	蜂窝织炎
病因	金黄色葡萄球菌	溶血性链球菌
病变范围	局限,与正常组织界线清楚	弥漫,与正常组织界线不清
好发部位	皮肤、内脏	黏膜下、阑尾等疏松结缔组织
全身中毒症状	较轻	较重
继发病变	溃疡、窦道、瘘管	脓毒败血症

附:卡他性炎(catarrhal inflammation)是指黏膜轻度渗出性炎症,卡他是希腊语"向下流"的意思。根据渗出物成分不同,可分为浆液性卡他、黏液性卡他和脓性卡他。例如:感冒引起鼻炎可先后表现为浆液性卡他、黏液性卡他和脓性卡他。

上述各种类型的炎症可单独发生或合并存在,并可相互转化。

(三)增生性炎

是指以增生为主要病理变化的炎症,变质和渗出较轻微。由于病因和病变特点不同,增生性炎可有以下几种:

1. 一般增生性炎　增生的细胞以成纤维细胞、血管内皮细胞、组织细胞为主,亦可伴有实质细胞的增生,但不具有特殊的形态表现。

2. 炎性息肉　是指由于黏膜组织受致炎因素的长期刺激,使黏膜上皮与肉芽组织增生,形成突出于黏膜表面的带蒂肉样肿物。炎性息肉大小不等,常见的有鼻息肉、宫颈息肉、结肠息肉等,可单个或多个。

3. 炎性假瘤　指局部增生的炎性组织形成边界比较清楚的瘤样肿块,肉眼形态和X线观察与肿瘤十分相似。常见于眼眶及肺。主要由增生的各类炎细胞、成纤维细胞和上皮细胞混杂形成,病变性质为炎症而非肿瘤。

4. 炎性肉芽肿　是由单核巨噬细胞及其演化的细胞呈局限性浸润和增生形成的境界清楚的结节状病灶,又称肉芽肿性炎。病灶直径0.5～2mm,主要成分是巨噬细胞和巨噬细胞转化成的类上皮细胞、多核巨细胞,其周围有不等量的淋巴细胞浸润。根据肉芽肿的形态特点,可做出病因诊断,对疾病的确诊具有重要意义。依照致病因素不同、形态不同可分两类:①感染性肉芽肿:是由病原微生物所引起,具有独特的形态特征,如结核病、结节病、麻风病、梅毒、猫抓病等;②异物性肉芽肿:是由各种异物所引起,如外科缝线、滑石粉、矽尘等。

第五节　炎症的结局

致炎因子引起的损伤与机体抗损伤反应的斗争贯穿于整个炎症过程的始终,决定着炎症的发生、发展和结局。

(一)痊愈

由于机体抵抗力增强或经过适当治疗,病原体被及时消灭,炎症病灶内坏死组织及渗出物被溶解吸收,通过周围健康细胞的再生修复,最后完全恢复病变组织的正常结构和功能,称为完全痊愈。少数情况下,由于机体抵抗力低下,炎症病灶坏死范围较大,渗出的纤维素较多,不容易完全溶解吸收,则由肉芽组织长入形成瘢痕,不能完全恢复其正常的结构和功能,称为不完全痊愈。

(二)迁延不愈

致炎因子持续作用,或机体抵抗力低下,炎症反复发作,病变时轻时重,造成炎症过程迁延不愈,最后转为慢性炎症,例如急性病毒性肝炎转变为慢性肝炎。

(三)蔓延扩散

在病人抵抗力低下或病原微生物毒力强、数量多的情况下,炎症病变向周围组织蔓延或经淋巴道、血道扩散而引起不良后果。

1. 局部蔓延 炎症局部的病原微生物可经组织间隙或器官的自然通道向周围组织、器官扩散,使病灶扩大,如肾结核引起的输尿管结核和膀胱结核,肺结核引起的支气管结核等。

2. 淋巴道扩散 病原微生物经组织间隙侵入淋巴管,随淋巴液引流到局部淋巴结或远处淋巴结,引起淋巴管炎和淋巴结炎,如原发性肺结核原发病灶引起的肺门淋巴管和淋巴结结核。

3. 血道扩散 炎症病灶内的病原微生物侵入血液或其毒素被吸收入血,引起菌血症、毒血症、败血症和脓毒败血症,严重者可危及生命。

(1)菌血症(bacteremia):是指细菌经血管或淋巴管侵入血流,血液中可检到细菌。无全身中毒症状,一些炎症性疾病的早期可出现菌血症,如伤寒等。

(2)毒血症(toxemia):是指细菌的毒素或其毒性代谢产物被吸收入血,血培养检不到细菌。可有全身中毒症状,如高热、寒战等,同时伴有心、肝、肾等实质细胞的变性或坏死,严重时甚至出现中毒性休克。

(3)败血症(septicemia):是指细菌入血并生长繁殖,产生毒素,血液中常可培养出致病菌。引起全身中毒症状和病理变化,除具有毒血症的症状、体征外,常出现皮肤黏膜的多发性瘀点、瘀斑,巨噬细胞系统增生等。

(4)脓毒败血症(pyemia):是指化脓菌引起的败血症,血液中形成化脓菌性栓子,随血流栓塞于多个器官,并继发全身性、多发性小脓肿灶,如肝、肺、脑、肾等部位。

第六节 病理与临床护理联系

1. 病情观察 注意观察局部红、肿、热、痛和功能等的改变,体温和血细胞的变化,血压、脉搏、神志等炎症的全身症状和体征。

2. 对症护理 根据引起炎症的原因给予适当的抗生素,补足液体等,注意药物疗效和不良反应。缓解疼痛、体温过高时适当采取降温措施,对体表脓肿要及时切开引流等。

3. 生活护理 注意营养和休息、增强机体的抵抗力,根据炎症病灶部位的不同采取适当的体位,改善局部血液循环等。

 **思考题**

1. 炎症的基本病变有哪些? 举例说明它们之间的相互关系。
2. 炎性渗出物中含有哪些成分? 各有什么意义?
3. 急性炎症有哪些基本类型?
4. 纤维素性炎症常发生在哪些部位? 各有何特点?
5. 试以皮肤疖、肿为例,分析炎症的转归与结局。

(王华新)

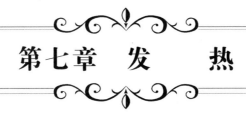

第七章 发 热

　　掌握发热的概念,发热的分期及每期特点;熟悉发热的原因,发热时机体的代谢和功能变化;了解发热的发生机制。

　　正常成人体温维持 37.0℃左右,每昼夜波动上下不超过 1℃。发热(fever)是指在致热原的作用下,体温调节中枢的调定点上移而引起的调节性体温升高,超过正常体温 0.5℃以上,并伴有全身代谢和功能变化的病理过程。发热不是独立的疾病,而是多种疾病的重要病理过程,也是疾病发生的重要信号。

　　发热与非调节性体温升高不同,后者是调定点并未发生移动,而是由于体温调节障碍(如体温调节中枢损伤),或散热障碍(如皮肤鱼鳞病和环境高温所致的中暑等)及产热器官功能异常(如甲状腺功能亢进)等,体温调节机构不能将体温控制在与调定点相适应的水平上,是被动性体温升高,故把这类体温升高称为过热(hyperthermia)。某些生理情况也能出现体温升高,如剧烈运动、月经前期、心理性应激等,称之为生理性体温升高(图 7-1)。

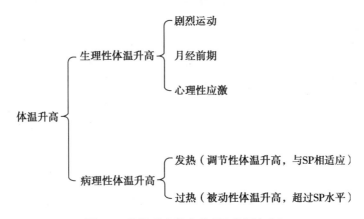

图 7-1 体温升高的分类(SP 为调定点)

第一节　发热的原因和发生机制

一、发热的原因

(一) 发热激活物

发热激活物又称内生致热原诱导物，包括外致热原和某些体内产物。

1. 外致热原　是指来自体外的致热物质。

(1)细菌：①革兰阳性菌，常见于葡萄球菌、链球菌、肺炎球菌、白喉杆菌等。这些细菌菌体及其代谢产物均是重要的致热物质，如葡萄球菌释放的肠毒素，白喉杆菌释放的白喉毒素等。②革兰阴性菌，常见的有大肠杆菌、伤寒杆菌、脑膜炎球菌、志贺菌等。这类菌群的致热性最主要成分是其胞壁中所含的脂多糖(LPS)，也称内毒素(ET)。③分枝杆菌，见于结核杆菌等。

(2)病毒：常见于流感病毒、病毒、麻疹病毒、柯萨奇病毒等。病毒是全病毒体及其所含的血细胞凝集素、毒素样物质导致发热。

(3)真菌：常见的有白色念珠菌、组织胞浆菌、球孢子菌和新型隐球菌等，主要的致热因素是全菌体及菌体内所含的荚膜多糖和蛋白质。

(4)螺旋体：常见的有钩端螺旋体，回归热螺旋体和梅毒螺旋体。

(5)疟原虫：疟原虫感染人体后，其潜隐子进入红细胞内并发育成裂殖子，当红细胞破裂时，大量裂殖子和代谢产物(疟色素等)释放入血，引起高热。

2. 体内产物　体内某些类固醇产物(如本胆烷醇酮、石胆酸等)、尿酸结晶、硅酸结晶等对产内生致热原细胞有激活作用，使内生致热原细胞产生和释放内生致热原，引起发热。

(二) 内生致热原

是指由内生致热原是指在发热激活物的作用下，产内生致热原细胞产生和释放的能引起体温升高的物质。

1. 内生致热原的产生和种类　内生致热原细胞主要是单核细胞和组织巨噬细胞(肝星状细胞、肺泡巨噬细胞及脾巨噬细胞等)。包括激活、产生和释放三个阶段。

2. 常见的内生致热原　①白细胞介素-1(IL-1)：是由单核细胞、巨噬细胞、内皮细胞、星状细胞及肿瘤细胞等所产生的多肽类物质；②肿瘤坏死因子(TNF)：巨噬细胞、淋巴细胞等产生和释放；③干扰素(IFN)：主要由白细胞所产生 γ；④白细胞介素 6(IL-6)：是由单核细胞、成纤维细胞和内皮细胞等分泌的细胞因子；⑤巨噬细胞炎症蛋白-1(MIP-1)：是近期发现的一种细胞因子。

二、发热的发生机制

发热的发生机制比较复杂。内生致热原分子量较小，可通过血-脑脊液屏障，作用于视前区-下丘脑前部体温调节中枢的热敏神经受体，使下丘脑局部的前列腺素 E(PGE)、cAMP 水平和 Na^+/Ca^{2+} 比值提高，引起体温调节中枢的调定点上移。体温中枢发出冲动，一方面通过运动神经引起骨骼肌紧张度增强，使产热增多；另一方面经交感神经系统引起皮肤血管收缩，使散热减少，产热大于散热，体温上升直至与调定点新的高度相适应(图 7-2)。

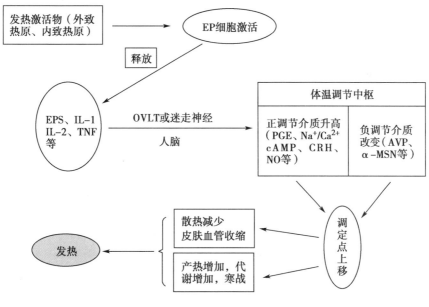

图 7-2　发热发病机制示意图

第二节　发热的分期

发热时,大致分为三个时期,每期有其不同的临床和热代谢特点。

1. 体温上升期　本期为发热的开始阶段,由于体温调定点上移,原来的正常体温变成了"冷刺激",中枢对"冷"信息起反应,发出指令引起皮肤血管收缩和血流减少,导致皮肤温度降低,散热减少,同时指令到达产热器官,引起寒战和物质代谢加强,使产热增加。由于产热增加,散热减少,体温逐渐或迅速升高。此期患者常感畏寒,出现皮肤苍白、"鸡皮疙瘩"、寒战等表现。

2. 高温持续期　此体温升高到与新的调定点相适应的水平,不再继续上升,故称高温持续期。这时体温调节中枢在一个较高的水平上来调节产热和散热。因散热反应皮肤血管由收缩转为舒张,使皮肤血流增多,故皮肤发红。皮温升高刺激热感受器,冲动传入中枢,故病人自觉酷热。同时高热使皮肤水分蒸发较多,因而皮肤和口唇较干燥。

3. 体温下降期　随着发热激活物、EP 及发热介质的消除,体温调节中枢的调定点恢复到正常水平,皮肤血管进一步扩张,散热增强,产热减少。体温开始下降,逐渐恢复到与正常调定点相适应的水平。此期由于高血温及皮肤温度感受器传来的热信息对发汗中枢的刺激,汗腺分泌增加,引起大量出汗,严重者可出现脱水。

第三节　发热时机体的代谢和功能变化

一、代 谢 变 化

发热时机体的分解代谢增强,体温每升高 1℃,基础代谢率可提高约 13%。

1. 糖代谢　发热时,糖的分解代谢加强,肝糖原和肌糖原分解增多,糖原贮备减少,从而引起血糖升高,甚至出现糖尿。同时,对氧的需求大幅度增加,由于氧的供应相对不足,使无氧酵解加强。因此,ATP 生成减少而乳酸生成增多,患者可出现肌肉酸痛。

2. 脂肪代谢 长期发热患者因脂肪的大量消耗逐渐消瘦,同时脂肪的分解代谢增强和氧化不全,患者可出现酮血症和酮尿。

3. 蛋白质代谢 发热时蛋白质的消耗为正常的 3~4 倍。由于蛋白质的分解代谢增强以及病人摄入和吸收的减少,可使长期发热患者的血浆总蛋白和白蛋白降低,出现负氮平衡,导致机体抵抗力下降和组织修复能力减弱。

4. 维生素代谢 发热时维生素消耗增多而摄入和吸收减少,因此常有维生素缺乏,尤其以维生素 C 和 B 族缺乏更常见。

5. 水、电解质代谢和酸碱平衡 在发热的体温上升期,由于尿量减少 Na^+、Cl^- 排泄减少导致 Na^+、Cl^- 在体内潴留。到体温下降期因尿量的恢复和大量出汗,Na^+、Cl^- 排出增加。发热使皮肤和呼吸道水分蒸发增多,若饮水不足可引起脱水;尤其在退热期,患者大量出汗及尿量增多,可加重脱水。发热时机体分解代谢增强,使 K^+ 从细胞内释出,导致细胞外液钾浓度升高。代谢紊乱又使乳酸、酮体等酸性产物增多,可出现代谢性酸中毒。

二、功 能 变 化

1. 中枢神经系统功能变化 发热使神经系统兴奋性增高,特别是高热(40~41℃)时,病人可能出现烦躁、谵妄、幻觉等。小儿则可出现肌肉抽搐,称为热惊厥。其机制与大脑皮层受抑制,而皮层下中枢兴奋性增强有关。

2. 心血管功能变化 一般体温升高 1℃,心率每分钟增加 10~20 次。这是血温升高刺激窦房结以及交感-肾上腺髓质系统活性增强所致。在体温上升期,由于外周血管收缩和心率增快,血压可略有升高;在高峰期,由于血管舒张可使血压轻度下降;而在退热期,可因大量出汗而导致休克。

3. 呼吸功能的变化 发热时,受血温升高的刺激,呼吸中枢兴奋性增强,出现呼吸加深、加快,从而更多的热量从呼吸道散发。持续的体温过高,则可使呼吸中枢发生抑制,以致呼吸变浅或不规则。

4. 消化功能的变化 发热时,消化液分泌减少和胃肠蠕动减弱,引起消化功能障碍。唾液分泌减少可引起口干;食物在胃内滞留发酵,分解产物刺激胃黏膜,使患者出现食欲低下、恶心和呕吐。胰液、胆汁分泌不足,以及肠蠕动减慢,使蛋白质和脂肪消化不良,在肠内滞留发酵、产气,病人常有便秘和腹胀。

5. 泌尿功能的变化 体温上升期和高峰期,出现尿量减少和尿比重增高,与抗利尿激素分泌增加有关。持续高热可致肾小管上皮细胞发生变性,尿中可出现蛋白和管型。

发热时体温升高往往高于许多病原体生长的最适温度,因而发热可以降低其生长速度,减少机体内的病原体数量;发热还可使使病毒的酶或毒素失活、加快体内化学反应速度来提高免疫反应水平。因此对于体温不过高(<40℃)、又无严重疾病者,可不急于解热。应把发热作为疾病的信号,通过热型和热程的变化,作为疾病诊断、治疗和判断预后的重要参考。

第四节 病理与临床护理联系

1. 病情观察 密切观察体温变化(体温的高、低,发热的间隔时间等),做好详细记录,病人的呼吸、血压、脉搏、神志等。

2. 对症护理 治疗原发病,根据病人的机体具体状况,发热的高低,采取相应的降温措施。对退热期或应用解热药致大量出汗者,及时补充水分。

3. 健康教育 嘱病人卧床休息,稳定情绪,给予易消化、富含维生素的食物。

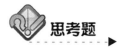

思考题

1. 什么是发热,发热和过热有何异同。
2. 讲述外致热原主要包括哪些,它们的致热物质主要有哪些。
3. 简述发热的发生机制。
4. 讲述发热的分期并比较它们的热代谢特点。
5. 试说出发热时机体主要的代谢和功能变化。

(汪晓庆)

第八章 休 克

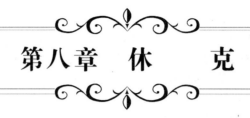

掌握休克的概念,休克的分期及发生机制;熟悉休克的原因及分类;了解休克时机体代谢与各器官系统功能的变化。

休克是英语 shock 的译音,它是指机体在受到各种有害因子作用后发生的,机体有效循环血液流量急剧降低,并导致微循环障碍、细胞功能、结构损伤和各重要器官功能代谢紊乱全身性病理过程。临床表现是面色苍白、四肢厥冷、脉压减小、脉搏细速、呼吸加速和尿量减少等。

一、休克的原因与分类

(一) 休克的原因

1. 失血与失液 常见于外伤大出血、消化道大出血、肝或脾破裂、妇科疾病等引起的出血等。若快速失血量超过总血量的 20% 左右,即可发生休克;超过总血量的 50% 则导致迅速死亡。剧烈呕吐、腹泻、肠梗阻、大汗淋漓导致失液,也可引起有效循环血量的锐减,而发生失液性休克。

2. 烧伤 大面积烧伤体液大量外渗,伴有血浆大量丢失,可引起烧伤性休克(burn shock),烧伤性休克早期与疼痛及低血容量有关,晚期可继发感染,发展为败血症性休克。

3. 创伤 常见于严重的外伤,如骨折、挤压伤、战伤、外科手术创伤等,可因失血、疼痛或伤及重要生命器官等引起休克。

4. 感染 细菌、病毒、立克次体等感染引起的休克又称感染性休克(infectious shock)。革兰氏阴性细菌感染,常见于细菌性痢疾、流行性脑脊髓膜炎、泌尿道和胆道感染等。细菌内毒素起着重要作用,故又叫内毒素性休克。

5. 过敏 见于青霉素、血清制剂或疫苗可引起过敏性休克,这类休克属Ⅰ型变态反应,肥大细胞释放大量的组胺和缓激肽引起小血管扩张和毛细血管通透性增高,从而使有效循环血量相对不足,导致组织灌流及回心血量减少。

6. 急性心力衰竭 大面积急性心肌梗死、急性心肌炎、心包填塞及严重的心律失常(房颤与室颤),引起心输出量明显减少,可使有效循环血量和灌流量下降,导致心源性休克。

7. 强烈的神经刺激 剧烈疼痛,高位脊髓麻醉或损伤,抑制了交感神经缩血管功能,不能维持动、静脉血管张力,引起一过性的血管扩张,静脉血管容量增加和血压下降,即神经源性休克。

（二）休克的分类

1. 按原因分类　有失血性休克、烧伤性休克、创伤性休克、感染性休克、过敏性休克、心源性休克、神经源性休克等。

2. 按发生休克的起始环节分类分类　①低血容量性休克，见于快速大量失血、大面积烧伤等；②血管源性休克，如过敏性、神经创伤等；③心源性休克，见于大面积急性心肌梗死、急性心肌炎等。

3. 按休克时血流动力学的特点分类　①低排高阻型休克，又称低动力型休克，其血流动力学特点是心排血量低，外周血管阻力高。由于皮肤血管收缩，血流量减少，皮肤温度降低，所以又称为"冷性休克"（cold shock）；②高排低阻型休克，又称高动力型休克，其血流动力学特点是外周阻力低，心排血量高。由于皮肤血管扩张，血流量增多，脉搏充实有力，皮肤温度升高，所以又称"温性休克"。

二、休克的分期与发生机制

以典型的失血性休克为例，根据血流动力学和微循环变化的规律可将休克的发生、发展过程分为三期（图8-1）。

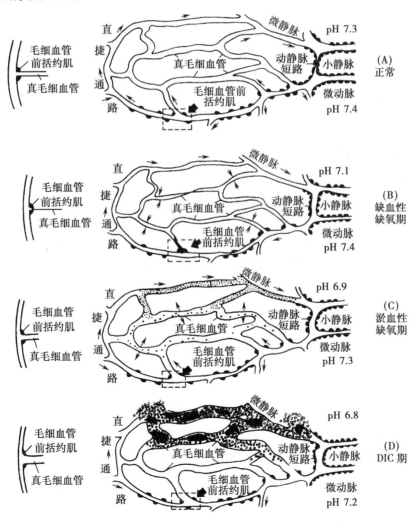

图 8-1　休克各期微循环变化示意图

（一）休克早期（微循环缺血缺氧期）

1. 微循环灌流变化特点 ①微循环小血管持续收缩；②毛细血管前阻力的增加明显大于后阻力；③关闭的真毛细血管网增多；④血液经动-静脉短路和直捷通路迅速流入微静脉；⑤灌流特点：少灌少流、灌少于流。

2. 微循环障碍的机制

（1）交感-肾上腺素髓质系统强烈兴奋：这是引起微循环缺血的关键性变化。低血容量、疼痛等休克的原因引起交感-肾上腺素髓质系统强烈兴奋，这是休克早期微循环变化的始动因素。交感-肾上腺髓质系统强烈兴奋，使儿茶酚胺大量释放入血。皮肤、腹腔内脏、骨骼肌和肾的血管，由于具有丰富的交感缩血管纤维支配而 α-受体又占优势，因而在交感神经兴奋、儿茶酚胺增多时，这些部位的小动脉、小静脉、微动脉、微静脉和毛细血管前括约肌都发生收缩，其中以微动脉和毛细血管前括约肌的收缩最为强烈，结果使毛细血管的前阻力明显升高大于后阻力。脑血管的交感神经缩血管纤维的分布最少，α-受体密度也低，故交感神经兴奋、儿茶酚胺增多时，脑血管的口径并无明显的改变。心冠状动脉虽然也有交感神经支配，也有 α-受体和 β-受体，但交感神经兴奋和儿茶酚胺增多却可通过心活动增强，代谢水平提高以致血管代谢产物特别是腺苷的增多而使冠状动脉扩张。

（2）体液因子的作用：休克时体内产生其他体液因子，如交感神经兴奋和血容量的减少还可激活肾素-血管紧张素-醛固酮系统，而血管紧张素 Ⅱ 有较强的缩血管作用，血管加压素具有缩血管和抗利尿的作用；增多的儿茶酚胺还能刺激血小板产生更多血栓素 A_2（TXA_2），它也有强烈的缩血管作用。

3. 微循环变化的意义 休克早期各方面的变化具有重要的代偿意义，所以该期为代偿期，其代偿意义表现在以下几个方面：

（1）动脉血压的维持：①回心血量增加：儿茶酚胺等缩血管物质的大量释放也可使肌性微静脉和小静脉收缩，可以迅速而短暂地增加回心血量，减少血管床容量，以利于动脉血压的维持。因为静脉系统属于容量血管，可容纳总血量 60%～70%，这种代偿起到"自身输血"的作用，是休克时增加回心血量的"第一道防线"；②组织液回流入血：由于毛细血管前阻力增加比后阻力增加更大，毛细血管中流体静压下降，使组织液进入血管，起到"自身输液"的作用，是休克时增加回心血量的"第二道防线"，具有重要的代偿意义；③肾素-血管紧张素-醛固酮系统的激活：血容量减少所引起的醛固酮分泌的增多，又可使肾重吸收钠水增多，这也是循环血量增多的原因；④心输出量增多：交感神经兴奋和儿茶酚胺增多，可使心率加快，心收缩力加强而使心输出量增加；⑤外周阻力增高：多个部位器官组织的微、小动脉收缩可增加外周阻力，有助于动脉血压的维持。

（2）微循环血液重新分布：休克早期，皮肤、内脏、骨骼肌、肾的血管 α-受体密度高，对儿茶酚胺的敏感性较高，收缩更甚，血供减少；而脑动脉和冠状动脉血管则无明显改变，灌流量基本正常。这种微循环反应的不均一性，保证了心、脑重要生命器官的血液供应。

4. 临床表现 休克Ⅰ期病人的临床表现为脸色苍白、四肢冰凉、出冷汗、脉搏细速、脉压减少、尿量减少、神志清楚、烦躁不安。该期血压可骤降（如大失血），也可略降，甚至正常（代偿）或升高，但是脉压可有明显减小，因此血压下降并不是判断早期休克的指标。由于血液的重新分布，心、脑灌流可以正常，所以早期休克的病人，神志一般是清楚的。

如果休克早期的病人得不到及时的救治，病情进一步发展，微循环血管持续缺血缺氧则会进入休克中期。

(二)休克中期(微循环淤血缺氧期)

1.微循环及组织灌流改变的特点　①前阻力血管痉挛减轻相对扩张;②微静脉端血液淤滞;③前阻力小于后阻力;④真毛细血管开放数目增多;⑤灌流特点:多灌少流,灌大于流。

2.微循环淤血的机制

(1)酸中毒:休克早期微循环的持续性缺血和缺氧引起组织氧分压下降、CO_2和乳酸堆积,发生酸中毒。酸性物质的积聚使血管壁平滑肌对儿茶酚胺的反应性降低。

(2)局部扩血管产物增多:严重的缺血、缺氧及酸中毒刺激肥大细胞脱颗粒释放组胺增多;ATP分解的产物腺苷增多;细胞分解时释出的K^+增多,组织间液渗透压增高;激肽类物质生成增多,这些都可以造成血管扩张。

(3)内毒素作用:内毒素除了存在于革兰阴性菌所致内毒素性休克患者的血液中以外,其他类型休克晚期的血液中也可出现。因为失血、创伤等引起的非感染性休克时患者肠源性细菌(大肠杆菌)和脂多糖(LPS)入血。LPS和其他毒素通过激活巨噬细胞来促进一氧化氮的生成引起血管平滑肌舒张,导致持续性的低血压。

(4)血液流变学的改变:近年来血液流变学的研究表明,血液流变学的改变,在休克中期微循环淤血的发生发展中起着非常重要的作用。由于血流速度缓慢,大量血浆外渗,血液黏滞性增高,导致白细胞贴壁,嵌塞毛细血管,造成血流受阻,毛细血管后阻力增加。黏附并激活的白细胞可以释放氧自由基和溶酶体酶导致血管内皮细胞和其他组织细胞损伤,进一步加重微循环障碍和组织损伤。

3.失代偿改变

(1)"自身输液"、"自身输血"作用停止:静脉系统容量血管扩张→血管床容积增大回心血量减少→"自身输血"作用停止;毛细血管血流淤滞,流体静压升高→毛细血管通透性增高,血浆外渗,血液浓缩→"自身输液"作用停止。

(2)恶性循环的形成:回心血量减少和血压进行性下降使得交感-肾上腺髓质系统更加兴奋,血液灌流量进一步下降,组织缺氧更加严重,形成恶性循环。由于血液浓缩,促使红细胞聚集,可导致有效循环血量进一步减少。

4.临床表现　血压进行性下降,可低于7KPa,心搏无力,心音低钝,因脑血流量不足病人神志由淡漠转入昏迷,肾血流量严重不足,而出现少尿甚至无尿,脉搏细弱频速,静脉塌陷,皮肤发绀,可出现花斑。

若休克中期的病人得不到及时的救治,休克中期持续较长时间后患者进入休克晚期。休克中期出现的某些脏器的微循环淤滞更加严重,并且出现细胞、器官的功能障碍。

(三)休克晚期(微循环衰竭期)

1.微循环变化的特点　①微血管反应性显著下降,微血管平滑肌麻痹,对血管活性药物反应性消失,微循环血管麻痹扩张;②血细胞黏附聚集加重,微血栓形成,易发生DIC;③灌流特点:不灌不流,灌流停止。

2.临床表现

(1)血压进行性下降,且给升压药难以恢复。脉搏细速,中心静脉压降低,循环衰竭。

(2)由于白细胞嵌塞、血管内皮肿胀以及微血栓堵塞,即使大量输血补液,血压回升后,有时仍不能恢复毛细血管血流,称为毛细血管无复流现象,这也是休克难治的重要原因之一。

(3)由于微循环严重淤血和并发DIC,导致细胞受损甚至死亡,使心、脑、肾、肺、肠等重要器官发生功能障碍甚至衰竭。

3. 休克难治的机制

(1)DIC:休克一旦并发 DIC,对微循环和各器官的功能产生严重影响,使病情恶化。①由于 DIC 形成大量的微血栓机械性阻塞微循环通道,回心血量进一步减少;②如果冠状动脉发生 DIC,冠脉充盈受限,心肌缺血缺氧,心肌收缩力降低,心输出量减少;③同时由于大量凝血因子的消耗及继发性纤溶亢进,患者易发生出血而使循环血量进一步减少,加重循环障碍;④器官发生栓塞梗死,导致器官的功能障碍,增加了治疗的困难。

(2)并非所有的休克病人都一定并发 DIC,休克的难治可能还与肠道严重缺血、缺氧,屏障和免疫功能降低,导致内毒素和肠道细菌入血有关。其机制可能为促炎介质与抗炎介质失衡以及氧自由基和溶酶体酶对内皮细胞和脏器细胞损伤,导致多器官功能障碍。

休克的分期只概括了休克发展过程的一般规律,不同类型休克患者由于原因不同也不是都依次经历上述三期的变化。如过敏性休克多数始于休克进展期;一些重症感染性休克和严重烧伤性休克的患者,可能很快就进入休克难治期。

三、休克时机体代谢与各器官系统功能的变化

(一)休克时细胞损伤与细胞代谢障碍

休克的原始动因可以直接损伤细胞,引起细胞的代谢、功能障碍和结构破坏。细胞损伤是器官功能障碍的基础,由此提出了休克的细胞机制和休克细胞(shock cell)的概念。把休克的研究深入到了细胞水平。

1. 细胞损伤

(1)细胞膜的变化:细胞膜是休克时最早发生损伤的部位。缺氧、ATP 减少、高钾血症、酸中毒及溶酶体释放、自由基引起膜的脂质过氧化、炎症介质和细胞因子都会导致细胞膜的损伤,出现离子泵功能障碍,水、Na^+ 和 Ca^{2+} 内流,细胞内水肿和跨膜电位明显下降。

(2)线粒体的变化:休克初期线粒体 ATP 合成减少,细胞能量生成不足以致功能障碍。休克后期线粒体发生肿胀、致密结构和嵴消失等形态改变,钙盐沉积,最后崩解破坏。线粒体损伤后,能量物质进一步减少,致使细胞死亡。

(3)溶酶体的变化:休克时缺血、缺氧和酸中毒引起溶酶体酶释放。溶酶体酶能引起细胞自溶,消化基膜,激活激肽系统,形成心肌抑制因子(myocardial depressant factor,MDF)等毒性多肽。除酶性成分外,溶酶体的非酶性成分可引起肥大细胞脱颗粒、释放组胺,增加毛细血管通透性和吸引白细胞。

休克时细胞损伤最终可导致细胞死亡,细胞死亡有坏死与凋亡两种形式,休克时细胞死亡的主要形式是坏死。

2. 细胞代谢障碍

(1)物质代谢变化:休克时细胞内最早发生的代谢变化是从优先利用脂肪酸供能转向利用葡萄糖供能,代谢变化总的趋势为耗氧减少,糖酵解加强,脂肪和蛋白分解增加,合成减少。表现为一过性的高血糖和尿糖,血中游离脂肪酸和酮体增多;蛋白质分解增加,出现负氮平衡。

(2)能量不足:休克时,由于 ATP 含量的减少使细胞膜上 Na^+-K^+ 泵转运失灵,钠进入细胞内,钾则外逸,导致细胞水肿,血钾增高。

(3)代谢性酸中毒:由于组织的严重缺氧,无氧酵解增强,乳酸生成增多,超过了肝代谢

能力,造成代谢性酸中毒。再加上微循环障碍和肾功能损伤,酸性代谢产物不能被及时清除,也促进了酸中毒的发生。

(二)休克时机体各器官系统功能的变化

在休克过程中,最易受累的器官是肾、肺、心、脑等,且常因某个或数个重要器官相继或同时发生功能障碍甚至衰竭而导致死亡。

1. 急性肾衰竭 休克时,最易受损伤的器官是肾脏。休克患者往往发生急性肾衰竭,临床表现为少尿或无尿、同时伴有氮质血症、高钾血症及代谢性酸中毒。

休克时的肾功能障碍可分为两个阶段,即功能性肾衰竭器质性肾衰竭。休克早期,由于肾缺血不久,肾小管上皮细胞尚未发生器质性损伤,而且此时醛固酮和抗利尿激素分泌增多,所以肾小管对钠、水的重吸收作用加强,导致少尿或无尿。此时没有发生肾小管坏死时,恢复肾灌流后,肾功能立刻恢复,称为功能性肾衰竭或肾前性功能衰竭;休克持续时间较长,严重的肾缺血或肾毒素可发生急性肾小管坏死,即使恢复肾灌流后,肾功能也不可能立刻逆转,只有在肾小管上皮修复再生后,肾功能才能恢复,称为器质性肾衰竭。

2. 肺功能的变化 休克早期,休克动因兴奋呼吸中枢,使呼吸增强,甚至通气过度,可引起低碳酸血症和呼吸性碱中毒。如果休克持续较久,肺功能可出现障碍,轻者称为急性肺损伤。重者可导致呼吸膜损伤,肺组织出现淤血、水肿、出血、局限性肺不张、血栓形成以及肺泡内透明膜形成等病理变化,称为急性呼吸窘迫综合征(acute respiratory distress syndrome,ARDS)。上述病理改变可致严重的肺泡通气与血流比例失调和弥散障碍,临床上出现进行性低氧血症和呼吸困难,从而导致急性呼吸衰竭甚至死亡。

3. 心功能障碍 除了急性心肌梗死等原因引起的心源性休克伴有原发性心功能障碍外,其他类型休克持续到一定阶段以后,也可以伴有心功能障碍,甚至可出现心力衰竭。其主要机制如下:①动脉血压和心率加快使心室舒张期缩短,致使冠状动脉血流量减少,导致心肌发生缺血缺氧;②休克时的酸中毒和高钾血症均可抑制心肌收缩功能;③心肌微循环中形成的微血栓,引起心肌局灶性坏死;④心肌抑制因子(MDF)等内源性介质,引起心功能抑制;⑤细菌毒素(特别是革兰阴性菌的内毒素)对心肌的直接抑制作用。

4. 脑功能障碍 休克早期,由于血液的重分布和脑循环的自身调节,保证了脑的血液供应。因而除了因应激引起的烦躁不安外,没有明显的脑功能障碍表现。但是,随着休克的发展,脑的血液供应因全身动脉血压降低而显著减少,当血压降低到 7kPa 以下或脑循环出现 DIC 时,脑的血液循环障碍加重,脑组织缺血缺氧,患者神志淡漠,甚至昏迷。脑组织缺血、缺氧及合并酸中毒,使脑血管通透性增高,可以引起脑水肿和颅内压升高,严重时形成脑疝。脑疝压迫生命中枢,可很快使病人死亡。

5. 消化道和肝功能障碍 休克早期胃肠道及肝就有缺血缺氧,继之发生淤血、微血栓形成和出血,使肠黏膜水肿,消化腺分泌减少,胃肠运动减弱,甚至黏膜糜烂形成应激性溃疡。肠黏膜屏障功能减弱,肠道内细菌毒素经肠黏膜大量吸收入血,发生肠源性内毒素血症。肝缺血、淤血及肝内微血栓的形成造成肝功能障碍,血中大量的乳酸不能被转化为葡萄糖或糖原,加重了酸中毒。同时肝吞噬功能降低,不能清除体内内毒素,也成为休克时肠源性内毒素血症的另一重要原因。因凝血因子合成减少可出现凝血功能障碍。

6. 多器官功能障碍综合征 多器官功能障碍综合征(multiple organ dysfunction syndrome,MODS)是指在严重创伤、感染和休克时,原无器官功能障碍的患者同时或在短时间内相继出现两个以上系统的功能障碍以致机体内环境的稳定必须靠临床干预才能维持的综合征。MODS是休克难治和致死的重要原因。各种类型休克中,感染性休克时多器官功能衰竭发生率最高。MODS的发生机制比较复杂,至今尚未阐明,可能与多种病理因素有关,如全身炎症反应失控、促炎-抗炎介质平衡紊乱、器官微循环灌注障碍、高代谢状态和缺血-再灌注损伤等有关。

四、病理生理与临床护理联系

1. 病情观察　休克早期严密观察病人血压及脉压变化,心率、呼吸频率和节律、神志、尿量等变化,注意观察皮肤颜色及肢端温度。

2. 护理措施

(1)防治引起休克的原因,去除休克的原始动因。

(2)纠正酸中毒,补充血容量,改善组织灌流:现在遵循的补液原则是"需多少,补多少"。为了掌握适当的补液量,应密切观察患者的颈静脉充盈程度、尿量、血压、脉搏等临床指标,作为监护输液的依据。有条件时应动态监测患者的中心静脉压(central venous pressure,CVP),精确反映进入右心的血量和右心功能,指导输液。

(3)合理使用血管活性药物,对于改善微循环具有非常重要的作用:对过敏性休克和神经源性休克,应选用缩血管药物,以提高动脉压,满足生命重要器官的血液灌流。对于MODS休克和高阻力型感染性休克及心源性休克应在扩充血容量的基础上,选用扩血管药物,以降低血管阻力,使组织血液灌流恢复。尽快建立输液、输血通道,及时补充血容量。必要时给予能量物质、溶酶体膜稳定剂和钙拮抗剂等。

(4)生活护理　采取合适的体位,注意通风和保暖等。

3. 健康教育　对于休克的病人要嘱其积极配合治疗,帮助其树立战胜疾病的信心。

> 休克的疗效观察与纠正指征:①神志完全清楚、清醒;②四肢温暖,口唇、甲床转红;按压甲床或口唇,放松后毛细血管充盈迅速;③尿量:成人>30ml/h,儿童>20ml/h,婴儿>10ml/h;④血压、脉搏正常,脉压>30mmHg,休克指数<1(休克指数=脉率/收缩压);⑤中心静脉压6~12cmH_2O,颈外静脉充盈良好。上述指征持续12小时,可认为休克完全纠正。

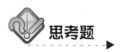 **思考题**

1. 休克早期微循环改变有何代偿意义?
2. 休克中期微循环改变会产生什么后果?
3. 休克晚期为何容易发生DIC?
4. 简述DIC使休克病情加重的机制。

(牛春红)

第九章 弥散性血管内凝血

掌握 DIC 的概念,DIC 的发生机制和影响因素,DIC 的临床表现;熟悉 DIC 的分期与分型;了解 DIC 的常见发生原因。

弥散性血管内凝血(disseminated intravascular coagulation,DIC)是指在致原因子作用下,大量促凝物质入血,凝血因子和血小板被激活,引起血管内广泛微血栓形成,同时或继发纤维蛋白溶解系统功能亢进,临床上出现出血、休克、多器官功能障碍、微血管病性溶血性贫血等表现的全身性病理过程。

DIC 患者发生的严重程度不一,临床症状十分轻微,但也可以比较严重,如急性 DIC 患者发生急、预后差,死亡率高达 50%～60%。

一、DIC 的原因和发生机制

(一) DIC 的发生原因

DIC 的原因(表 9-1)是指容易引起 DIC 的一些基础性疾病。此外,在疾病过程中某些因素也能触发凝血系统和促进 DIC 发生、发展,如缺氧、酸中毒、抗原-抗体复合物以及相继激活、触发的纤维蛋白溶解系统、激肽系统、补体系统等,称为 DIC 的触发因素。

表 9-1 DIC 的常见原因

类型	比例	常见疾病
感染性疾病	31%～43%	内毒素血症、败血症、细菌、病毒、真菌、螺旋体感染等
肿瘤性疾病	24%～34%	消化系统、泌尿生殖系统等恶性肿瘤及白血病等
妇产科疾病	4%～12%	胎盘早期剥离、宫内死胎、羊水栓塞、子宫破裂等
创伤及手术	1%～5%	严重软组织创伤、挤压综合征、大面积烧伤及大手术等

(二) DIC 的发生机制

1. 组织严重损伤 组织因子(tissue factor,TF)释放入血,外源性凝血系统激活,启动凝血系统,引起 DIC。例如,严重创伤和烧伤、外科手术、产科意外、病变器官组织的大量坏死、癌组织坏死或广泛血道转移等。

2. 血管内皮细胞广泛损伤 细菌、病毒、内毒素、抗原-抗体复合物、持续性缺氧、酸中毒等都可以损伤血管内皮细胞,损伤的血管内皮细胞释放 TF,启动外源性凝血系统;内皮

83

损伤,内皮下胶原暴露,激活凝血Ⅻ因子(FⅫ),启动内源性凝血系统。

3. 血细胞大量破坏,血小板被激活

(1)异型输血、恶性疟疾、输入过量库存血等因素造成红细胞大量被破坏时,可以释放出大量 ADP,ADP 具有激活血小板作用,导致凝血;同时红细胞膜表面磷脂浓缩,促进凝血。

(2)白细胞破坏释放 TF 样物质,白细胞受刺激表达 TF。

(3)血小板激活、黏附、聚集,促进凝血;内毒素、免疫复合物、凝血酶等均可激活血小板。血小板被激活后与纤维蛋白原结合,促使聚集。激活的血小板可释放许多血管活性物质,如 ADP、5-HT、TXA2,这些血管活性物质反过来又进一步激活血小板,释放多种血小板因子(PF3、PF4),从而促进 DIC 的形成。

4. 其他促凝血物质入血 急性出血性胰腺炎时胰蛋白酶大量入血,由于胰蛋白酶具有直接激活凝血酶原作用,导致大量微血栓形成;蜂毒、蛇毒是一种外源性促凝血物质,它们能直接激活因子Ⅹ、凝血酶原或直接使纤维蛋白原转变为纤维蛋白单体(FM)。

多数情况下,DIC 的原因可通过多种途径引起 DIC 的发生、发展。例如,严重感染引起DIC 的发生机制:①感染时产生的细胞因子作用于内皮细胞可使 TF 表达增加;又可使内皮细胞上的 TM、HS 的表达明显减少;②内毒素可损伤血管内皮细胞,释放血小板激活剂,促进血小板的活化、聚集;③白细胞激活可释放炎症介质,损伤血管内皮细胞;④细胞因子可使血管内皮细胞产生 tPA 减少,而 PAI-1 产生增多。

二、影响 DIC 的发生、发展的因素

临床上影响 DIC 发生、发展的因素很多,其因素如下:

1. 单核-巨噬细胞系统功能受损 当单核-巨噬细胞系统功能严重障碍(如长期大量应用糖皮质激素、严重肝脏疾病)或由于过量吞噬(如细菌、内毒素、坏死组织)导致细胞功能受封闭时,单核-巨噬细胞对血液中促凝物质清除减少,大量促凝物质堆积,极易诱发 DIC发生。

2. 严重肝功能障碍 肝脏合成抗凝物质减少,血液处于高凝状态,易诱发 DIC;肝脏合成的凝血因子减少,灭活活化的凝血因子减少,血液处于高凝状态,易诱发 DIC;急性重型肝炎时还可大量释放 TF。

3. 血液的高凝状态 血液的高凝状态是指在某些生理或病理条件下,血液凝固性增高,有利于血栓形成一种状态。见于妊娠期生理性高凝状态和酸中毒。

4. 微循环障碍 休克导致的严重微循环障碍,微循环内血流缓慢,出现血液涡流或淤滞,血细胞聚集,促使 DIC 形成。

5. 纤溶系统功能受抑制 临床上不恰当地应用纤溶系统功能的抑制剂,如 6-氨基己酸(EACA)或对羧基苄胺(PAMBA)等,在过度抑制机体纤溶功能的情况下,易引起 DIC。

三、DIC 的分期和分型

(一) DIC 的分期

典型的 DIC 病程可分为高凝期、消耗性低凝期、继发纤维蛋白溶解系统功能亢进期三期(表 9-2)。

表 9-2　DIC 的分期及各期临床特点

	高凝期	消耗性低凝期	继发纤溶亢进期
发生机制	促凝物质入血;凝血酶被激活	凝血因子和血小板大量消耗;继发纤溶亢进	激活纤溶酶原,生成大量的纤维蛋白降解产物(FDP)
临床特点	微血栓广泛形成;血液高凝状态	血液低凝状态,出血倾向	明显的出血症状、休克和器官功能衰竭

(二) DIC 分型

1. 按 DIC 发生快慢分型

(1)急性型:常见于严重感染和休克、严重创伤、羊水栓塞、血型不合的输血、急性移植排异反应等。其特点是 DIC 可在数小时或 1~2 天内发生。临床表现以休克和出血为主,病情迅速恶化。

(2)慢性型:常见于恶性肿瘤、结缔组织病、慢性溶血性贫血等,其特点是发生缓慢、病程较长,机体可以通过肝脏合成凝血因子增加进行代偿。临床表现较轻或不明显时,这给诊断带来一定困难,患者常以某器官功能不全为主要表现。慢性 DIC 在一定条件下,可转为急性型。

(3)亚急性型:常见于恶性肿瘤转移、宫内死胎等患者。其特点是数天内渐形成 DIC。患者的临床表现:介于急性与慢性之间。

2. 按 DIC 的代偿情况分型

(1)失代偿型(显性 DIC):主要见于急性 DIC。此型特点是凝血因子和血小板的消耗超过生成,机体来不及代偿。实验室检查:可见血小板和纤维蛋白原等凝血因子明显减少。患者常有明显的出血和休克等。

(2)代偿型(非显性 DIC):主要见于轻症 DIC,其特点是凝血因子和血小板的消耗与其代偿基本上保持平衡。患者临床表现不明显或只有轻度出血和血栓形成症状,易被忽视,也可转为失代偿型 DIC。实验室检查常无明显异常,也可仅有轻度出血或血栓形成的症状。诊断较困难。

(3)过度代偿型:主要见于慢性 DIC 或恢复期 DIC。其特点是患者机体的代偿功能较好,经代偿凝血因子和血小板生成增加,甚至超过消耗。实验室检查 Fbg 等凝血因子有暂时性增高;血小板计数减少但有时并不明显。患者临床出血及血栓症状不明显。

四、DIC 的主要临床表现

DIC 主要临床症状可归纳为出血、休克、多器官功能障碍和贫血。

1. 出血　是 DIC 病人最初的临床表现,表现多部位自发的出血倾向。轻度 DIC 可有伤口及注射部位的渗血。重度 DIC 表现为皮肤瘀斑、紫癜,呕血、黑便,咯血,血尿,鼻出血和阴道出血,严重者可引起脑出血。出血机制是凝血物质大量消耗、继发性纤溶系统激活、纤维蛋白(原)降解产物(fibrinogen and fibrin degradation products,FDP)的形成和血管损伤等。

"3P"试验　即鱼精蛋白副凝试验,其原理是:将鱼精蛋白加入患者血浆后,鱼精蛋白可与 FDP 结合,使血浆中原与 FDP 结合的纤维蛋白单体分离并彼此聚合而凝固。这种不需酶的作用而形成纤维蛋白的现象称副凝试验。DIC 患者呈阳性反应。

2. 休克　急性 DIC 常伴有休克发生；慢性、亚急性 DIC 可有休克，也可无休克。急性 DIC 引起休克的机制有：①微血栓形成，使回心血量减少；②出血可影响血容量；③凝血系统、激肽系统和补体系统激活产生大量激肽、组胺等，其具有增强微血管通透性和强烈的扩血管作用；④FDP 小片段成分 A、B、C，以及各种补体成分均有扩血管或增强微血管通透性的作用；⑤心肌毛细血管内微血栓形成，影响了心肌收缩力，引起心功能降低。

3. 多系统器官功能障碍　DIC 时的多系统器官功能障碍主要原因是由于微血管内广泛的微血栓形成，阻塞微血管，引起多个脏器组织细胞缺血缺氧，从而发生代谢、功能障碍或缺血坏死，严重者可导致脏器功能不全甚至衰竭。临床患者脏器功能障碍的范围与程度是多样的，常同时或相继出现两种或两种以上脏器功能障碍，形成多器官功能衰竭（MODS）。例如：①肺内广泛微血栓形成，可引起肺泡-毛细血管膜损伤，出现成人呼吸窘迫综合征（ARDS）；②肾内广泛微血栓形成，可引起两侧肾皮质坏死和急性肾衰竭，临床表现为少尿、血尿和蛋白尿等；③消化系统出现 DIC 可引起恶心、呕吐、腹泻、消化道出血；④肝内微血栓形成可引起门静脉高压和肝功能障碍，出现消化道淤血、水肿、黄疸和其他相关症状；⑤心脏导致心肌收缩力减弱，心输出量降低，心脏指数减低，肌酸磷酸激酶和乳酸脱氢酶明显增高；⑥肾上腺时可引起皮质出血性坏死和急性肾上腺皮质功能衰竭，具有明显休克症状和皮肤大片淤斑等体征，称为华-佛综合征；垂体发生坏死，可引起席汉综合征；神经系统病变则出现神志不清、嗜睡、昏迷、惊厥等非特异性症状。

4. 微血管病性溶血性贫血（microangiopathic hemolytic anemia）　是 DIC 患者特有的溶血性贫血，其特征是外周血涂片中可见一些形态各异的红细胞碎片，称为裂体细胞（schistocyte）（图 9-1）。由于裂体细胞脆性高，很容易发生溶血。

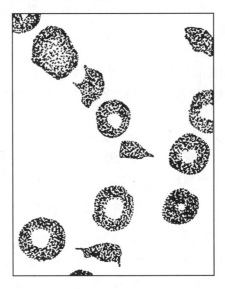

图 9-1　微血管病性溶血性贫血血片中的裂体细胞

DIC 时产生裂体细胞的机制是在凝血反应的早期，纤维蛋白丝在微血管内形成细网，当血循环的红细胞流过细网孔时，可以黏着、滞留或挂在纤维蛋白丝上，在血流不断冲击下，使红细胞破裂，形成裂体细胞；外周血破碎红细胞数大于 2%，对 DIC 有辅助诊断意义。慢性 DIC 和有些亚急性 DIC 往往可以出现溶血性贫血症状。

五、病理生理与临床护理联系

1. 病情观察 密切观察病人皮肤、黏膜的出血情况,观察其血压和重要器官的功能变化,尿量、呼吸、心率、神志等。

2. 护理措施 及时消除原因、控制感染、纠正酸中毒、改善微循环、及时抢救休克等。在 DIC 初期用肝素进行抗凝治疗等。合理补充水和电解质,注意皮肤黏膜的清洁和保护,注意通风,给氧等。

3. 健康教育 对于 DIC 患者要嘱其积极配合治疗,帮助其树立战胜疾病的信心。对于具备 DIC 影响因素的患者,嘱其一定要警惕 DIC 的发生。

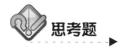

思考题

1. 简述严重感染导致 DIC 的机制。
2. 简述 DIC 引起出血的机制。

(牛春红)

第十章 肿 瘤

掌握肿瘤、异型性、转移、癌前病变、原位癌、早期浸润癌的概念,肿瘤的生长方式和转移途径,良性肿瘤和恶性肿瘤的区别,肿瘤的命名原则和分类;熟悉癌与肉瘤区别,肿瘤对机体影响;了解肿瘤的病因、发生机制和预防原则。

肿瘤(tumor,neoplasm)是当前危害人类健康的常见病、多发病,其中恶性肿瘤对人类健康的危害尤为严重,已成为我国居民死亡的首要原因。最常见和危害性严重的肿瘤是肺癌、鼻咽癌、食管癌、胃癌、大肠癌、肝癌、乳腺癌、宫颈癌、白血病及淋巴瘤等。

肿瘤发病趋势:据世界卫生组织(WHO)报告,1990 年全球新发病癌症患者约 807 万人, 比 1975 年的 517 万增加了 37.4%。1997 年全球癌症死亡数约 620 万, 预测到 2020 年随着世界人口达 80 亿,将有 2000 万新发癌症患者,死亡人数将达 1200 万,大部分集中于发展中国家。

第一节 肿瘤的概述

肿瘤是机体在各种致瘤因素的作用下,局部组织细胞在基因水平上失去了对其生长的正常调控,导致克隆性异常增生而形成的新生物。这种新生物常表现为局部肿块。

致瘤因素作用于机体细胞的遗传物质(DNA),使其基因发生改变或表达异常,导致正常细胞转变为肿瘤细胞。肿瘤细胞具有:①不同程度地丧失了分化成熟的能力,表现为形态、代谢和功能的异常;②生长旺盛,相对无限制性,即使致瘤因素消失,仍能继续生长;③生物学特征主要取决于瘤细胞遗传基因的异常,并随瘤细胞的分裂繁殖将其特征传递给子代细胞;④与机体不协调,不断造成对机体的危害。

肿瘤性增生与非肿瘤性增生(生理性、炎症、损伤修复)有着本质的区别。生理性增生是正常新陈代谢所需的细胞更新;炎症、损伤修复的增生是针对局部某些刺激所发生的反应性增生,其增生的过程受机体调控、与机体协调、细胞分化成熟,在形态和功能上与原组织细胞基本一致,当刺激因素消失,增生停止。

第二节 肿瘤的特征

一、肿瘤的大体形态和组织结构

(一)肿瘤的大体形态

1. 形状 与其发生部位、组织来源、生长方式等有关。生长在皮肤、黏膜的肿瘤呈息肉状、乳头状、蕈状或菜花状等;生长在深部组织的肿瘤常呈结节状、分叶状、囊状、块状、蟹足状等(图 10-1)。

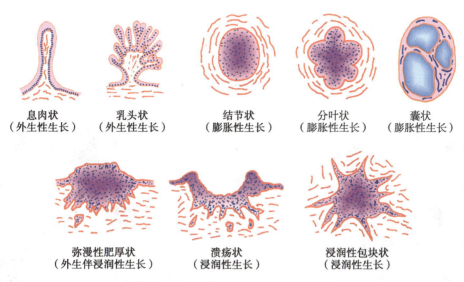

息肉状	乳头状	结节状	分叶状	囊状
(外生性生长)	(外生性生长)	(膨胀性生长)	(膨胀性生长)	(膨胀性生长)

弥漫性肥厚状	溃疡状	浸润性包块状
(外生伴浸润性生长)	(浸润性生长)	(浸润性生长)

图 10-1 肿瘤的外形和生长方式模式图

2. 大小 与肿瘤的性质、生长部位和时间有关。有的很小,如原位癌、一点癌,只有在组织学才能发现;有的很大,如卵巢囊腺瘤,可重达几十公斤。生长在体表或体腔的良性肿瘤,生长时间较长,可以长得很大。恶性肿瘤生长迅速,对机体危害大,一般未待瘤体长大,病人即已死亡。

3. 颜色 与其组织来源有关,如脂肪瘤呈黄色,血管瘤呈暗红色,黑色素瘤呈黑色。因此,根据肿瘤的颜色大致推测其组织来源。此外,肿瘤组织可因变性、坏死、出血以及感染等继发改变而呈不同颜色。多数肿瘤切面呈灰白色或灰红色。

4. 硬度 取决于肿瘤的组织来源、实质与间质的比例以及有无继发改变。如脂肪瘤质地软,骨瘤则坚硬;实质多而间质少的肿瘤质地较软,反之则较硬;肿瘤组织发生变性、坏死、囊性变时质地变软,有钙化和骨化时质地变硬。

5. 数目 一般为单发,但少数为双发、三发或多发性,如子宫多发性平滑肌瘤、皮肤多发性神经纤维瘤等。肿瘤数目可能与肿瘤的“多灶性起源”有关。

(二)肿瘤的组织结构

一般由实质和间质组成。肿瘤异型性(atypia)是指肿瘤组织无论在细胞形态还是组织结构上,都与其来源组织有不同程度的差异。异型性的大小反映了肿瘤组织的分化程度(成熟程度)。分化是指机体细胞、组织从幼稚到成熟的生长发育过程。肿瘤异型性小、分化程度高、与正常组织相似,即成熟程度高;反之,肿瘤异型性大、分化程度低、与正常组织差异大，即成熟程度低。肿瘤异型性的大小是诊断良、恶性肿瘤的主要组织学依据。

1. 肿瘤的实质 肿瘤细胞构成肿瘤的实质，是肿瘤的主要成分，决定肿瘤的性质和特征。不同肿瘤的实质其形态多种多样，通常根据肿瘤实质的形态特点判断其组织来源，肿瘤细胞分化程度和异型性的大小来确定肿瘤的良恶性。多数肿瘤只有一种实质，少数肿瘤可有两种或多种实质构成，如乳腺纤维腺瘤，含有纤维组织和腺上皮两种实质，畸胎瘤则由多种实质成分构成。良性肿瘤细胞的异型性不明显，一般与其来源的正常细胞相似（脂肪瘤等）。恶性肿瘤细胞异型性明显。常表现为：

（1）瘤细胞的异型性：瘤细胞形态各异，大小不一。恶性肿瘤细胞一般比起源的正常细胞大，可呈瘤巨细胞，但少数分化差的恶性瘤细胞可比正常细胞小。

（2）瘤细胞核的异型性：大小、形状及染色不一致。主要表现：①瘤细胞核体积增大，细胞核与细胞质的比例增大（正常为 1∶4～6，恶性肿瘤细胞约为 1∶1），核大小、形态不一，可出现多核、巨核、畸形核等；②细胞核染色加深（DNA 增多），染色质呈粗颗粒状，分布不均，聚积于核膜下；③核仁增大，数目增多；④核分裂增多，出现不对称性、多极性及顿挫性等病理性核分裂时，对于恶性肿瘤的诊断具有重要意义（图 10-2）。

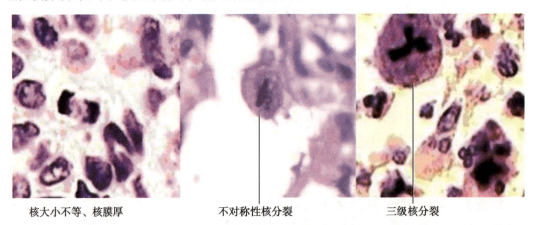

核大小不等、核膜厚　　　　　不对称性核分裂　　　　　三级核分裂

图 10-2　肿瘤细胞病理性核分裂

（3）瘤细胞质的异型：胞质嗜碱性染色加深（胞质内核蛋白体增多），瘤细胞内可产生黏液、脂质、糖原和色素等特异性物质，有助于判断肿瘤组织来源。

肿瘤组织结构的异型性是指肿瘤组织在空间排列方式上与其来源组织相比的差异。良性瘤细胞的异型性较小，但具有肿瘤组织结构的异型性，可作为良性肿瘤的主要诊断依据，如子宫平滑肌瘤的瘤细胞排列呈漩涡状等。恶性肿瘤组织结构的异型性较大，瘤细胞的排列更加紊乱，失去了正常细胞层次（极向消失）和组织结构，如结肠腺癌、横纹肌肉瘤等。

2. 肿瘤的间质 没有良、恶性之分，只是比例多少不同，一般由正常的结缔组织和脉管构成，对肿瘤实质起到支持和营养作用。生长迅速的肿瘤，间质内血管往往较多，结缔组织较少，而生长缓慢的肿瘤，其间质内血管较少。肿瘤间质内常有数量不等的淋巴细胞浸润，这是机体对肿瘤组织免疫反应的一种表现，如浸润的淋巴细胞较多，则肿瘤的预后相对较好。间质内纤维细胞、肌成纤维细胞和胶原纤维构成的纤维结缔组织在一定程度上能遏止肿瘤细胞的生长和扩散。

肿瘤生长过程中，肿瘤实质刺激作用可促使间质形成，间质既为肿瘤细胞生长创造条件，同时对肿瘤又起到一定拮抗作用，二者既相互依存，又相互制约。

二、肿瘤的生长

(一) 肿瘤的生长速度

良性肿瘤分化好,大部分瘤细胞处于非增殖状态,故生长缓慢,常经几年或更长。恶性肿瘤分化差,大部分细胞处于活跃增殖状态,故生长较快,由于血液及营养供应相对不足,易发生坏死、出血等继发性改变。生长缓慢的良性肿瘤,如果生长速度突然加快,考虑有恶性变可能。肿瘤的生长速度与以下因素有关:

1. 瘤细胞的生成与丢失 在肿瘤生长过程中,由于营养供应不足、坏死、机体抗肿瘤反应以及瘤细胞凋亡等因素,可使部分瘤细胞失去生命力(瘤细胞丢失)。瘤细胞生成远大于丢失者,肿瘤生长速度快;瘤细胞的生成稍超过丢失者,肿瘤则生长相对较慢。

2. 肿瘤血管形成 肿瘤生长的营养来自于新生的血管,如果没有新生的血管形成,当肿瘤长到直径 1～2mm 时,肿瘤将不再增大。瘤细胞和侵入肿瘤组织的巨噬细胞能产生血管生成因子,如成纤维细胞生长因子、血管内皮细胞生长因子等,刺激毛细血管内皮细胞分裂增生,形成肿瘤组织内的毛细血管,为肿瘤生长提供营养,也为肿瘤转移准备了条件。恶性肿瘤的体积较大时,血管不能供应瘤细胞生长,往往出现缺血性坏死等继发性改变。

3. 肿瘤的异质化 是指一个克隆来源的肿瘤细胞在生长中,形成具有不同特性瘤细胞亚群(亚克隆)的过程,这些瘤细胞亚群在生长速度、侵袭能力、对激素的反应和对抗癌药物的敏感性等方面有所不同。肿瘤细胞的异质化增强了肿瘤的增殖、生存能力,加快了肿瘤的生长,并使瘤细胞侵袭能力增强。

(二) 肿瘤的生长方式

1. 膨胀性生长 多见于良性肿瘤。瘤细胞生长缓慢,肿瘤体积逐渐增大,似吹气膨胀气球一样,将周围组织推开或挤压,常呈结节状,有完整的包膜,与周围组织分界清楚。位于皮下的肿瘤,触诊时可以移动,手术易摘除干净,术后不易复发。

2. 浸润性生长 多见于恶性肿瘤的生长方式。恶性瘤细胞分裂增生,像树根长入泥土一样,侵入周围组织间隙、淋巴管或血管内,浸润并破坏正常组织,不形成包膜,与周围组织界限不清楚。触诊时肿瘤固定,不易移动。手术治疗时,切除范围一般大于大体见到的肿瘤范围,但仍然不易摘除干净,术后仍易复发。

3. 外生性生长 发生在体表、体腔或自然管道(消化道、泌尿生殖道等)表面的肿瘤,常向表面生长,形成突起的乳头状、息肉状、蕈状或菜花状,此种生长方式,称外生性生长。良性肿瘤和恶性肿瘤均可呈外生性生长,但恶性肿瘤在外生性生长的同时,其基底部也呈不同程度的浸润性生长。

三、肿瘤的代谢

1. 蛋白质代谢 瘤细胞的蛋白质合成及分解代谢均增强,但合成代谢超过分解代谢,甚至夺取正常组织的蛋白质分解产物,合成肿瘤自身蛋白质,使机体能量严重消耗而导致恶病质。肿瘤细胞还可以合成肿瘤蛋白,其蛋白与胚胎蛋白具有共同抗原性,称为肿瘤胚胎抗原。恶性瘤细胞生长幼稚,这类抗原可重新合成量明显增高。如肝细胞癌产生的甲种胎儿球蛋白(alphafetoprotein,AFP)和结肠癌细胞产生的癌胚抗原(carcinoembryonic antigen,CEA)等。临床上通过检测肿瘤患者血中 AFP 和 CEA 水平,有助于诊断肝癌和结肠癌。

2. 核酸代谢 瘤细胞合成 DNA 和 RNA 的聚合酶活性均高于正常细胞,故核酸合成代谢旺盛,导致细胞内 DNA、RNA 含量增加。DNA 与瘤细胞的分裂和增殖有关,RNA 与瘤细胞的蛋白质合成及生长有关,核酸增多是肿瘤生长的物质基础。

3. 糖代谢 肿瘤细胞,在有氧条件下,仍以糖酵解获取能量。瘤细胞糖酵解过程中产生的中间代谢产物,供瘤细胞本身合成及增生所需的物质。

4. 酶代谢 肿瘤细胞的酶一般只有量和活性的改变,无质的变化。通常参与核苷酸、DNA、RNA 和蛋白质合成的酶活性最强,参与分解的酶活性降低。不同类型的肿瘤其酶变化各异,如肝癌和骨肉瘤患者血液中碱性磷酸酶增加,前列腺癌患者血液中酸性磷酸酶增加等。检查血液中酶的变化,有助于临床诊断肿瘤。

四、肿瘤的扩散

(一) 肿瘤扩散的方式

1. 直接蔓延 是指恶性瘤细胞从原发部位沿着周围组织间隙、血管、淋巴管或神经束衣侵入、破坏邻近正常组织或器官,并继续生长的现象。如晚期乳腺癌可直接蔓延到胸肌和胸腔,肺癌侵犯胸膜等。

2. 转移(metastasis) 是指恶性肿瘤细胞从原发部位侵入淋巴管、血管或体腔,迁徙到他处而继续生长,形成与原发瘤同样类型的肿瘤。原发部位肿瘤为原发瘤,由转移所形成的肿瘤为转移瘤,又称继发瘤。转移瘤与原发瘤类型相同。瘤细胞转移,间质不转移,瘤细胞转移到远隔部位,该部位组织又构成转移瘤的间质。根据转移瘤的部位、形态,判断其原发部位和组织来源。转移瘤的出现意味着肿瘤已是晚期。良性肿瘤一般不转移。

(1)淋巴道转移:是癌常见的转移途径。瘤细胞侵入淋巴管,随淋巴流首先到达局部淋巴结,先聚集于边缘窦,继而生长、增生累及整个淋巴结(图 10-3),此时淋巴结增大,质地变硬,切面呈灰白色,形成淋巴结转移瘤。继而瘤细胞可顺淋巴流依次向远处淋巴结转移;但由于淋巴管、淋巴窦被堵塞,也可发生逆行性转移。最后瘤细胞可经胸导管进入血流再继发血道转移,如乳腺癌时,患侧的腋窝淋巴结转移等。

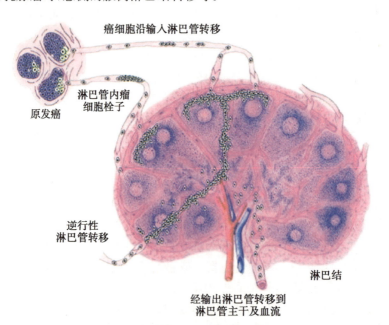

图 10-3 癌的淋巴道转移模式图

（2）血道转移：是肉瘤常见的转移途径。瘤细胞侵入血管后，可随血流到达远隔器官内，继续生长而形成转移瘤。由于静脉管壁较薄，管腔内压力较低，故瘤细胞多经小静脉入血。侵入体循环静脉的瘤细胞经右心到肺，形成转移瘤（图10-4），如骨肉瘤的肺转移；侵入肺静脉的瘤细胞，可经左心随主动脉血流到达全身各器官，发生广泛转移，如原发性肺癌的血道转移；侵入门静脉的瘤细胞到达肝形成转移瘤，如胃、肠癌的肝转移等。血道转移瘤具有多发、弥漫分布、结节大小较一致、边界清楚等特点。最常见于肺，其次是肝。故临床上判断有无血道转移，应定期作肺和肝的影像学检查。

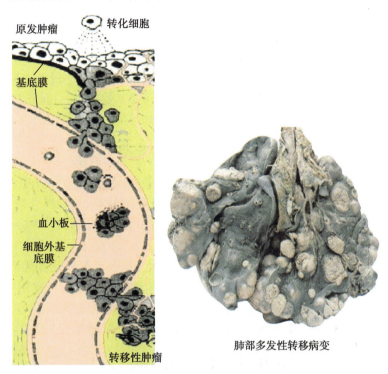

图 10-4　恶性肿瘤的血道转移

（3）种植性转移：体腔内器官的恶性肿瘤扩散至器官表面时，瘤细胞可以脱落，像播种一样种植在邻近或远隔器官的表面，继续生长形成转移瘤。腹腔器官恶性肿瘤细胞侵及浆膜时，肿瘤细胞自浆膜脱落后，可种植到大网膜、腹膜、腹腔内器官表面，形成广泛种植性转移。胃癌细胞可种植到卵巢，可导致双侧卵巢的转移癌。临床上抽出浆膜腔积液做细胞学检查，常可查到癌细胞。

（二）肿瘤扩散的机制

恶性肿瘤的扩散是一个复杂的过程。常见的上皮细胞起源的恶性肿瘤其扩散主要包括瘤细胞分离、瘤细胞与基底膜黏附并将其降解、瘤细胞游走等步骤。

1. 瘤细胞分离　恶性肿瘤细胞黏附分子的表达减少，使瘤细胞之间黏附力降低，瘤细胞易彼此分离，使其扩散、转移创造了条件。

2. 瘤细胞与基底膜黏附　恶性瘤细胞有较多的粘连蛋白分子受体，密布于细胞整个表面，使瘤细胞更易与基底膜黏附，瘤细胞再向下浸润性生长穿过上皮基底膜。

3. 细胞外基质的降解　瘤细胞可分泌蛋白溶解酶，导致细胞外基质降解，基底膜产生局部缺损,以利于瘤细胞通过。

4. 瘤细胞游走　瘤细胞借助于自身的阿米巴样运动,通过基底膜上的局部缺损,进入间质结缔组织,瘤细胞不断溶解周围组织并在间质中移动。以同样方式穿过血管基底膜进入血管。

5. 瘤细胞的血行播散　瘤细胞进入血液后,能否转移,与瘤细胞的数目及机体的免疫反应等因素有关。少量瘤细胞进入血液常被机体的自然杀伤细胞消灭,极少形成转移灶。若瘤细胞被血小板凝集成团等则不易被杀灭,可形成瘤栓,与栓塞处的血管内皮细胞黏附,再穿过内皮细胞和基底膜,形成转移灶。

五、肿瘤的复发

肿瘤的复发是指肿瘤经手术切除或放疗、化疗等治疗后,获得一段消退期或缓解期后,又重新出现同样类型的肿瘤。复发可在原发部位,也可在其他部位,引起复发的原因主要是与手术切除不干净、切口种植、隐性转移灶、肿瘤的多灶起源及肿瘤细胞的多克隆灶等有关。

六、肿瘤的分级与分期

肿瘤的分级和分期一般用于恶性肿瘤,帮助临床确立治疗方案和估计患者预后。

1. 肿瘤的分级　根据肿瘤细胞分化程度的高、低、异型性大小和核分裂多少。一般采用三级分级法:即Ⅰ级分化良好(高分化),属低度恶性;Ⅱ级分化中等(中分化),属中度恶性;Ⅲ级分化差(低分化),属高度恶性。

2. 肿瘤的分期　根据原发肿瘤的大小、浸润深度、扩散范围以及转移情况进行分期。常用国际抗癌协会制定的 TNM 分期法。T 指原发瘤,随肿瘤的增大依次用 T_1-T_4 来表示;N 指淋巴结转移,无淋巴结转移的用 N_0 表示,淋巴结转移的程度和范围用 N_1-N_3 来表示;M 指血道转移,无血道转移用 M_0 表示,有血道转移者用 M_1 或 M_2 表示。

七、肿瘤对机体的影响

(一) 良性肿瘤对机体的影响

良性肿瘤分化好,生长缓慢,故对机体的影响较小。

1. 局部压迫和阻塞　其影响与发生部位有密切关系。如体表的良性瘤很少引起症状,但若发生在腔道或重要器官,如突入肠腔的平滑肌瘤,可引起肠梗阻;颅内的良性肿瘤可压迫脑组织,引起颅内压升高和相应神经系统症状等。

2. 内分泌紊乱　内分泌腺的良性肿瘤,如垂体腺瘤分泌过多的生长激素可引起巨人症或肢端肥大症;胰岛细胞瘤分泌过多的胰岛素,可引起阵发性低血糖等。

(二) 恶性肿瘤对机体的影响

恶性肿瘤由于分化差,生长速度快,呈浸润性生长,并可发生转移,对机体的危害严重。除具有良性肿瘤的局部压迫和阻塞等外,还有以下几个方面:

1. 破坏正常器官的结构和功能　恶性肿瘤在生长的过程中,常破坏器官的组织,引起功能障碍,如骨肉瘤破坏骨组织,引起病理性骨折;肝癌破坏肝组织,导致肝功能障碍。

2. 出血和感染　恶性肿瘤破溃或侵蚀周围血管,引起出血,如肺癌导致咯血,直肠癌导致便血等。瘤组织坏死、破溃后易于合并感染,如晚期宫颈癌破溃感染,出现恶臭。

3. 发热　恶性肿瘤的晚期,代谢产物或合并感染均可引起机体发热。

4. 疼痛 恶性肿瘤早期一般不出现疼痛，晚期可因肿瘤压迫或侵犯神经组织，出现顽固性疼痛，如肝癌侵犯或压迫肝被膜神经而导致肝区疼痛，鼻咽癌侵犯三叉神经导致头痛等。

5. 恶病质 是指机体出现进行性消瘦、严重贫血和全身衰竭的状态。多见于恶性肿瘤晚期的患者，其发生机制：①肿瘤迅速生长，不断消耗机体大量的营养物质；②肿瘤坏死分解产物以及出血、感染导致机体代谢紊乱；③疼痛影响患者的进食和睡眠；④巨噬细胞产生肿瘤坏死因子，引起食欲下降和分解代谢增强；⑤消化道肿瘤直接影响进食和吸收。

6. 其他 一些非内分泌腺的肿瘤（肺癌、胃癌、肝癌等），能够产生和分泌激素或激素类物质，如促肾上腺皮质激素、甲状旁腺素、胰岛素、抗利尿激素、生长激素、降钙素等，并引起内分泌紊乱的临床症状。此类肿瘤称为异位内分泌肿瘤，所产生的激素称为异位激素。因此，引起的临床症状称为异位内分泌综合征。有些恶性肿瘤除肿瘤本身及其转移所直接引起的临床表现外，还伴有一系列其他症状，如内分泌症状、神经肌肉、皮肤、骨关节、软组织和血液等组织器官的病变和相应症状，称为副肿瘤综合征。

第三节 良性肿瘤与恶性肿瘤的区别

良性肿瘤和恶性肿瘤在生物学特性、对机体的影响、治疗措施等方面不同，如果把良性肿瘤误诊为恶性肿瘤，就会进行一些不必要的治疗，使患者遭受严重痛苦和身心损害。而把恶性肿瘤误诊为良性肿瘤，则贻误早期治疗机会，或者治疗不彻底，造成复发和转移，给患者带来生命危险。因此，正确区别良、恶性肿瘤，是诊断和治疗肿瘤的重要环节。良性肿瘤与恶性肿瘤的区别（表10-1）。

表 10-1 良性肿瘤与恶性肿瘤的区别

	良性肿瘤	恶性肿瘤
分化程度	分化程度高，异型性小，与起源组织的形态相似	分化程度低，异型性大，与起源组织的形态差别明显
核分裂	少见，无病理性核分裂	多见，有病理性核分裂
生长速度	缓慢	较快
生长方式	膨胀性生长或外生性生长，有包膜，边界清楚	浸润性生长或外生性生长，无包膜，边界不清
继发改变	出血、坏死少见	出血、坏死、溃疡多见
转移	一般不转移	常有转移
复发	手术切除后很少复发	手术切除等治疗后容易复发
对机体影响	较小，主要表现为局部压迫或阻塞。如发生在重要器官也可引起严重后果	较大，除压迫、阻塞外，还可以破坏组织器官，出血、感染，甚至造成恶病质

必须指出，良性肿瘤与恶性肿瘤的区别不是绝对的，要综合分析才能作出正确诊断。有些肿瘤界于良、恶性之间，这类肿瘤称为交界性肿瘤，如卵巢交界性囊腺瘤，在一定条件下会逐渐向恶性发展。另外，肿瘤的良、恶性也并非一成不变，有的良性肿瘤可转变为恶性肿瘤，称为良性肿瘤恶性变，如结肠息肉状腺瘤可恶变为腺癌；而个别恶性肿瘤，由于机体免疫力

增强等原因,可以停止生长,甚至全部自然消退,如黑色素瘤。

第四节 肿瘤的命名与分类

一、肿瘤的命名

人体任何组织都可以发生肿瘤,因此肿瘤的种类繁多,命名也较复杂。肿瘤的命名原则应反映肿瘤的生长部位、组织来源和性质。

(一)良性肿瘤的命名

良性肿瘤的命名方式是在其生长部位及来源组织名称后加"瘤"字(生长部位＋组织来源＋瘤),如生长在乳腺、来源于腺上皮的良性瘤,称乳腺腺瘤等。有时结合肿瘤的形态特点命名(生长部位＋形态特点＋组织来源＋瘤),如发生在卵巢呈囊状生长、来源于腺上皮的良性肿瘤,称为卵巢囊腺瘤等。

(二)恶性肿瘤的命名

恶性肿瘤根据其组织来源不同,可分为癌和肉瘤两大类。

1. 癌(carcinoma) 是指来源于上皮组织的恶性肿瘤。命名方式为在其生长部位、组织来源名称后加"癌"字(生长部位＋组织来源＋癌),如生长在食管、来源于鳞状上皮的恶性肿瘤,称为食管鳞状细胞癌。有时结合形态特点命名(生长部位＋形态特点＋组织来源＋癌),如发生在甲状腺呈乳头状生长、来源于腺上皮的恶性肿瘤,称甲状腺乳头状腺癌等。

2. 肉瘤(sarcoma) 是指来源于间叶组织的恶性肿瘤。命名方式为在其生长部位、组织来源名称后加"肉瘤"二字(生长部位＋组织来源＋肉瘤),如生长在股骨、骨组织来源的恶性肿瘤,称股骨骨肉瘤等。有时结合形态特点命名(生长部位＋形态特点＋组织来源＋肉瘤),如生长在臀部呈多行形、横纹肌来源的恶性肿瘤,称臀部多行形横纹肌肉瘤。

临床上常说的癌症(cancer)是所有恶性肿瘤的统称。肉瘤和癌有所不同,掌握二者的特点(表 10-2),有助于临床诊断和治疗。

表 10-2 癌与肉瘤的区别

	癌	肉瘤
组织来源	上皮组织	间叶组织
发病率	较高,多见于 40 岁以上	较低,多见于青少年
大体特点	质较硬、灰白色、较干燥	质较软、色灰红、湿润、鱼肉状
组织特点	癌细胞形成癌巢,实质与间质分界清楚	肉瘤细胞弥漫分布,实质与间质分界不清楚
网状纤维	癌细胞间多无网状纤维	肉瘤细胞间有网状纤维
转移	多经淋巴道转移	多经血道转移

(三)肿瘤的特殊命名

1. 以"母细胞瘤"命名 是一种来源于幼稚组织肿瘤的命名方式。大多数恶性,如神经母细胞瘤、肾母细胞瘤、视网膜母细胞瘤等;少数良性,如肌母细胞瘤、软骨母细胞瘤等。

2. 在肿瘤名称前加"恶性"二字 为肿瘤成分复杂或组织来源不清的恶性肿瘤的命名。如恶性畸胎瘤、恶性淋巴瘤等。

3. 采用习惯名称的恶性肿瘤　如白血病、精原细胞瘤,虽称为"病"、"瘤"实际上都是恶性肿瘤。

4. 以"人名"命名的恶性肿瘤　如霍奇金(Hodgkin)淋巴瘤,尤文(Ewing)瘤(骨组织内未分化细胞发生的恶性肿瘤)等。

（四）转移肿瘤的命名

原发部位肿瘤为原发瘤,由转移所形成的肿瘤为转移瘤,又称继发瘤。转移瘤的命名常根据肿瘤转移所在部位＋转移性＋原发肿瘤组织来源,如肺内转移性鳞状细胞癌、淋巴结内转移性腺癌等。

二、肿瘤的分类

根据肿瘤的组织来源,将肿瘤分为五大类:即上皮组织肿瘤、间叶组织肿瘤、淋巴造血组织肿瘤、神经组织肿瘤及其他肿瘤,每类肿瘤又根据其生物学特征不同,分为良性与恶性两类。常见肿瘤(表10-3)。

表 10-3　肿瘤的分类

组织来源	良性肿瘤	恶性肿瘤	好发部位
一、上皮组织			
鳞状上皮	乳头状瘤	鳞状细胞癌	乳头状瘤多见于皮肤、鼻腔、喉等处;鳞癌多见于宫颈、皮肤、食管、肺、喉和阴茎等处
基底细胞		基底细胞癌	头面部皮肤
移行上皮	乳头状瘤	移行细胞癌	膀胱、肾盂
腺上皮	腺瘤	腺癌	腺瘤多见于乳腺、甲状腺、胃肠;腺癌多见于胃肠、乳腺、甲状腺等
	黏液性囊腺瘤	黏液性囊腺癌	卵巢
	浆液性囊腺瘤	浆液性囊腺癌	卵巢
	多形性腺瘤	恶性多形性腺瘤	涎腺
二、间叶组织			
纤维结缔组织	纤维瘤	纤维肉瘤	四肢
纤维组织细胞	纤维组织细胞瘤	恶性纤维组织细胞瘤	四肢
脂肪组织	脂肪瘤	脂肪肉瘤	皮下、腹膜后
平滑肌组织	平滑肌瘤	平滑肌肉瘤	子宫、胃肠道
横纹肌组织	横纹肌瘤	横纹肌肉瘤	四肢、头颈
血管组织	血管瘤	血管肉瘤	皮肤和皮下组织、舌、唇等
淋巴管组织	淋巴管瘤	淋巴管肉瘤	皮肤和皮下组织、舌、唇等
骨组织	骨瘤	骨肉瘤	骨瘤见于颅骨、长骨;骨肉瘤见于长骨两端
软骨组织	软骨瘤	软骨肉瘤	软骨瘤见于手足短骨;软骨肉瘤见于盆骨、肋骨、股骨及肱骨等
滑膜组织	滑膜瘤	滑膜肉瘤	膝、踝、腕、肩等关节附近
间皮	间皮瘤	恶性间皮瘤	胸膜、腹膜

续表

组织来源	良性肿瘤	恶性肿瘤	好发部位
三、淋巴、造血组织			
		恶性淋巴瘤	颈部、纵隔、肠系膜和腹膜后淋巴结
		白血病	淋巴造血组织
		多发性骨髓瘤	胸骨、椎骨、肋骨、颅骨和长骨
四、神经组织			
神经衣组织	神经纤维瘤	神经纤维肉瘤	全身皮神经、深部神经及内脏
神经鞘组织	神经鞘瘤	恶性神经鞘瘤	头、颈、四肢等处神经
胶质细胞	胶质细胞瘤	恶性胶质细胞瘤	大脑
原始神经细胞		髓母细胞瘤	小脑
脑膜组织	脑膜瘤	恶性脑膜瘤	脑膜
交感神经节	节细胞神经瘤	神经母细胞瘤	纵隔、腹膜后、肾上腺髓质
五、其他肿瘤			
黑色素细胞	黑痣	黑色素瘤	皮肤
胎盘组织	葡萄胎	恶性葡萄胎	子宫
		绒毛膜上皮癌	子宫
性索组织	支持细胞、间质细胞瘤	恶性支持细胞、间质细胞瘤	卵巢、睾丸
生殖细胞		精原细胞瘤	睾丸
		无性细胞瘤	卵巢
		胚胎性癌	睾丸、卵巢
性腺或胚胎剩件中全能细胞	畸胎瘤	恶性畸胎瘤	卵巢、睾丸、纵隔和骶尾部

第五节　癌前病变、上皮内瘤变与原位癌

一、癌　前　病　变

　　癌前病变(precancerous lesions)是指某些具有癌变潜在可能性的良性病变(疾病),如长期存在有可能转变为癌。正确治疗癌前病变(癌前疾病),在肿瘤的预防中具有重要意义。常见的癌前病变(癌前疾病):

　　1. 乳腺纤维囊性病　多见于 40 岁左右的妇女,其发生与内分泌紊乱有关。乳腺小叶导管和腺泡增生,顶泌汗腺化生及导管囊性扩张,如伴有导管内乳头状增生者较易癌变。

　　2. 子宫颈糜烂　反复进行,少数病例可转变为鳞状细胞癌。

　　3. 结肠、直肠腺瘤　可发生癌变。多发性腺瘤常有家族史,更易发生癌变。

　　4. 慢性萎缩性胃炎和胃溃疡　慢性萎缩性胃炎,常有肠上皮化生,尤其是大肠上皮化生与胃癌的发生有一定的关系。胃溃疡边缘的黏膜,因受刺激而增生,少数可发生癌变。

　　5. 皮肤慢性溃疡　经久不愈的皮肤溃疡,特别是小腿溃疡,长期慢性刺激,上皮增生而

易发生癌变。

6. 肝硬化 慢性病毒性肝炎(乙型、丙型肝炎)所致的肝硬化患者,可发展为肝细胞性肝癌。

7. 黏膜白斑 黏膜上皮局部增生使黏膜增厚,呈白色斑块。位于口腔、外阴和阴茎等处,长期不治愈,可转变为鳞状细胞癌。

8. 色素痣 某些部位的色素痣,如足底部,易受摩擦等刺激而恶变为恶性黑色素瘤。

二、上皮内瘤变

上皮内瘤变(intraepithelial neoplasia,IN)是指上皮细胞增生,并呈现一定程度的异型性,但尚未达到可诊断癌的标准。多发生于皮肤、黏膜表面的被覆上皮,也可以发生于腺上皮。增生细胞大小不一,形态多样,核大而深染,核质比例增大,核分裂增多,但多呈正常的核分裂。细胞排列紊乱,极向消失。

根据病变累及范围可分轻、中、重三级:上皮内瘤变累及上皮全层下 1/3 处为轻度,累及上皮全层下 2/3 处为中度,累及上皮全层的 2/3 以上,尚未达全层者为重度。轻度、中度的非典型增生在病因消除后可恢复正常,而重度则很难逆转,常转变为癌。近年来提出的上皮内瘤变的概念,将轻、中、重度的非典型增生分别称为上皮内瘤变的Ⅰ、Ⅱ、Ⅲ级。

三、原 位 癌

原位癌(carcinoma in situ)是指癌变仅见于黏膜上皮、腺上皮层内或皮肤表皮层内,波及上皮的全层,但尚未突破基底膜向下浸润生长者(图 10-5)。如子宫颈、食管及皮肤等鳞状上皮的原位癌,以及乳腺导管上皮和小叶等腺上皮的原位癌。原位癌是一种早期癌,临床或大体尚无明显的异常,或仅见局部糜烂,稍隆起等改变。如能及时发现,进行治疗,可防止其发展为浸润癌,并获得治愈的效果。

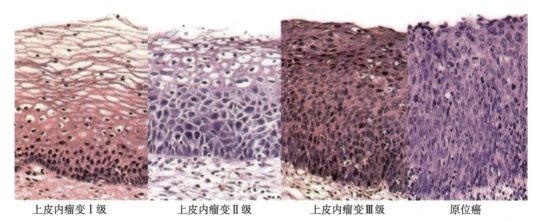

上皮内瘤变Ⅰ级　　　上皮内瘤变Ⅱ级　　　上皮内瘤变Ⅲ级　　　原位癌

图 10-5　上皮内瘤变、原位癌

第六节　肿瘤的病因、发病机制和防治原则

一、肿瘤的病因

肿瘤的病因十分复杂,包括内因和外因两个方面。肿瘤能否发生是由多方面因素共同

作用的结果。

（一）外界致癌因素

1. 化学性致癌因素 动物实验证实,具有致癌作用的化学物质已达1000多种,其中有些与人类肿瘤有关,少数是不经体内代谢活化就有致癌作用的直接致癌物,如烷化剂和酰化剂类;多数为间接致癌物,只有经过在体内(肝)代谢活化后才有致癌性,如多环芳烃类、芳香胺类、亚硝胺及黄曲霉素等。

（1）多环芳烃类:已知的致癌物中数量最多(约有400种)、分布最广、对人类健康威胁最大的一类环境致癌物。其中致癌作用较强的有3,4-苯并芘、1,2,5,6-双苯并蒽、3-甲基胆蒽等。广泛存在于沥青、煤烟、内燃机废气和烟草燃烧的烟雾中,是污染大气的主要成分之一,肺癌的发病率与吸烟、大气污染有关。烟熏和烧烤的鱼、肉等食品,可能与胃癌的发病有关。

（2）亚硝胺类:亚硝胺类物质是具有强致癌作用、广泛致癌谱的致癌物。亚硝胺可引起人类的肝癌、胃癌、食管癌、肺癌等。亚硝胺在外界环境中性质不稳定,分布少,但合成亚硝胺的前身物质硝酸盐、亚硝酸盐、二级胺却广泛存在于自然界中,如肉类、蔬菜、粮食等均含量丰富,尤其在变质的蔬菜和食物中含量更高。亚硝酸盐和二级胺可在胃内酸性环境中合成亚硝胺。亚硝胺在体内经过羟化作用而活化,形成很强反应性的烷化碳离子而致癌。

（3）氨基偶氮染料:动物实验证实食品工业曾使用过的奶油黄(二甲基氨基偶氮苯,将人工奶油染成黄色的染料),具有致癌作用,主要在肝代谢,可引起肝癌。

（4）芳香胺类:有致癌作用的芳香胺类化合物很多,有乙萘胺、联苯胺、4-氨基联苯等,主要存在于各种着色剂和人工合成的染料中,如印染厂工人因长期接触乙萘胺,膀胱癌的发生率高。

（5）真菌毒素:至少有几十种真菌毒素对动物有致癌性,而与人类肿瘤的关系中只有黄曲霉素研究的较多。黄曲霉菌广泛存在于高温潮湿地区的霉变食品中,如玉米、花生及谷类等。黄曲霉素 B_1 的致癌性最强,并且耐高温,不易被加热分解,食物煮熟后仍然有活性,主要诱发肝细胞性肝癌。

（6）烷化剂和酰化剂:可不经体内代谢活化而直接致癌,如抗癌药物中的环磷酰胺、氮芥、苯丁酸氮芥等。使用这类药物一段时间以后可诱发第二种恶性肿瘤,如在化学治疗痊愈或已控制的白血病、霍奇金淋巴瘤患者,数年后可发生粒细胞性白血病等。

2. 物理性致癌因素 主要有电离辐射、紫外线、热辐射、慢性刺激等。

（1）电离辐射:包括X射线、γ射线、亚原子微粒(β粒子、质子、中子或α粒子)的辐射以及紫外线照射。大量事实证明,长期接触X射线和镭、铀、钴等放射性同位素,可引起肺癌、皮肤癌、白血病等。如放射工作者长期接触X线而又无必要的防护措施,可发生手部放射性皮炎以致皮肤癌;居里夫人母女长期接触放射性镭而先后患白血病。

临床观察,在日光下长期曝晒,过量的紫外线照射可引起外露皮肤的鳞状细胞癌、基底细胞癌和恶性黑色素瘤。白种人或照射后色素不增加的有色人种最易发生。

（2）热辐射的促癌作用:克什米尔人冬季习惯用怀炉取暖,有时在腹部引起怀炉癌;我国西北地区的居民冬季烧火炕取暖,有时臀部皮肤发生癌变,所谓"炕癌"。

（3）慢性刺激:皮肤、黏膜的慢性溃疡及炎症可刺激局部上皮细胞增生,进而可能发展为癌。

3. 生物性致癌因素

（1）病毒:已知有上百种病毒可引起动物肿瘤,其中三分之一为DNA病毒,三分之二为RNA病毒。在DNA病毒中,与人类肿瘤有关三种:①Epstein-Barr病毒,简称EB病毒(疱疹病毒),与鼻咽癌、伯基特淋巴瘤等发生有密切关系。②人类乳头状瘤病毒,与人类的上皮性肿瘤(外阴癌、子宫颈癌等)有关。③乙型肝炎病毒,与肝细胞性肝癌有关等。

RNA 病毒中,人类 T 细胞白血病/淋巴瘤病毒 I 是与人类 T 细胞白血病/淋巴瘤密切相关的一种 RNA 病毒,这类病毒是通过转导或插入突变这两种机制将其遗传物质整合到宿主细胞 DNA 中,使宿主细胞发生转化的。

(2)细菌:幽门螺杆菌的感染与胃低度恶性 B 细胞性淋巴瘤的发生有关。绝大多数的胃淋巴瘤伴有幽门螺杆菌的感染,而且对胃淋巴瘤病人的抗生素治疗取得一定疗效。

(3)寄生虫:华支睾吸虫病患者,虫卵在肝内小胆管寄生,其肝胆管细胞癌的发生率较高。华支睾吸虫的感染可以导致胆管上皮腺瘤样增生并进一步发展为胆管上皮癌。

(二) 机体的内部因素

1. 遗传因素 可分为:①遗传因素在某些肿瘤的发生中起决定性作用,如视网膜母细胞瘤、肾母细胞瘤等;还有些癌前病变,如结肠多发性腺瘤性息肉病、神经纤维瘤病等,属于单基因遗传,表现为常染色体显性遗传;②遗传因素不决定肿瘤的发生,而是决定肿瘤的易感性,如着色性干皮病患者经紫外光照射后易发生皮肤癌;③遗传因素与环境因素在肿瘤的发生中起协同作用,这类肿瘤多有家族史,如食管癌、乳腺癌等。

2. 内分泌因素 如乳腺癌的发生发展与患者体内雌激素水平过高有关。临床发现乳腺癌在妊娠期和哺乳期进展特别快,切除卵巢或用雄激素治疗可使肿瘤明显缩小。

3. 免疫因素 免疫因素在机体抗肿瘤机制中发挥着重要作用,机体免疫功能不足或缺陷的人易发生恶性肿瘤,如先天性免疫缺陷病、AIDS 以及器官移植后接受免疫抑制治疗的病人,恶性肿瘤的发病率明显增加。肿瘤抗原引起机体的免疫反应以细胞免疫为主,T 淋巴细胞、K 细胞、NK 细胞和巨噬细胞可溶解破坏肿瘤细胞。体液免疫与溶解破坏肿瘤细胞有关。

二、肿瘤的发病机制

肿瘤的发病机制极其复杂,随着分子生物学的迅速发展,特别是癌基因和肿瘤抑制基因的发现,初步揭示了某些肿瘤的病因与发病机制。人们逐步认识到肿瘤本质是一种基因病。

(一) 基因与肿瘤

各种环境和遗传的致癌因素,通过不同的机制导致细胞内原癌基因激活和(或)肿瘤抑制基因失活,使细胞的生长和分化失控,发生恶性转化(恶变)。

1. 癌基因 是存在于病毒或细胞基因组中的一类,分为病毒癌基因和细胞癌基因。细胞癌基因在正常细胞内以未活化的形式存在,称为原癌基因。正常情况下不引起肿瘤,可在化学、物理、生物等致癌因素作用下被激活成为癌基因。癌基因的表达产物为癌蛋白,具有多种生物活性,可在不同环节干扰正常细胞的代谢、生长和分化,最终导致细胞转化成肿瘤。

2. 肿瘤抑制基因 简称抑癌基因,是存在于细胞基因组内的一类能够抑制肿瘤发生的核苷酸序列,其编码的蛋白能抑制细胞的生长,促使细胞分化成熟。其功能丧失则可促进细胞转化为肿瘤细胞。

(二) 肿瘤的演变

恶性肿瘤的发生发展是一个长期的、多因素、多步骤的演变过程。正常细胞恶性转化形成恶性肿瘤经过三个阶段:①激发阶段:正常细胞在致癌因素的作用下,基因突变转化为潜在的癌细胞,此过程较迅速、时间短暂;②促发阶段:潜在的癌细胞在促癌因子或辅助性致癌物质的作用下转化为癌细胞,此过程相当缓慢,需要的时间长;③进展阶段:癌细胞恶性程度与日俱增,出现肿瘤的异质化,表现为过度增生、发生浸润和转移等恶性肿瘤的生物学行为。总之,恶性肿瘤的发生、发展是一个漫长过程,需要几年甚至十几年的时间。

三、肿瘤的防治原则

(一) 肿瘤的预防原则

1. 一级预防　即肿瘤的病因预防,消除或减少可能的致癌因素作用人体,降低肿瘤的发病率。如控制污染、保护环境、防放射线等;纠正不良饮食和生活习惯,如戒烟、不吃霉变食物、改善饮食中的营养结构、锻炼身体等;保持心情舒畅,及时治疗癌前病变等。

2. 二级预防　即早期发现、早期诊断、早期治疗(三早),提高治愈率,降低死亡率。常见肿瘤的早期症状:①体表可触及的肿块逐渐增大;②不明确原因进行性消瘦;③吞咽食物时,胸骨后的不适感乃至哽噎感;④久治不愈的咳嗽,痰中带血;⑤耳鸣,听力减退,鼻出血、鼻咽分泌物带血;⑥不明原因的出血,如不规则阴道出血,便血,尿血等;⑦久治不愈的溃疡;⑧黑痣、疣等赘生物短期内增大、破溃等。出现上述症状,做到"三早"。

3. 三级预防　即康复预防。对肿瘤患者,以减轻痛苦,提高生存质量,延长生命为目标。如积极预防手术、化学药物和放射线治疗的并发症,加强心理护理,指导病人自我护理和康复锻炼的方法。

(二) 肿瘤的治疗原则

肿瘤的治疗方法有手术、化学药物、放射线、中医中药和免疫等综合治疗。应根据肿瘤的性质、临床分期和病人的身体状况而选择不同的方法。并辅以全身支持治疗和对症处理。

第七节　常见肿瘤举例

一、上皮组织肿瘤

(一) 良性上皮组织肿瘤

1. 乳头状瘤(papilloma)　由被覆上皮发生,并向表面呈外生性生长,好发于皮肤及黏膜的表面。外观呈乳头状或绒毛状,其根部狭窄,常形成蒂与基底部正常组织相连。乳头的中心为含有血管的结缔组织间质,乳头表面被覆增生的上皮细胞。细胞分化程度高,与发生组织的上皮极为相似。如发生在皮肤、外阴、口腔等处为鳞状上皮(图 10-6),发生在胃肠道为柱状上皮,发生在肾盂、膀胱为移行上皮。生长在外耳道、膀胱、阴茎等处的乳头状瘤易癌变,应引起注意。

2. 腺瘤(adenoma)　由腺上皮发生的良性肿瘤,好发于甲状腺、乳腺、唾液腺、胃肠道和卵巢等处。黏膜腺瘤多呈息肉状;腺器官内的腺瘤多呈结节状,包膜完整,边界清楚。腺瘤的腺体与其起源的正常腺体在结构上非常相似,并具有一定的分泌功能;二者的差异主要表现在腺瘤的腺体较多,排列紧密、形态、大小也不规则。可将其分为如下类型:①单纯性腺瘤:瘤组织以单一腺上皮细胞增生形成的腺体为主,如甲状腺腺瘤;②纤维腺瘤:除腺上皮细胞增生形成的腺体外,伴有大量纤维结缔组织增生,共同构成肿瘤的实质。多见于女性乳腺的良性肿瘤;③囊腺瘤:由于腺瘤中的腺体分泌物淤积,腺腔逐渐扩大并互相融合而形成的;可见大小不等的囊腔,多见于卵巢,如卵巢黏液(浆液)性囊腺瘤(图 10-7);④息肉状腺瘤:发

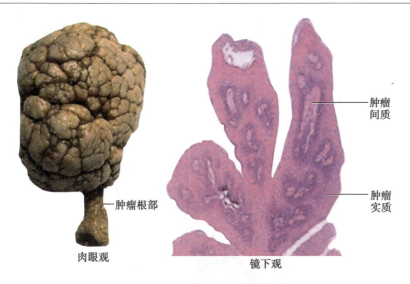

肿瘤间质

肿瘤实质

肿瘤根部

肉眼观　　　　　　　　　　　　　镜下观

图 10-6　皮肤乳头状瘤

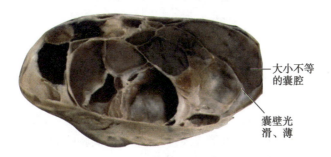

大小不等的囊腔

囊壁光滑、薄

图 10-7　卵巢浆液性囊腺瘤（大体观）

生于黏膜，呈息肉状，有蒂与黏膜相连，如结肠息肉状腺瘤（图 10-8），可为多发性，常有家族遗传性，易早期癌变；⑤多形性腺瘤：由腺组织、黏液样及软骨样组织等多种成分混合构成，多见于涎腺，切除后易复发。

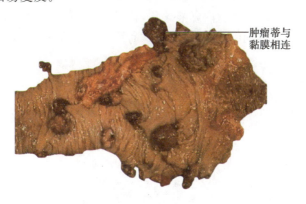

肿瘤蒂与黏膜相连

图 10-8　结肠息肉状腺瘤（大体观）

（二）恶性上皮组织肿瘤

1. 鳞状细胞癌（squamous cell carcinoma）　简称鳞癌，由鳞状上皮发生。好发于鳞状上皮覆盖的部位,如皮肤、口腔、食管、子宫颈及阴茎等处,也可发生于正常无鳞状上皮的部位,鳞状上皮化生后而发生鳞癌,如支气管、胆囊等处。外观常呈菜花状,或坏死脱落而形成溃疡。癌细胞排列成团,形成不规则的癌巢。分化好的鳞癌异型性小,细胞间出现细胞间桥,癌巢中央常有层状角化物,称为角化珠或癌珠(图 10-9)。分化差的鳞癌具有明显异型性,核分裂多见,无细胞间桥和角化珠。

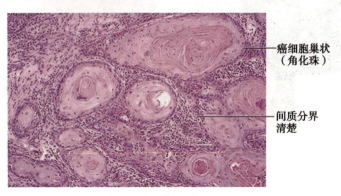

图 10-9　鳞状细胞癌

2. 基底细胞癌(basal cell carcinoma)　由基底细胞发生,好发于老年人的面部,如眼睑、颊及鼻翼等处。肿瘤呈浸润性生长,破坏周围组织,表面形成溃疡。癌细胞与基底细胞相似,癌巢成团块、条索或腺样结构。生长缓慢,很少发生转移,对放射治疗敏感。

3. 移行上皮癌(transitional cell carcinoma)　由移行上皮发生,多见于膀胱、肾盂等处。肿瘤呈乳头状、菜花状或扁平状,亦可形成溃疡,或广泛浸润膀胱壁。癌细胞大小不一,核分裂多见,部分细胞与移行细胞相近,呈多层排列。

4. 腺癌(adenocarcinoma)　好发于胃肠道、子宫内膜、乳腺、甲状腺和胰腺等处。大体常呈息肉状、菜花状或不规则结节状。表面坏死脱落后也可形成溃疡。癌组织呈腺腔样结构,大小不等、形态不一、排列紊乱。癌细胞排列成多层,核大小不一,核分裂多见。当腺癌排列呈乳头状结构时,称乳头状腺癌;腺腔高度扩张呈囊状的腺癌,称囊腺癌;分泌较多黏液的腺癌,称黏液癌(胶样癌)。癌细胞内黏液聚集,核被挤到一边,呈印戒状,称印戒细胞,称印戒细胞癌(图 10-10)。腺体崩解形成黏液池,这时可见小堆或散在的印戒细胞漂浮其中。

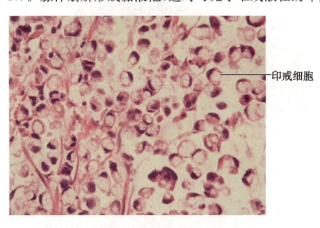

图 10-10　印戒细胞癌(镜下观)

若癌组织内含有大量的黏液则呈半透明胶冻状,称胶样癌。低分化腺癌,癌细胞不形成腺腔样结构,而形成实体性癌巢,又称实性癌。实性癌癌巢小而少,间质结缔组织多,质地硬,称硬癌;如癌巢较大较多,间质结缔组织较少,质地软如脑髓,称髓样癌。

二、间叶组织肿瘤

(一)良性间叶组织肿瘤

1. 纤维瘤(fibroma)　由纤维组织发生,肿瘤多呈结节状,有包膜,切面呈灰白色,可见编织状花纹,质地韧。瘤组织由高分化的成纤维细胞、纤维细胞以及胶原纤维构成,排列成束带状,纵横交错。多见于四肢及躯干的皮下,生长缓慢,手术切除后不复发。

2. 脂肪瘤(lipoma)　最常见的良性间叶组织肿瘤。任何有脂肪组织的部位均可发生,常见于躯干及四肢皮下。可多发,呈分叶状或扁圆形,包膜完整,质软、淡黄色,切面酷似正常脂肪组织。瘤组织由分化成熟的脂肪细胞构成,间质为少量纤维组织和血管。

3. 平滑肌瘤(leiomyoma)　由平滑肌组织发生,好发于子宫和胃肠道。肿瘤单发,亦可多发,呈结节状,边界清楚,可无包膜,切面呈灰白色,编织状条纹(图 10-11)。瘤组织由成熟的平滑肌细胞构成,排列呈束状,同一束内的细胞核可呈栅栏状排列。

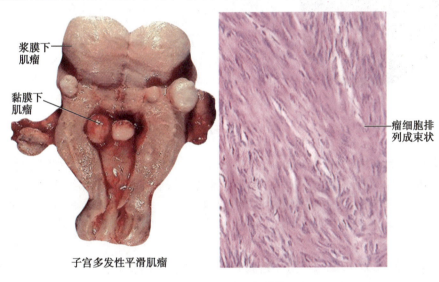

浆膜下肌瘤
黏膜下肌瘤
瘤细胞排列成束状
子宫多发性平滑肌瘤

图 10-11　子宫平滑肌瘤

4. 脉管瘤　可分为血管瘤和淋巴管瘤两类,其中血管瘤较为多见。

(1)血管瘤(hemangioma):由血管发生,可见于任何部位,以皮肤多见。血管瘤多为先天性,出生后就可在体表见到,儿童时期生长较快,成人后可停止生长。肿瘤呈鲜红色或紫红色,浸润性生长,无包膜。组织学观察可分为毛细血管瘤(由增生的毛细血管构成)、海绵状血管瘤(由扩张的血窦即窦状毛细血管构成)等。

(2)淋巴管瘤(Lymphangioma):由淋巴管发生,好发于舌、颈、腋窝及腹股沟等处。组织学观察由增生的淋巴管构成,内含淋巴液,淋巴管呈囊性扩张,充满大量淋巴液,又称囊状水瘤。

5. 软骨瘤(chondroma)　由骨膜发生并向外突出者,称外生性软骨瘤;发生于骨髓腔内者,称内生性软骨瘤。肿瘤切面呈淡蓝色或银白色,半透明,可有钙化或囊性变。瘤组织主要由成熟的透明软骨构成,呈不规则分叶状。肿瘤位于盆骨、长骨者易恶变,发生在指(趾)骨者极少恶变。

6. 骨瘤(osteoma)　好发于头面骨及颌骨,也可以见于四肢长骨,形成局部隆起。瘤组织由分化成熟的板层骨和编织骨构成,骨小梁排列紊乱,无正常的 Haver 管系统。间质为纤维组织,脂肪细胞和造血细胞,可引起相应部位的疼痛等压迫症状。

(二)恶性间叶组织肿瘤

1. 纤维肉瘤(fibrosarcoma)　由纤维组织发生,好发于四肢皮下及深部组织,是肉瘤中的常见类型。肿瘤呈结节状或不规则形,切面灰红色,质软、鱼肉状,可有假包膜。分化好者瘤细胞异型性小,多呈梭形,胶原纤维较多,生长慢;分化差者瘤细胞丰富,异型性大,核分裂多见(图 10-12),胶原纤维少,生长迅速,易发生血道转移,切除易复发。

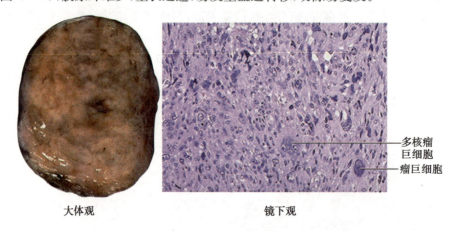

大体观　　　　　　　镜下观

图 10-12　纤维肉瘤

2. 恶性纤维组织细胞瘤(malignant fibrous histiocytoma)　来源于原始间叶细胞,在向不同方向分化中形成的肿瘤。好发于四肢、腹膜后、躯干处的深部组织。肿瘤组织主要由成纤维细胞样和组织细胞样细胞构成,细胞成分较多,可见黄色瘤细胞和多核巨细胞,瘤细胞异型性明显,核分裂多见,瘤细胞间有炎细胞浸润。恶性程度高,易复发、转移。

3. 脂肪肉瘤(liposarcoma)　由原始间叶组织发生,并向脂肪分化,不是由脂肪瘤恶变而来。好发于大腿、腹膜后的深部组织。肿瘤多数呈结节状或分叶状,表面常有假包膜。切面呈黄白色、质软、鱼肉状或胶冻状。组织学观由不同程度异型性的脂肪细胞和脂肪母细胞构成。胞质内可见大小不等的脂肪空泡。冷冻切片瘤细胞脂肪染色阳性。生长缓慢,切除易复发,经血道转移。

4. 平滑肌肉瘤(leiomyosarcoma)　由平滑肌组织发生,好发部位与平滑肌瘤相同。可由平滑肌瘤恶变而来,多见于中老年人。肿瘤呈不规则结节,有假包膜。切面呈灰白或灰红色,可见坏死、出血。瘤细胞呈梭形、小圆形或卵圆形,有轻重不等的异型性。核分裂数量是判断其恶性程度的重要指标。

5. 横纹肌肉瘤(rhabdomyosarcoma)　由原始间叶组织发生,向横纹肌分化,是较常见而且恶性程度较高的肉瘤。根据临床和病理特点分三种类型:①胚胎性横纹肌肉瘤:多见于婴幼儿和儿童,好发于头颈部、泌尿生殖道或腹膜后,肿瘤组织由分化不良的横纹肌母细胞构成;②腺泡状横纹肌肉瘤:多见于青少年,好发于肢体、躯干及头颈部,肿瘤组织由幼稚的横纹肌母细胞构成;③多形性横纹肌肉瘤:多见于成人,好发于四肢,特别是小腿部,由发育后期的横纹肌母细胞构成。各型横纹肌肉瘤均生长迅速,易发生广泛的血道转移。

6. 骨肉瘤(osteosarcoma) 由成骨细胞发生,好发于四肢长骨的干骺端,尤其是股骨下端和胫骨上端。多见于青少年,常有局部外伤史。肿瘤组织既向骨髓腔内生长,也向外生长可形成梭形肿块。肿瘤切面呈灰白色,鱼肉状,常见坏死、出血。在肿瘤侵犯破坏骨皮质向外生长时,其表面的骨外膜常被掀起,在肿瘤上下两端掀起的骨外膜与骨皮质之间可有新生骨形成,从而出现三角形隆起,称为 Codman 三角,X 线检查可以显示。同时,在掀起的骨外膜与骨皮质之间可形成与骨表面垂直的放射状新生骨小梁(图 10-17),X 线检查见日光放射状阴影与 Codman 三角为 X 线诊断骨肉瘤的主要依据。瘤细胞呈圆形、梭形或多角形,异型性明显。此瘤恶性程度高,生长迅速,浸润破坏能力强,易经血道转移至肺。

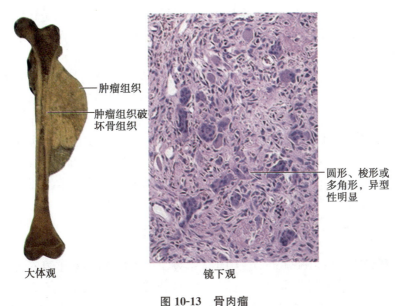

大体观   镜下观

肿瘤组织

肿瘤组织破坏骨组织

圆形、梭形或多角形,异型性明显

图 10-13 骨肉瘤

7. 软骨肉瘤(chondrosarcoma) 由软骨母细胞发生,中老年人多见,好发于盆骨、肩胛骨、肋骨等处。肿瘤呈灰白色,半透明的分叶性结节,可见黄色的钙化灶和骨化灶。组织学观察:软骨瘤细胞有明显的异型性,表现为核大深染、核仁清楚,核分裂多见,出现较多的双核、多核或巨核。异型性的软骨瘤细胞散在分布在软骨基质中。此瘤可穿破骨皮质,侵入周围组织,但发展较缓慢,转移较晚。

三、淋巴造血组织肿瘤

(一) 淋巴瘤

淋巴瘤(lymphoma)是发生于淋巴组织的恶性肿瘤,也称恶性淋巴瘤(malignant lymphoma,ML),为我国常见的恶性肿瘤之一,多见于儿童和青少年。根据组织病理学特点,分为霍奇金淋巴瘤和非霍奇金淋巴瘤两大类。

1. 霍奇金淋巴瘤(Hodgkin lymphoma) 又称霍奇金病,主要发生于浅表淋巴结,以颈部淋巴结和锁骨上淋巴结最常见,其次为腋窝和腹股沟淋巴结,受累的淋巴结增大,相邻淋巴结互相粘连,常形成固定的肿块,其切面呈灰白色、鱼肉状。组织学观察:淋巴结的正常结构破坏,瘤组织内出现大量炎细胞浸润,可伴有纤维组织增生。瘤细胞类型多样,其中 R-S (Reed-sternberg)细胞(细胞体积大,境界清楚、胞质丰富,嗜双色性或嗜酸性,单核、双核或多核,核内可见大而嗜酸性的核仁,如镜中之影,故称镜影细胞)。根据病理形态特点,分为淋巴细胞为主型,结节硬化型,混合细胞型,淋巴细胞减少型四型。以淋巴细胞为主型一般无症状,预后最好,而淋巴细胞减少型进展快,预后最差。

2. 非霍奇金淋巴瘤(non-Hodgkin lymphoma) 是恶性淋巴瘤最常见类型,好发于淋巴结,也可累及淋巴结外的淋巴组织。大体形态与霍奇金淋巴瘤相似。组织学观察:瘤细胞成分相对比较单一,常以一种细胞类型为主。瘤细胞破坏淋巴组织结构,具有明显的浸润扩散。分为 B 淋巴细胞发生的 B 淋巴细胞淋巴瘤和 T 细胞发生的 T 淋巴细胞淋巴瘤。

(二)白血病

白血病(leukemia)是骨髓造血干细胞发生的恶性肿瘤。其主要特征是骨髓内异常的白细胞(白血病细胞)弥漫性增生。这种白细胞进入外周血液中,使末梢血中白细胞数量明显增多,并广泛性浸润肝、脾、淋巴结等脏器。

根据病程可分为急性和慢性白血病。根据细胞分化形态可分为粒细胞性和淋巴细胞性白血病。急性白血病(急性粒细胞性白血病、急性淋巴细胞性白血病)起病急,骨髓内增生的白血病细胞原始幼稚,广泛浸润全身脏器,破坏正常的组织结构。患者常有发热、贫血、出血、疲乏等症状。慢性白血病(慢性粒细胞性白血病、慢性淋巴细胞性白血病)起病缓慢,病程较长,可长达数年,骨髓内白血病细胞大部分分化成熟,但也可浸润脾、肝、淋巴结等脏器。早期症状不明显,渐有乏力、消瘦、发热、脾大等症状。晚期可出现高热,贫血、出血症状加重,脾迅速增大,周围血中原始幼稚的白细胞迅速增多,预后极差。

四、常见神经系统肿瘤

1. 星形胶质细胞瘤(astrocytoma) 中年人多发。大体观察:一般境界不清,灰白色,浸润性生长,质地因肿瘤内胶质纤维多少而异,呈硬、软或胶冻状,并可形成含有清亮液体的囊腔。组织学观察:瘤细胞形态多样,可分纤维型星形胶质细胞瘤、原浆型星形胶质细胞瘤、肥胖型星形胶质细胞瘤。前二者为良性,后者介于良、恶性之间。恶性星形胶质细胞瘤可分间变性星形胶质细胞瘤、胶质母细胞瘤等。

2. 少突胶质细胞瘤(oligodendroglioma) 中年人多见,几乎均发生在大脑半球。大体观察:局限性胶冻样肿瘤,常伴有出血、囊性变和钙化。钙化在放射线检查上有重要诊断价值。组织学观察:瘤细胞大小一致,形态单一,圆形,核圆形居中,有核周晕,细胞弥散排列。间质富有血管并可伴有不同程度钙化和砂粒体。生长缓慢,可长达十余年,临床上常表现癫痫或局部瘫痪。

3. 髓母细胞瘤(medulloblastoma) 多见于小儿,偶见于成人。常位于小脑蚓部,占据第四脑室,部分病例可发生于小脑半球。大体观察:灰白色,境界清楚。组织学观察:瘤细胞圆形,胞核着色深,胞质少,核分裂较多。常构成菊形团,即肿瘤细胞环绕纤细的神经纤维中心成放射状排列(图 10-14)。患者出现脑积水,进行性协调运动障碍、步履蹒跚等。

4. 脑膜瘤(meningioma) 占颅内所有原发性肿瘤的 20% 左右。多为良性,生长缓慢,易于手术切除,此瘤在中枢神经系统肿瘤中预后最好。好发部位为上矢状窦两侧、大

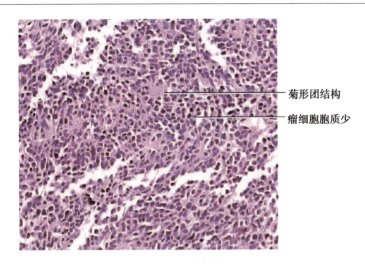

菊形团结构

瘤细胞胞质少

图 10-14　髓母细胞瘤

脑镰、小脑脑桥角，枕骨大孔及脊髓周围。大体观察：与硬膜紧密相连，陷入脑表面，但脑内浸润很少，肿块质实，灰白色，呈颗粒状，可见白色钙化砂粒体。组织学特征性脑膜皮细胞大小不等，呈同心圆状、漩涡状（图 10-15），其中央血管壁常有半透明变性，钙化形成砂粒体。

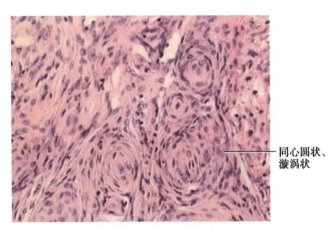

同心圆状、
漩涡状

图 10-15　脑膜瘤

5. 神经鞘瘤（neurilemmoma）　又称施万细胞瘤，是源于施万（Schwannoma）细胞的良性肿瘤。可发生在全身各处周围神经。一般单发。易发生在第 8 对颅神经，又称听神经瘤。大体观察：肿瘤大小不一，呈圆形或结节状，质实，有完整包膜，不发生浸润。切面灰白或灰黄色略透明，可见漩涡结构，可见出血或囊性变。组织学观察：①束状型，瘤细胞为细长梭形，境界不清，呈栅栏状或不完全的漩涡状排列；②网状型，细胞稀少，排列成疏松的网状结构，细胞间有较多黏液样液体。

6. 神经纤维瘤（neurofibroma）　多发生于皮下，大体观察：境界明显，无包膜，质实，切面灰白色，呈漩涡状排列。组织学观察：由神经鞘膜细胞和成纤维细胞构成，成小束分散在神经纤维之间，伴有网状、胶原纤维及黏液样基质。

神经鞘瘤和神经纤维瘤二者都可以恶变，其恶变的特征是细胞密集，多形性，细胞核分裂增加,血管增生,肿瘤与纤维肉瘤相似。恶性神经鞘瘤从幼儿至青年均可发生,病程长,一般在5年以上。

五、其他肿瘤

(一)畸胎瘤

畸胎瘤(teratoma)是来源性腺及胚胎剩件中全能细胞发生的肿瘤。好发于卵巢、睾丸,偶见于纵隔、骶部。约90%～95%为良性,少数恶性。

1. 良性畸胎瘤 多见于卵巢,肿瘤体积较大,多呈囊性。囊壁由皮肤样组织构成,囊腔充满毛发及脂质样物,故称皮样囊肿。可见分化成熟的三个胚层组织。常为皮肤及其附属器,成熟的骨、软骨、平滑肌、呼吸道和消化道上皮等组织。少数良性畸胎瘤可恶变。

2. 恶性畸胎瘤 多见于卵巢、睾丸,常为实体性。由幼稚、分化不成熟的组织构成,特别是不成熟的神经组织。此病易转移,恶性程度较高。

(二)色素痣和黑色素瘤

1. 色素痣(pigmented nevus) 是皮肤黑色素细胞的良性增生性病变。见于全身各处的皮肤,大小不一,有的平坦,有的隆起于皮肤表面,可有少量毛发。根据痣细胞所在的部位分为三种:①皮内痣:痣细胞位于真皮层内;②交界痣:痣细胞位于表皮与真皮交界处;③复合痣:同时存在皮内痣和交界痣。交界痣和复合痣受到刺激易发生恶变,表现为生长加快、瘙痒、疼痛,颜色变深或变浅,表面破溃出血等。

2. 黑色素瘤(melanoma) 又称恶性黑色素瘤,是由黑色素细胞发生的高度恶性肿瘤。多发生于足底部、外阴及肛门周围的皮肤。可以开始即为恶性,亦可以由色素痣恶变而来。肿块呈褐色或褐黑色,边缘不整齐,常伴有溃烂、出血。瘤组织可呈巢状或条索状排列。瘤细胞呈多边形或梭形,核大深染,常见红染的核仁,可见病理性核分裂象。瘤细胞质内黑色素颗粒多少不等,有的不见黑色素颗粒而称为无色素性黑色素瘤。

思考题

1. 区别肿瘤性增生和非肿瘤性增生。
2. 举例说明良、恶性肿瘤的区别,癌与肉瘤的区别。
3. 简述肿瘤命名原则,常见的癌前病变。
4. 简述肿瘤的生长方式、转移途径、对机体的影响。

(丁运良)

第十一章 缺 氧

掌握缺氧的概念,四种缺氧的原因及血氧指标的变化特点;熟悉缺氧时机体的功能代谢变化;了解影响机体缺氧耐受性的因素。

缺氧(hypoxia)是当组织得不到充足的氧,或不能充分利用氧时,组织的代谢、功能、甚至形态结构都可能发生异常变化的病理过程。

一、常用的血氧指标及其意义

氧的获取和利用是个复杂的过程。包括外呼吸、气体在血液中的运输和内呼吸三个基本环节。故血氧指标是反映组织的供氧与耗氧的重要指标。

1. 血氧分压(partial pressure of oxygen,PO_2) 是指以物理状态溶解在血浆内的氧分子所产生的张力(故又称氧张力)。动脉血氧分压(PaO_2)约100mmHg(13.3kPa),主要取决于吸入气的氧分压、肺的呼吸功能;静脉血氧分压(PvO_2)正常约40mmHg(5.33kPa),主要反映组织细胞内呼吸的情况。

2. 血氧容量(oxygen binding capacity in blood,CO_2 max) 指氧分压为150mmHg(20.0kPa),二氧化碳分压为40mmHg(5.33kPa),湿度38℃,在体外100毫升血液内血红蛋白所结合的最大氧量。正常血氧容量约20ml/dl。氧容量取决于单位容积血液内血红蛋白的量和血红蛋白结合氧的能力。如果血红蛋白含量减少(贫血)或血红蛋白结合氧的能力降低(如高铁血红蛋白、碳氧血红蛋白),则血氧容量减少。

3. 血氧含量(oxygen content in blood,CO_2) 是指100ml血液内所含的氧量,包括实际与血红蛋白结合的氧和溶解在血浆内的氧。正常动脉血氧含量(CaO_2)约19ml/dl,静脉血氧含量(CvO_2)约14ml/dl。血氧含量主要取决于PaO_2与血红蛋白的质和量。PaO_2明显降低或血红蛋白结合氧的能力降低,使血红蛋白饱和度降低,或单位容积血液内血红蛋白量减少,都可使血氧含量减少。

4. 动静脉血氧含量差 即动脉血氧含量减去静脉血氧含量,说明组织对氧的消耗量。由于各组织器官耗氧量不同,各器官动静脉血氧差很不一样。正常动脉血与混合静脉血氧差约5毫升%。

5. 血氧饱和度(oxygen saturation,SO_2) 是指血液中结合氧的血红蛋白占总血红蛋白的百分比。SO_2=(血氧含量-溶解氧量)/血氧容量×100%。

正常动脉血氧饱和度(SaO_2)约95%~97%,混合静脉血氧饱和度(SvO_2)约75%。血

111

氧饱和度高低主要取决于血氧分压的高低,血氧分压与血氧饱和度之间的关系,可用氧离曲线来表示(图 11-1)。由于血红蛋白的生理特点,氧离曲线呈 S 形,PO_2 60mmHg(8kPa)以下,才会使血氧饱和度明显降低,血氧含量明显减少,从而引起缺氧。

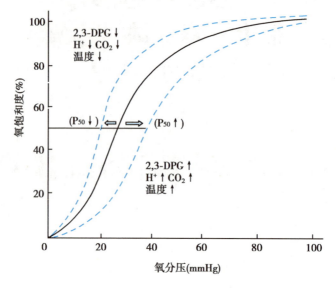

图 11-1 氧离曲线

血红蛋白与氧亲和力高低,常用 P_{50} 表示。P_{50} 是指血液在 38℃,pH 7.4,PCO_2 40mmHg(5.33kPa)的条件下,使血氧饱和度达到 50% 时的血氧分压。正常成人 P_{50} 约为 27mmHg(3.59kPa)。血液 PCO_2 升高、pH 降低、湿度升高或红细胞内 2,3-DPG 含量增加,都可使血红蛋白氧亲和力降低,氧离曲线右移,P_{50} 增大(图 11-1);反之,使血红蛋白与氧亲和力升高,氧离曲线左移,P_{50} 变小。

二、缺氧的原因和类型

根据缺氧发生的速度,可将缺氧分为急性缺氧和慢性缺氧;根据缺氧时 PaO_2 的变化,可将缺氧分为低张性低氧血症和等张性低氧血症;根据缺氧的原因,可将缺氧分为乏氧性缺氧、血液性缺氧、循环性缺氧、组织性缺氧。

(一) 乏氧性缺氧

乏氧性缺氧(hypoxic hypoxia)是指由于肺泡氧分压降低,或静脉血分流入动脉,血液从肺摄取的氧减少,以致动脉血氧含量减少,PaO_2 降低。属于低张性低氧血症(hypotonic hypoxemia)。

1. 原因

(1)吸入气氧分压低:例如高原或高空,大气压低;通风不好的矿井、坑道内;吸入低氧的混合气体(如吸入气掺入高浓度的氮、氢或笑气)。由于吸入气氧分压低,肺泡气氧分压(P_AO_2)和动脉血氧分压(PaO_2)随之降低。

(2)外呼吸功能障碍:呼吸运动减弱或肺的疾患(如窒息、慢性阻塞性肺疾患、肺水肿、肺炎等),致肺泡通气量减少,肺泡气二氧化碳分压 P_ACO_2 升高,P_AO_2 降低,结果血液通过肺摄取的氧减少,动脉血氧含量和 P_AO_2 降低。由呼吸功能障碍引起的缺氧,又称呼吸性缺氧。

(3)静脉血分流入动脉(静脉血掺杂)增多:正常掺杂到动脉的静脉血约占心输出量的

2％～3％。如法洛四联症,心房或心室间隔缺损,伴有肺动脉狭窄或肺动脉高压,右心的静脉血可部分经缺损处流入左心。

2. 乏氧性缺氧的特点(表 11-1)

(1)动脉血氧分压、动脉血氧饱和度和动脉血氧含量都降低,静脉血氧分压、静脉血氧饱和度和静脉血氧含量亦随之降低。

(2)动脉血氧容量和静脉血氧容量正常。但是慢性缺氧时,由于血液系统的代偿可使单位容积血液内红细胞数和血红蛋白量增多,血氧容量增加。

(3)动静脉血氧含量差接近正常。如果 PaO_2 太低,动脉血与组织氧分压差明显变小,血氧弥散到组织内减少,可使动静脉血氧含量差降低。

(4)除血氧变化外,严重的乏氧性缺氧的病人皮肤、黏膜呈紫蓝色,称之为发绀。原因是乏氧性缺氧的病人血液中脱氧血红蛋白的浓度增加,脱氧血红蛋白的浓度正常值 $\leqslant 2.6g/dl$,当乏氧性缺氧的病人血液中脱氧血红蛋白的浓度 $\geqslant 5.0g/dl$ 时就会出现发绀。

(二)血液性缺氧

血液性缺氧(hemic hypoxia)是指由于血红蛋白含量减少或性质发生改变,致血液携带的氧减少,血氧含量降低,或血红蛋白结合的氧不易释出所引起的缺氧。由于以物理状态溶解在血液内的氧不受血红蛋白的影响,这型缺氧的 PaO_2 正常,属于等张性低氧血症。

1. 原因

(1)贫血(anemia):见于各种原因引起的贫血。单位容积血液内红细胞数和血红蛋白量减少,虽然 PaO_2 和氧饱和度正常,但氧容量降低,氧含量随减少。

(2)高铁血红蛋白血症:血红蛋白的二价铁,在氧化剂的作用下,可氧化成三价铁,形成高铁血红蛋白,也称变性血红蛋白或羟化血红蛋白。高铁血红蛋白的三价铁因与羟基牢固结合而丧失携带氧的能力,同时还能使剩余的 Fe^{2+} 与氧的亲和力增高,导致氧离曲线左移,使组织缺氧。当亚硝酸盐、硝基苯等氧化剂中毒时,如使血中高铁血红蛋含量增加至 20％～50％,就可出现头疼、昏迷、呼吸困难和心动过速等。较常见的是食用大量含硝酸盐的腌菜后,经肠道细菌将硝酸盐还原为亚硝酸盐,吸收后形成高铁血红蛋白血症,称为"肠源性发绀"。

(3)一氧化碳(CO)中毒:CO 与血红蛋白结合成为碳氧血红蛋白,CO 与 Hb 的亲和力为 O_2 与 Hb 亲和力的 218 倍(37℃),吸入 CO 时,血液中的血红蛋白可能有 50％为 HbCO,则可发生极为严重的缺氧。

2. 血液性缺氧的特点(表 11-1)

(1)动脉血氧分压正常,血氧容量和动脉血氧含量减少。

(2)动脉血红蛋白血氧饱和度在贫血性缺氧时正常,在高铁血红蛋白血症和碳氧血红蛋白血症降低。

(3)动静脉血氧含量差常小于正常。

(4)由于 PaO_2 正常,一般不引起发绀。严重贫血的病人面色苍白,高铁血红蛋白呈咖啡色(皮肤、黏膜青紫),碳氧血红蛋白呈樱桃红色。

(三)循环性缺氧

循环性缺氧(circulatory hypoxia)是指由于血液循环障碍,供给组织的血液减少而引起的缺氧。循环性缺氧可以是局部的(如血管狭窄或阻塞);也可以是全身性的(如心力衰竭、休克)。

1. 原因

(1)全身血液循环障碍：常见于心力衰竭和休克，由于心输出量减少和有效循环血量降低，组织灌流量不足，而引起组织缺血和缺氧。

(2)局部血液循环障碍：见于血管的栓塞、受压，血管的病变，如动脉粥样硬化、脉管炎、血栓形成等。

2. 循环性缺氧的特点（表 11-1）

(1)动脉血氧分压、动脉血氧饱和度和动脉血氧含量正常，血氧容量一般也正常。

(2)由于血流缓慢和氧离曲线右移，组织从单位容积血液内摄取的氧增多，静脉血氧分压、静脉血氧饱和度和静脉血氧含量降低，动静脉血氧含量差别加大，但组织总的供血量和供氧量是减少的，所以引起组织缺氧。

(3)休克或心衰时，如果继发引起肺的呼吸功能障碍，则继发引起了乏氧性缺氧，血氧指标的变化就符合乏氧性缺氧血氧指标的变化特点。

（四）组织性缺氧

组织性缺氧（histogenous hypoxia）由组织细胞利用氧异常所引起的缺氧，又叫氧利用障碍性缺氧。

1. 原因　①组织中毒：如氰化物、硫化氢等；最典型的是氰化物中毒；如 HCN、KCN、NaCN、NH_4CN 等可由消化道、呼吸道或皮肤进入体内，迅速与氧化型细胞色素氧化酶的三价铁结合为氰化高铁细胞色素氧化酶，使之不能还原成还原型细胞色素氧化酶，以致呼吸链中断，组织不能利用氧；0.06 克的 HCN 即可使人死亡；②线粒体损伤：细菌毒素、放射线、高压氧疗等也可能损伤线粒体的呼吸功能而引起氧的利用障碍；③维生素缺乏：许多维生素参与了许多呼吸酶辅酶的构成，如维生素 B_1（焦磷酸硫胺素）、维生素 B_2、维生素 PP（烟酰胺等），所以一些原因引起维生素缺乏则会导致呼吸酶活性下降。

2. 组织性缺氧的特点（表 11-1）

(1)动脉血氧分压、动脉血氧饱和度和动脉血氧含量正常。

(2)静脉血氧分压、静脉氧饱和度和静脉氧含量高于正常，动-静脉血氧含量差变小。

表 11-1　各型缺氧的血氧变化

缺氧类型	动脉血氧分压	动脉血氧饱和度	血氧容量	动脉血氧含量	动-静脉血氧含量差
乏氧性缺氧	↓	↓	N	↓	↓和N
血液性缺氧	N	N	↓或N	↓或N	↓
循环性缺氧	N	N	N	N	↑
组织性缺氧	N	N	N	N	↑或↓

↓降低 ↑升高 N正常

三、缺氧时机体的功能代谢变化

缺氧时机体的功能代谢变化，包括机体对缺氧的代偿性反应和由缺氧引起的代谢与功能障碍。急性缺氧是由于机体来不及代偿而较易发生代谢的功能障碍。各种类型的缺氧所引起的变化，既有相似之处，又各具特点，以下主要以低张性缺氧为例，说明缺氧对机体的影响。

(一) 代偿性反应

动脉血氧分压一般要降至 60mmHg(8kPa)以下,才会使组织缺氧,引起机体的代偿反应,包括增强呼吸,增加血液运送氧和组织利用氧的功能等。

1. 呼吸系统　PaO_2 降低(低于 60mmHg)可刺激颈动脉体和主动脉体化学感受器。反射性地引起呼吸加深加快,从而使肺泡通气量增加,肺泡气氧分压升高,PaO_2 也随之升高。低张性缺氧所引起的肺通气变化与缺氧持续的时间有关。如人达到 400m 高原后,肺通气量立即增加,但仅比在海平面高 65%。数日后,肺通气量可高达在海平面的 5～7 倍。但久居高原,肺通气量逐渐回降,至仅比海平面者高 15% 左右。肺通气量增加是对急性低张性缺氧最重要的代偿性反应。血液性缺氧和组织性缺氧因 PaO_2 不低,故呼吸一般不增强;循环性缺氧如累及肺循环,如心力衰竭引起肺淤血、水肿时,可使呼吸加快。

2. 循环系统

(1)心输出量增加:主要是由于:①心率加快:心率加快很可能是通气增加所致肺膨胀对肺牵张感受器的刺激,反射性地通过交感神经引起的;②心收缩性增强:缺氧作为一种应激原,可引起交感神经兴奋,作用于心脏 β-肾上腺素能受体,使心收缩性增强;③静脉回流量增加:胸廓呼吸运动及心脏活动增强,可导致静脉回流量增加和心输出量增多。

(2)血流分布改变:急性缺氧时,皮肤、腹腔内脏交感神经兴奋,缩血管作用占优势,故血管收缩;而心、脑血管因以局部组织代谢的产物的扩血管作用为主,故血管扩张,血流增加。这种血流分布的改变显然对于保证生命重要器官缺氧的供应是有利的。

(3)肺血管收缩:肺泡缺氧及混合静脉血的氧分压降低都引起肺小动脉收缩,从而使缺氧的肺泡的血流量减少,从而维持肺泡通气/血流的适当比例,使流经这部分肺泡的血液仍能获得较充分的氧,从而可维持较高的 PaO_2。

(4)毛细血管增生:长期慢性缺氧可促使毛细血管增生。尤其是脑、心脏和骨骼肌的毛细血管增生更显著。毛细血管的密度增加可缩短血氧弥散至细胞的距离,增加对细胞的供氧量。

3. 血液系统

(1)红细胞增多:当低氧血流经肾脏近球小体时,能刺激近球细胞,使其生成并释放促红细胞生成素(erythropoietin,EPO),EPO 能促使干细胞转化为原红细胞,并促进其分化、增殖和成熟。

(2)氧离曲线右移:缺氧时,红细胞内 2,3-DPG 增加,导致氧离曲线右移,即血红蛋白与氧的亲和力降低,易于将结合的氧释出供组织利用。

4. 组织细胞的适应　①组织细胞利用氧的能力增强:慢性缺氧时,细胞内线粒体的数目和膜的表面积均增加,呼吸链中的酶如琥珀酸脱氢酶、细胞色素氧化酶可增加,使细胞的内呼吸功能增强;②无氧酵解增强:严重缺氧时,ATP 生成减少,ATP/ADP 比值下降,以致磷酸果糖激酶活性增强,该酶是控制糖酵解过程最主要的限速酶,其活性增强可促使糖酵解过程加强,在一定的程度上可补偿能量的不足;③肌红蛋白增加:慢性缺氧可使肌肉中肌红细胞蛋白含量增多。肌红蛋白和氧的亲和力较大,当氧分压为 10mmHg(1.33kPa)时,血红蛋白的氧饱和度约为 10%,而肌红蛋白的氧饱和度可达 70%,当氧分压进一步降低时,肌红蛋白可释放出大量的氧供细胞利用;肌红蛋白的增加可能具有储存氧的作用。

（二）缺氧时机体的功能代谢障碍

严重缺氧,如低张性缺氧者 PaO_2 低于 30mmHg(4kPa)时,组织细胞可发生严重的缺氧性损伤,器官可发生功能障碍甚而功能衰竭。

1. 缺氧性细胞损伤 缺氧性细损伤主要为细胞膜、线粒体、溶酶体的变化:①细胞膜的变化:缺氧时细胞内 ATP 含量减少,细胞膜的功能障碍,细胞膜对各种离子的转运发生异常改变;如钠离子内流引起、钾离子外流、钙离子的内流;②线粒体的变化:缺氧时线粒体的呼吸功能障碍,使 ATP 生成减少;严重时线粒体可出现肿胀、嵴崩解、外膜破裂和基质外溢等病变;③溶酶体的变化:缺氧时溶酶体肿胀、破裂,和大量溶酶体酶的释出,进而导致细胞本身及其周围组织的溶解、坏死。

2. 中枢神经系统的功能障碍 脑重仅为体重为 2% 左右,而脑血流量约占心输出量之15%,脑耗氧量约为总耗氧量的 23%,所以脑对缺氧十分敏感。急性缺氧可引起头痛、情绪激动、思维、记忆力、判断力降低或丧失以及运动不协调等。慢性缺氧者则有易疲劳、思睡、注意力不集中及精神抑郁等症状。严重缺氧可导致烦躁不安、惊厥、昏迷甚而死亡。缺氧引起脑组织的形态学变化主要是脑细胞变性、坏死、脑细胞肿胀及脑水肿。

3. 外呼吸功能障碍 急性低张性缺氧,如快速登上 4000m 以上的高原时,可在 1～4 天内发生肺水肿,表现为呼吸困难、咳嗽、咳出血性泡沫痰、肺部有湿性啰音、皮肤黏膜发绀等。但高原性肺水肿不同于其他原因引起的急性呼吸窘迫综合征,前者经休息、氧疗或下山后短期内即可痊愈;而急性呼吸窘迫综合征经治疗往往要数月后才能痊愈。PaO_2 过低可直接抑制呼吸中枢,使呼吸抑制,肺通气量减少,导致中枢性呼吸衰竭。

4. 循环功能障碍 严重的全身性缺氧时,心脏可受累,如高原性心脏病、肺源性心脏病、贫血性心脏病等,甚而发生心力衰竭。

除以上所述神经系统、呼吸与循环系统功能障碍外,肝、肾、消化道、内分泌等各系统的功能均可因严重缺氧而受损害。

四、影响机体缺氧耐受性的因素和病理生理与临床护理联系

（一）影响机体缺氧耐受性的因素

年龄、机体的功能状态、营养、锻炼、气候等许多因素都可影响机体对缺氧的耐受性,这些因素可以归纳为两点,即代谢耗氧率与功能的代偿能力。

1. 代谢耗氧率 基础代谢高者,如发热、机体过热、或甲状腺功能亢进的病人,由于耗氧多,故对缺氧的耐受性较低。寒冷、体力活动、情绪激动等可增加机体耗氧量,也使对缺氧的耐受性降低。

2. 机体的代偿能力 通过组织细胞的代偿性反应能提高利用氧的能力。这些代偿性反应存在着显著的个体差异,因而各人对缺氧的耐受性也很不相同。有心、肺疾病及血液病者对缺氧耐受性低,老年人因为肺和心脏的功能储备降低、骨髓的造血干细胞减少、外周血液红细胞数减少,以及细胞某些呼吸酶活性降低等原因,均可导致对缺氧的适应能力下降。代偿能力可以通过锻炼提高。

（二）病理生理与临床护理联系

1. 病情观察 观察病人情绪激动、思维、记忆力、判断力降低等。严重缺氧有无烦躁不安、惊厥、昏迷,皮肤、黏膜颜色等。

2. 护理措施 首先应消除引起缺氧的原因,其次是给病人吸氧。吸氧时应注意氧气筒

总开关及气门打开,氧气表(压力表、减压表、流量表、湿化瓶、安全阀)的正确使用等。既要注意到量、又切记过量导致氧中毒。

3. 健康教育 给予心理安慰,使患者保持稳定、乐观的情绪,帮助其树立治疗信心。

在实验中发现,用低氧溶液灌注组织器官或在缺氧条件下培养细胞一定时间后,再恢复氧供应,缺氧时造成的组织细胞损伤不仅未恢复,反而更加严重,这种现象称为氧反常(oxygen paradox)。目前认为这是由于当组织缺血缺氧一段时间后重新恢复氧的供应会引发大量氧自由基的产生,从而加重缺氧组织的功能、代谢和结构损伤。

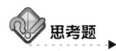 **思考题**

1. 简述四型缺氧血氧指标的变化特点。
2. 简述缺氧时组织细胞的代偿性反应。

(牛春红)

第十二章　呼吸系统疾病

掌握慢性阻塞性肺疾病的病理变化、并发症及临床特点,大、小叶性肺炎的病理变化,鼻咽癌、肺癌的病理变化;熟悉大、小叶性肺炎的主要临床表现、结局及并发症,鼻咽癌、肺癌的扩散途径及主要临床表现;了解慢性阻塞性肺疾病的病因和发病机制,大、小叶性肺炎的病因、发病机制及间质性肺炎的病变特点,鼻咽癌、肺癌的病因。

呼吸系统常见的疾病主要有慢性阻塞性肺疾病(慢性支气管炎、支气管哮喘、慢性肺气肿、支气管扩张症等)、肺炎(细菌性肺炎、支原体性肺炎、病毒性肺炎等)、硅沉着病、慢性肺源性心脏病和肿瘤(肺癌、鼻咽癌、喉癌)等。

我国 1992 的死因调查结果显示,呼吸系统疾病(不包括肺癌)在城市的死亡率占第 3 位,而在农村则占首位。

第一节　慢性阻塞性肺疾病

慢性阻塞性肺疾病(chronic obstructive pulmonary disease,COPD)是一组以肺实质、支气管等损伤后,导致慢性不可逆性气道阻塞、呼吸阻力增加等为共同特征的肺疾病,包括慢性支气管炎、支气管扩张症和肺气肿等疾病。

一、慢性支气管炎

慢性支气管炎(chronic bronchitis)是一种常见病,任何年龄均可发病,以老年人为多见。临床上以病程长、反复发作为特征,以咳嗽、咳痰、喘息为主要症状。凡是上述症状每年持续约 3 个月,连续 2 年及以上即可诊断为慢性支气管炎。本病常于冬季或受凉感冒后发病,夏季发病减少,北方较南方多见。晚期可并发阻塞性肺气肿和慢性肺源性心脏病。

1. 病因及发病机制

(1)理化因素:是引起慢性支气管炎的常见因素:①吸烟:是慢性支气管炎发生的重要因素。烟雾中含有焦油、尼古丁、镉等有害物质,损伤呼吸道黏膜,削弱呼吸道的自净和免疫功能,易继发感染;②空气污染:大气污染与慢性支气管炎之间有明显的关系,作业环境内的刺激性烟尘和粉尘,反复刺激损伤支气管黏膜而发病;③气候因素:气候变化,特别是寒冷空气能引起呼吸道黏液分泌增多、纤毛排送黏液的速度减慢和肺泡巨噬细胞功能减弱。

（2）感染因素：呼吸道感染是慢性支气管炎发病和加重的重要原因。病毒对本病的发生起着重要作用，凡能引起感冒的病毒均能引起本病的发病和复发。病毒感染导致的支气管黏膜损伤和防御功能削弱，为寄生在呼吸道内的细菌继发感染创造了条件，其中流感嗜血杆菌、肺炎球菌、奈瑟球菌和甲型链球菌，可能是本病的主要致病菌。

（3）过敏因素：如粉尘、烟草等过敏可引起慢性支气管炎的发病，特别是喘息型患者，往往有过敏史，以脱敏为主的综合治疗，可取得较好的治疗效果，说明过敏与慢性支气管炎的发病有关。

（4）其他因素：内分泌功能变化，如老年人的肾上腺皮质激素分泌减少，可引起呼吸道黏膜萎缩，肺组织弹性降低，使得老年人患病率较高并且迁延不愈。

2. 病理变化

（1）上皮的损伤与修复：慢性支气管炎时，首先受损的是黏液-纤毛排送系统。由炎性渗出和黏液分泌增多，使纤毛粘连、倒伏乃至脱落，纤毛上皮发生变性、坏死，通过上皮再生，可完全修复，若刺激过强或持续时间过久，上皮失去分化形成纤毛的能力，变为立方或扁平形细胞，甚至发生鳞状上皮化生（图 12-1）。

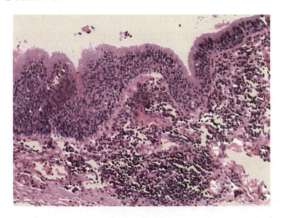

图 12-1　慢性支气管炎
纤毛柱状上皮增生并发生鳞状上皮化生，支气管壁大量慢性炎细胞浸润

（2）腺体增生、肥大、黏液化和退变：各种有害刺激因素均可引起气管、支气管腺体的变化，表现为较大支气管黏液腺泡增生肥大、浆液腺泡部分发生黏液化，较小支气管黏膜上皮杯状细胞增多。这种黏膜和腺体分泌功能亢进是患者出现咳嗽、咳痰症状的病理学基础。后期，分泌亢进的细胞逐渐转向衰竭。此时，黏膜变薄，腺泡萎缩、消失，气道内黏液减少，甚至无黏液分泌。

（3）支气管壁的其他病变：早期支气管壁充血、水肿，淋巴细胞和浆细胞浸润。晚期支气管壁平滑肌、弹性纤维及软骨萎缩、破坏，发生纤维化、钙化、甚至骨化。

（4）管壁周围炎：支气管壁炎症波及周围肺组织时引起管壁周围炎，肺组织充血、水肿，淋巴细胞和浆细胞浸润。

3. 主要临床表现

（1）咳嗽、咳痰：为慢性支气管炎患者的常见症状，是支气管黏膜的炎症和分泌物增多的结果。痰液多呈白色、黏液泡沫状，不易咳出。继发感染时，痰量增多，变为黄色脓性。慢性支气管炎的后期,因支气管黏液腺分泌耗竭,萎缩,气道狭窄等使痰液不能排除,患者可出现少痰或无痰的干咳。

(2)呼吸状况:慢性支气管炎急性发作期间肺部可闻及干、湿性啰音。喘息型患者在症状加重或继发感染时,因支气管平滑肌受刺激发生痉挛而出现哮喘样发作。气急不能平卧,双肺布满哮鸣音。

慢性支气管炎常反复发作,如治疗、护理不当,导致阻塞性肺气肿、支气管扩张和慢性肺源性心脏病等。

4. 病理与临床护理联系 ①病情观察:注意观察慢性支气管炎患者的咳嗽、咳痰(量、颜色、有无带血、气味等)、呼吸状态、皮肤颜色等;②护理措施:预防感冒、及时采取抗感染护理、必要时给予吸氧,给予利痰和解痉药物等;③健康教育:认识慢性支气管炎的发病原因、发病机制及危害性,教育患者增强机体抵抗力,减少呼吸道感染,充分认识控制慢性支气管炎病情发作的重要性。

二、支气管哮喘

支气管哮喘(bronchial asthma)简称哮喘,是一种由呼吸道过敏反应引起的慢性阻塞性支气管炎症性疾病,其特征是支气管可逆性、发作性痉挛。临床表现为反复发作的喘息,伴有哮鸣音的呼气性呼吸困难、咳嗽、胸闷等症状,症状可自行或经治疗后缓解。反复的哮喘发作可导致阻塞性肺气肿及慢性肺源性心脏病。有时可发生自发性气胸,偶有哮喘持续状态致死的病例。

1. 病因及发病机制 本病的病因与多基因遗传有关,并与环境相互作用。环境因素中主要为某些激发因素,如花粉、尘螨、动物毛屑、真菌、某些食品及药物等。上述过敏主要经呼吸道吸入,但也可通过消化道或其他途径进入体内。过敏原可刺激局部 T 淋巴细胞,使之分化为 TH_1 及 TH_2 型细胞,释放多种白细胞介素,如 TH_2 可释放 IL-4 及 IL-5。IL-4 可促进 B 淋巴细胞分化并产生 IgE,刺激肥大细胞活化。致敏的肥大细胞被 IgE 包被,可与抗原发生反应。IL-5 则能促使嗜酸性粒细胞分化并与抗原发生反应。

2. 病理变化 支气管壁轻度增厚,黏膜杯状细胞肥大、增生,基底膜增厚,管壁平滑肌肥厚,支气管黏膜上皮局部剥脱,黏膜下明显水肿,有嗜酸性粒细胞及淋巴细胞浸润。支气管腔内可见黏液栓充塞,黏液栓中常出现由嗜酸性粒细胞崩解形成的尖棱状夏科-雷登(Charcot Leyden)晶体及由破碎的脱落上皮细胞及黏液成分构成 Curschmann 螺旋体。继发感染时管腔内出现脓性渗出物。

3. 病理与临床护理联系 ①病情观察:注意观察哮喘患者的呼吸状态及全身一般状况的变化等;②护理措施:预防过敏原的接触,必要时给予吸氧、解痉药物等;③健康教育:认识哮喘的发病原因、发病机制及危害性,教育患者增强机体抵抗力,减少接触致敏原,充分认识控制哮喘病情发生发展的重要性。

三、支气管扩张症

支气管扩张症(bronchiectasis)是指以肺内细、小支气管持久性扩张为特征的慢性呼吸道疾病。本病是一种较常见的肺部慢性疾病,多见于成人,但大多起病于儿童时期,常为麻疹、百日咳、流感等引起的支气管肺炎的并发症。临床表现有咳嗽、咯大量脓痰和反复咯血等症状。

1. 病因及发病机制　在多数情况下,支气管扩张症是某些疾病的并发症,最常见于肺部感染之后。支气管壁的炎症破坏和支气管阻塞是本病的发病基础。如慢性支气管炎时,支气管壁平滑肌和弹性纤维遭受破坏,吸气时,管腔因受外向性的牵拉作用而扩大;呼气时,管腔因弹性降低而不能充分回缩,日久逐渐形成持续性扩张状态。当肿瘤或异物的压迫或阻塞支气管时,阻塞远端的支气管腔内因有分泌物潴留,常继发感染,使支气管壁进一步遭受炎性破坏。

2. 病理变化　大体观察:病变支气管呈管状及囊状扩张(图 12-2),可单发或多发。扩张的支气管和细支气管可连续延伸至胸膜下,呈节段性扩张。扩张的支气管腔内含有黏液脓性渗出物,有时为血性渗出物,有时可继发感染。支气管黏膜因管壁平滑肌萎缩、破坏及黏膜增生肥厚而形成纵行皱襞。周围肺组织呈程度不等的萎陷、纤维化和肺气肿。囊状扩张常发展为肺脓肿。炎症如波及胸膜,可引起纤维素性胸膜炎或化脓性胸膜炎。

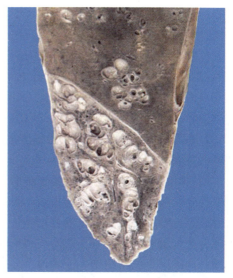

图 12-2　支气管扩张症
肺切面见显著扩张的支气管

组织学观察:可见黏膜水肿、上皮脱落和深浅不等的溃疡形成。残存的柱状上皮可发生鳞状上皮化生。支气管壁平滑肌、弹性纤维和软骨减少,有时甚至完全消失。管壁为肉芽组织取代,并见淋巴细胞和浆细胞或有中性粒细胞浸润。

3. 主要临床表现　支气管长期扩张或合并感染,炎性渗出物和黏液分泌均增多,引起长期咳嗽、多痰。尤其在体位改变时,痰液引流至较大支气管或气管,刺激管壁引起剧烈阵咳,咳出大量脓性痰液。这种情况多以清晨或夜间为重。如支气管壁血管受炎性损伤,可出现痰中带血或大量咯血。由于患者多有肺部化脓故可引起发热、盗汗、食欲减退、消瘦等全身症状。部分患者,由于长期呼吸困难、慢性缺氧,可发生杵状指(趾)。

4. 并发症　支气管扩张症伴化脓性感染时,常合并肺脓肿、脓气胸、脑脓肿等。当肺部广泛纤维化使肺血管床明显减少,或肺动脉与支气管动脉通过肉芽组织的毛细血管形成吻合支时,则导致肺动脉高压,引起肺源性心脏病。支气管黏膜上皮鳞状化生可恶变为鳞状细胞癌。多数患者最终死于肺炎的反复发作。

5. 病理与临床护理联系　①病情观察:注意观察支气管扩张症患者的咳嗽、咳痰(量、颜色、有无带血、气味)等;②护理措施:预防感冒、及时采取抗感染护理、必要时给予吸氧,给予利痰和解痉药物,咯血时给予止血药物等;保持安静,减少焦虑情绪;③健康教育:认识支气管扩张症的发病原因、发病机制及危害性,教育患者增强机体抵抗力,减少呼吸道感染。

四、肺　气　肿

肺气肿(pulmonary emphysema)是指末梢肺组织(呼吸性细支气管、肺泡管、肺泡囊和肺泡)因空气含量过多而呈持久性扩张并伴有肺泡间隔破坏的一种病理状态。肺气肿是常见而重要的慢性阻塞性肺疾病,也是支气管和肺疾病常见的并发症。临床上,以慢性阻塞性肺气肿为多见。

1. 病因及发病机制 肺气肿多继发于慢性支气管炎、反复发作的支气管哮喘等支气管疾病。肺气肿的发生大致有两个基本环节：

（1）细支气管阻塞性通气障碍：慢性支气管炎时，由于细支气管壁炎性肿胀、增厚、变硬，管腔内有炎性渗出物及黏液栓，使气道发生不完全阻塞，形成"活瓣"。吸气时，细支气管扩张，空气进入肺泡；呼气时，因细支气管腔内不全阻塞，管腔缩小，空气不能充分排出，久之导致肺泡壁弹性减退，末梢肺组织过度充气、膨胀，肺泡壁断裂，形成肺气肿。因而又称阻塞性肺气肿。

（2）细支气管壁和肺泡壁的结构损伤：细支气管壁的弹性纤维放射状地分布于周围的肺泡上，对维持细支气管的形态和管径大小起着重要的支撑作用。当弹性纤维损坏时，一方面细支气管因失去支撑而使管腔塌陷，引起阻塞性通气障碍；另一方面末梢肺组织在呼气时回缩力下降。二者均导致末梢肺组织含气量增多，逐渐形成肺气肿。

2. 病理变化 肺气肿的分类方法很多，按病变部位将肺气肿分为肺泡性肺气肿与间质性肺气肿两种类型。

（1）肺泡性肺气肿：病变发生于肺腺泡内，常合并有小气道的阻塞性通气障碍，故也称为阻塞性肺气肿。肺气肿呈弥散性，肺显著膨大，边缘钝圆，颜色苍白，肺组织柔软而缺少弹性，指压后遗留压痕，触之捻发音增强。末梢肺组织膨胀，肺泡间隔变窄、断裂，互相融合成大不一的气囊腔（图 12-3）。细小支气管可有慢性炎症性改变。肺泡壁毛细血管床减少，肺小动脉内膜因纤维组织增生而增厚。

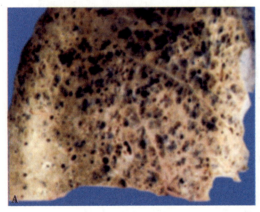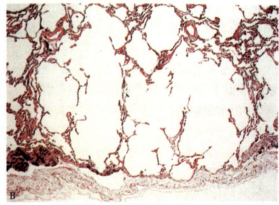

图 12-3 肺气肿

（2）间质性肺气肿：由于肺内压突然升高（如剧烈咳嗽），造成肺泡过度扩张、破裂，空气从而进入肺间质引起肺气肿。主要见于急性或慢性阻塞性肺气肿时，还可见于肺泡壁受炎症损害、痉挛性吸气、胸部强有力的顿挫伤、爆炸时气浪以及高压下的人工呼吸等。本型肺气肿呈别针头至豌豆大的小泡状，分布在肺的表面胸膜下，沿肺的间隔呈串珠状排列。

另外，所谓代偿性肺气肿、老年性肺气肿者，均属于非真性肺气肿。其中代偿性肺气肿是实变病灶周围的肺组织及肺叶切除后剩余肺组织发生的肺泡过度膨胀；而老年性肺气肿则是由于老年人肺的弥散性纤维化过程伴肺组织弹性的降低，弹性回缩力减小，呼吸时肺泡不能充分扩展和回缩，终因储气过多而形成肺气肿。

3. 主要临床表现 本病常反复发作，病程进展缓慢。轻度和早期慢性肺气肿常无明显症状,随着肺气肿程度加重,可出现气短等症状甚至休息时也出现呼吸困难及胸闷。当合并呼吸道感染时,症状加重,并可出现缺氧、酸中毒等症状。这是由于大量肺泡间隔的变窄、断裂,使呼吸面积和肺泡壁毛细血管床大为减少,造成通气和换气的严重障碍,呈现缺氧和二氧化碳潴留所致。重度肺气肿患者,由于肺内残气量明显增多,肺容积增大,使患者胸廓前后径加大,肋间隙增宽,横膈下降,形成桶状胸。叩诊呈过清音,心浊音界缩小或消失,肝浊音界下降。触诊语音震颤减弱。听诊时呼吸音减弱,呼气延长。X 线检查示两侧肺野透明度增加。肺气肿一旦形成,则难以恢复正常,随着发病次数的增加而不断加重,因此,必须防止病变的继续发展。

随着病变的发展,能呼吸的肺组织及所属毛细血管床越来越少,因而肺循环阻力越来越大,常因此导致慢性肺源性心脏病。

4. 病理与临床护理联系 ①病情观察:注意观察肺气肿患者的呼吸状态、胸部的形状变化等;②护理措施:预防感冒、及时采取抗感染护理、必要时给予吸氧,给予利痰和解痉药物等;③健康教育:认识肺气肿的发病原因、发病机制及危害性,教育患者增强机体抵抗力,减少呼吸道感染,充分认识控制肺气肿病情发生发展的重要性。

第二节 肺 炎

肺炎(pneumonia)是指肺的急性渗出性炎症。是呼吸系统的常见病,按照病因学分类,可分为细菌性、病毒性、支原体性、真菌性肺炎等;按照炎症累及的部位和范围分类,可分为大叶性、小叶性和间质性肺炎等;按照炎症的性质分类,可分为化脓性肺炎、纤维素性肺炎等。本节主要介绍较为常见的细菌性肺炎、支原体肺炎和病毒性肺炎。

一、大叶性肺炎

大叶性肺炎(lobar pneumonia)是以肺泡内纤维素渗出为主要病变特征的急性炎症。病变累及一个肺段乃至整个肺大叶。临床表现为起病急骤,以寒战、高热开始,继而胸痛、咳嗽、咳铁锈色痰,呼吸困难、发绀、肺实变体征及白细胞增高等,病程约一周左右。本病多见于青壮年,男性较多见,常发生于冬、春季节,多为散发。

1. 病因及发病机制 大叶性肺炎 90% 以上是由肺炎球菌引起,此外,溶血性链球菌、肺炎杆菌、金黄色葡萄球菌也可引起。肺炎链球菌可以寄生于正常人的鼻咽部,因为呼吸道具有自净和防御功能,一般不会发病。如因病毒感染、疲劳、受寒、胸廓外伤、麻醉、酒精中毒等机体抵抗力突然下降时,细菌乘机侵入肺泡并迅速生长繁殖,通过肺泡间孔或呼吸性细支气管向邻近肺组织蔓延,形成一个肺段或整个肺大叶的病变。细菌也可随渗出液经肺叶支气管播散,引起数个肺大叶的病变。

2. 病理变化 大叶性肺炎一般只侵犯单侧肺,多见于左肺下叶。在未使用抗生素治疗的情况下,病变可呈现典型的自然发展过程,分为以下四期:

(1)充血水肿期:此期为开始的 1~2 天。大体观察:病变肺叶肿胀,重量增加,呈暗红色,切面可挤出带泡沫的浆液。组织学观察:肺泡壁毛细血管显著扩张充血,肺间质水肿增宽,肺泡腔内可见较多量的浆液性渗出物、中性粒细胞、巨噬细胞并有少量的红细胞。

(2)红色肝样变期(实变早期):此期为发病的第 3~4 天。大体观察:病变肺叶肿胀、实变,呈暗红色,质地如肝;切面粗糙呈颗粒状(凝集于肺泡内纤维素渗出物凸出于切面),病变部位的胸膜表面可见纤维素性渗出物。组织学观察:肺泡壁毛细血管进一步扩张充血,通透性增加,大量红细胞渗出,肺泡腔内充满大量的红细胞,较多量的纤维素,少量的中性粒细胞、巨噬细胞;肺泡腔内的纤维素交织成网,并穿过肺泡间孔与相邻肺泡的纤维素网连接;纤维素网的形成,既能限制细菌的扩散,又能加强中性粒细胞及巨噬细胞对肺炎球菌的吞噬作用;由于大量渗出物充塞肺泡腔,使肺组织实变,通气和换气功能障碍,甚至丧失呼吸功能。

(3)灰色肝样变期(实变晚期,图12-4):此期为发病的5～6天。大体观察:病变肺叶仍肿胀,充血消退,由红色逐渐变为灰白色,实变加重,切面干燥、颗粒状,质地如肝。组织学观察:肺泡腔内纤维素渗出进一步增多,相邻肺泡内的纤维素性渗出物挤压肺泡壁及毛细血管,使病变肺组织由充血状态转为贫血状态,肺泡腔内的纤维素网中有大量中性粒细胞,红细胞则已大多溶解消失。相邻肺泡内的纤维素网相互连接成网。

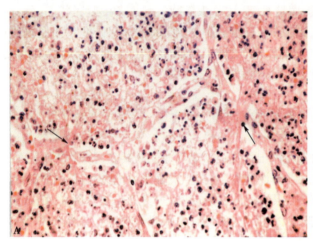
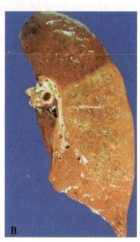

图12-4 大叶性肺炎
A. 肺泡内充满纤维素性渗出物,纤维素丝穿过肺泡间孔,使相邻
肺泡内的纤维素网相互连接;B. 肺下叶呈灰色肝样变

(4)溶解消散期:此期为发病的7天左右。随着特异性抗体的形成和白细胞、巨噬细胞吞噬作用的增强,机体防御功能逐步加强,致使病原菌被消灭。在中性粒细胞崩解后释放出大量蛋白溶解酶的作用下,肺泡腔内的纤维素逐渐溶解,溶解的纤维素部分经支气管咳出,部分经淋巴管吸收。于是病变肺组织逐渐净化、复原,肺组织逐渐恢复正常的结构和功能。

大体观察:病变肺组织呈淡黄色并逐渐恢复正常,质地变软,挤压时可见脓性混浊液体。组织学观察:肺泡壁毛细血管由贫血状态逐渐恢复正常,肺泡腔内渗出的中性粒细胞变性坏死,纤维素消失,出现均匀红染的液体,肺泡壁结构未遭破坏,肺组织逐渐恢复正常结构和功能。

由于抗生素的广泛应用以及肺炎球菌经过反复变异,使大叶性肺炎的病程缩短,上述的典型病变已不多见,病变的范围也大大缩小,往往只局限于肺段,临床表现亦不典型。

3. 主要临床表现

(1)寒战、高热:因为毒血症,患者起初表现为寒战,随即出现持续性高热,呈稽留热,直至溶解消散期患者体温骤降或者逐步恢复正常。

(2)咳嗽、咳痰、胸痛:因为炎症和炎性渗出物的刺激,患者伴有咳嗽、咳痰、胸痛。充血水肿期,由于肺泡腔内为浆液性渗出物,患者咳浆液性痰;红色肝样变期肺泡腔内有大量红细胞渗出,红细胞被巨噬细胞吞噬,崩解后形成的含铁血黄素,混于痰液中,使痰呈铁锈色;灰色肝样变期肺泡腔内红细胞逐渐消失,痰液由铁锈色转为黏液脓性;溶解消散期,肺泡腔内渗出物被溶解,出现泡沫状、稀薄、黏液脓性痰。实变期病变波及胸膜,出现胸痛,并随呼吸或咳嗽而加重。

（3）听诊:充血水肿期肺部听诊可闻及湿性啰音;红色肝样变期和灰色肝样变期因为肺实变,听诊呼吸音减弱,闻及支气管呼吸音;溶解消散期由于肺泡腔内渗出物被溶解液化,可再次闻及湿性啰音。

（4）肺实变体征:实变早、晚期因为肺实变,可出现触诊语颤增强、胸部叩诊呈浊音、听诊肺泡呼吸音减弱或消失、闻及支气管呼吸音等实变体征。

（5）胸部 X 线检查:充血水肿期病变区呈片状模糊阴影;实变早、晚期出现均匀性密度增高阴影;溶解消散期可见阴影密度逐渐减低,透亮度逐渐增加,呈散在的不规则片状阴影,直至阴影消失。

（6）实验室检查:白细胞计数升高,充血水肿期和红色肝样变期患者痰液中可检出肺炎球菌。

4. 结局及并发症　大叶性肺炎多发于青壮年,经过及时治疗和护理,一般在 7～10 天左右痊愈。但细菌毒力强,机体抵抗力弱,治疗、护理不及时,可出现以下并发症:

（1）肺肉质变:当渗出的中性粒细胞过少,蛋白溶解酶不足,肺泡腔内渗出的纤维素不能被完全溶解,则由肉芽组织取代而机化,肉眼观呈褐色肉样纤维组织,故称肺肉质变。肺组织的功能永久性丧失(图 12-5)。

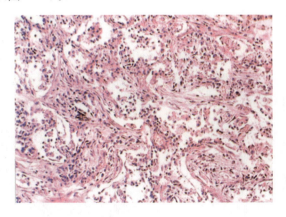

图 12-5　肺肉质变
肺泡腔内的炎性渗出物已被纤维组织所取代

（2）肺脓肿及脓胸:十分少见,是由毒力强的Ⅲ型肺炎球菌感染或者伴有金黄色葡萄球菌感染而引起,受累的肺组织坏死液化,形成肺脓肿;当胸膜病变严重时,可发展成纤维素性化脓性胸膜炎甚至脓胸。

（3）中毒性休克:由严重的毒血症所致,是大叶性肺炎较为严重一种的并发症,如不及时抢救,可引起死亡。

5. 病理与临床护理联系　①病情观察:病人的生命体征、咳嗽、咳痰(颜色、性质、量等),胸痛(性质、部位、程度等),呼吸困难的程度等;②护理措施:选择适当的抗生素控制感染；呼吸困难者，给予吸氧。室内保持空气流通，适当保暖，休息，增加营养等；③健康教育：提高机体抵抗力，避免劳累等，预防呼吸道感染。

二、小叶性肺炎

小叶性肺炎(lobular pneumonia)是以细支气管为中心及其所属肺组织的急性化脓性炎症，故又称支气管肺炎。此病可以单独发病，也常作为其他疾病的并发症出现。临床上，患者有发热、咳嗽、咳痰等症状，肺部听诊可闻及分散的湿性啰音。本病可发生于任何年龄，小儿、年老体弱以及久病卧床者多见。

1. 病因及发病机制 往往是多种病菌混合感染。最常见的病原菌为致病力较弱的肺炎球菌，其次为葡萄球菌、链球菌、嗜血流感杆菌、绿脓杆菌和大肠杆菌等。病原菌大多数是经呼吸道侵入肺组织，极少数经血道进入肺组织，在某些诱因的作用下，导致支气管肺炎的发生。如患传染病(麻疹、百日咳、白喉、流感等)、营养不良、受寒等，这些诱因使机体抵抗力下降，呼吸道的防御功能受损，引起小叶性肺炎。此外，昏迷(脑出血、尿毒症等)或吸入麻醉患者因吞咽、咳嗽反射减弱或消失，将上呼吸道的带菌分泌物或呕吐物吸入肺部或新生儿因吸入羊水成分而引起的小叶性肺炎，称为吸入性肺炎。长期卧床病人(心力衰竭、大手术后等)引起的肺较低部位的小叶性肺炎，称坠积性肺炎等。

2. 病理变化 大体观察：肺内出现许多散在的实变病灶，通常两肺同时受累，以下叶及背侧较为严重，有时也可局限于一侧或一叶；病灶大小不一，多数直径为 1cm 左右(相当于肺小叶范围)，形状不规则，色暗红或带黄色，质实；切面病灶略隆起，但较平滑而不呈颗粒状；挤压时有脓性渗出物溢出，病灶周围肺组织充血；病变较严重者，病灶互相融合，形成融合性支气管肺炎，有时可累及整个肺段甚至肺大叶。组织学观察：典型支气管肺炎的病变是细支气管管壁充血、水肿，中性粒细胞弥散性浸润，黏膜上皮坏死、脱落、崩解，管腔内充满浆液、中性粒细胞、脓细胞以及脱落的黏膜上皮细胞；病变细支气管所属的肺组织充血、水肿，肺泡腔内充满中性粒细胞、脓细胞及脱落的肺泡上皮细胞，有时可见少量红细胞和纤维素；病灶附近的肺组织充血、水肿，肺泡扩张呈代偿性肺气肿(图 12-6)。

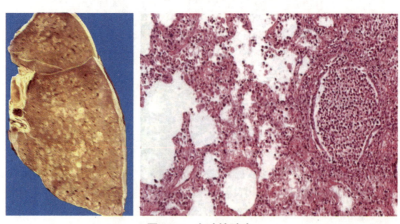

图 12-6 小叶性肺炎
支气管及周围的肺泡腔内充满以中性粒细胞为主的脓性渗出物，
部分支气管黏膜上皮脱落，可见代偿性肺气肿

3. 主要临床表现 小叶性肺炎由于炎性渗出物刺激支气管黏膜，患者常有咳嗽及咳

痰,痰液常因支气管黏液分泌亢进而为黏液脓性。因病灶一般较小且散在分布,除融合性支气管肺炎外,肺实变的体征一般不明显。因病变细支气管及其所属肺泡内含有渗出物,故听诊可闻及湿性啰音。X线检查可见散在的、不规则斑点状或片状阴影。

4. 结局及并发症　小叶性肺炎经及时治疗和护理,大多数能够痊愈。但在幼儿和年老体弱者,特别是并发于其他严重疾病时,预后不良。可出现以下并发症:①呼吸衰竭:由于炎症渗出导致通气与换气功能障碍,严重者因缺氧及二氧化碳潴留,导致呼吸衰竭;②心力衰竭:因肺部炎症病灶广泛,肺循环阻力增加,缺氧和中毒使心肌细胞变性、坏死,引起心力衰竭,婴幼儿更为常见;③肺脓肿和脓胸:多见于金黄色葡萄球菌引起的小叶性肺炎;④支气管扩张症:支气管破坏严重且病程较长者,可导致支气管扩张症。

5. 病理与临床护理联系

(1)病情观察:观察病人的生命体征、咳嗽、咳痰(颜色、性质、量等),胸痛(性质、部位、程度等),呼吸困难的程度等。

(2)护理措施:选择适当的抗生素控制感染;室内保持空气流通,适当保暖,休息,加强营养等。

(3)健康教育:提高机体抵抗力,预防烈性传染病的发生;长期卧床病人注意勤翻身等。

三、间质性肺炎

间质性肺炎是肺的间质组织发生炎症,炎症主要侵犯支气管壁、肺泡壁,特别是支气管周围血管、周围小叶间和肺泡间隔的结缔组织,而且多呈坏死性病变。间质性肺炎大多由病毒引起,其次是肺炎支原体、过敏因素(如吸入含有真菌孢子、细菌产物、动物蛋白质或有机物尘埃等)及细菌性肺炎的并发症等少见因素也可引起间质性肺炎。

1. 病毒性肺炎(viral pneumonia)　是上呼吸道病毒感染向下蔓延所致,引起肺炎的病毒主要有腺病毒、呼吸道合胞病毒、流感病毒及麻疹病毒等,其中以腺病毒为多见。除流感病毒性肺炎多见于成人外,其余病毒性肺炎均多见于儿童。一般为散发,偶尔造成流行。

早期,炎症从支气管、细支气管开始,沿肺间质发展。支气管管壁、小叶间隔和肺泡壁充血、水肿,有以淋巴细胞和单核细胞为主的炎细胞浸润,肺泡壁因而明显增宽(图 12-7)。肺泡腔内无炎性渗出物或仅有少量浆液。严重病例,除上述间质性肺炎病变外,炎症进一步发展波及肺泡。肺泡腔内出现巨噬细胞和多少不等的浆液、纤维素及红细胞组成非化脓性渗出物。流感病毒性肺炎时,渗出物在肺泡腔面形成一层红染的膜状物,称为透明膜,常伴有出血。细支气管及肺泡上皮细胞明显增生、肥大,呈立方形。在麻疹病毒性肺炎时,增生的上皮细胞形成多核巨细胞,因而又称巨细胞性肺炎。在病毒性肺炎中,具有诊断意义的是找到病毒包涵体(呈嗜酸性红染,圆形或椭圆形,周围常有一清晰的透明晕)。这种包涵体可见于细胞核内(如腺病毒)或胞质中(如呼吸道合胞病毒)或二者均有(如麻疹病毒)。在某些重症病毒性肺炎患者,除上述病变外,尚可出现坏死性支气管炎和坏死性支气管肺炎的改变。病变肺组织可见大小不等的灰白色、实变的坏死病灶。

由于病毒血症,可引起发热及全身中毒症状。因炎症刺激和缺氧,可出现剧烈咳嗽、呼吸困难及发绀等症状。严重病例,肺部出现实变体征,全身中毒症状和缺氧症状等。病毒性肺炎预后良好,一般为自然愈合过程。重者可出现心力衰竭和中毒性脑病。

此外,最新发现由一种尚未被人们完全认识的病原体(目前认为是冠状病毒的变异体)引起的肺炎,具有很强的传染性,临床症状严重,常引起严重急性呼吸道综合征(severe

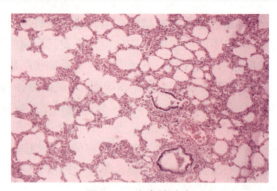

图 12-7 病毒性肺炎
肺泡壁及细支气管周围间质内有大量淋巴细胞和单核细胞浸润,
肺泡间隔明显增宽,肺泡腔内无渗出物

acute respiratory syndrome,SARS),在我国被称为传染性非典型肺炎。已在包括我国在内的许多国家和地区流行,该病预后差,死亡率较高,已被我国定为法定传染病。

2. 支原体性肺炎(mycoplasmal pneumonia) 是由肺炎支原体感染引起的一种间质性肺炎。多发生于 20 岁以下的青少年,发病率随年龄增长而减少。50 岁以上的成人多为隐性感染,较少患此病。肺炎支原体是人体内唯一的有致病性的支原体,其生物学特性介于细菌和病毒之间,主要经飞沫传播,通常为散发,偶呈流行。

肺炎支原体侵犯呼吸道可累及上呼吸道、气管、支气管和肺。肺内病变呈灶状分布,常累及一个肺叶,以下叶多见。因病变主要发生于肺间质,病灶内肺泡间隔、细支气管及周围组织明显增宽,充血,有淋巴细胞、单核细胞浸润。通常肺泡腔内无炎细胞渗出或仅见少量浆液。细支气管黏膜上皮常保持完好,但在较严重病例,上皮亦可坏死脱落,此时则往往伴有中性粒细胞浸润。肺泡腔内渗出不明显,故病灶无实变。病变肺组织呈暗红色,切面无或者仅有少量红色泡沫状液体流出。

临床上,患者起病较急,多有发热、头痛、全身不适等一般症状。突出的表现是支气管和细支气管的急性炎症引起的剧烈咳嗽,初为干咳,以后咳黏液痰。由于肺泡内渗出物较少,故很少有湿啰音及实变体征。预后良好,自然病程约 2 周,患者可完全痊愈。

第三节 硅沉着病

硅沉着病(silicosis)是因长期吸入大量含游离二氧化硅(SiO_2)的粉尘微粒而引起的一种职业病。基本病变是肺及肺门淋巴结内硅结节形成和肺间质广泛纤维化。

(一)病因及发病机制

二氧化硅(SiO_2)在岩石中分布较广,约 70% 的岩石中含有二氧化硅,尤其是石英中二氧化硅含量高达 97%～99%。凡长期从事二氧化硅生产或使用含二氧化硅材料的工作、工序(如磨石粉、玻璃搪瓷工业、铸造业中碾砂、制耐火砖、采矿和筛沙、采石和碎石等)者,如不采取适当的防护措施,则可引起硅沉着病。游离的二氧化硅能否进入肺泡引起硅沉着病,取决于硅尘微粒的大小,硅尘微粒愈小,在空气中的沉降速度愈慢,被吸入的机会就愈多。一般来说,直径较大的硅尘,通常被上呼吸道黏膜所阻挡和排除,不能进入肺内;小于 $5\mu m$ 的硅尘才能被吸入肺泡,并进入肺泡间隔,引起病变。尤以 $1～2\mu m$ 的硅尘粒子引起的病变最为严重。此外,硅沉着病的发生、发展还与硅尘中游离二氧化硅的含量、生产环境中硅尘的浓度、分散度、从事硅尘作业工人的工龄以及机体的防御功能等因素有关。

硅沉着病的发生机制尚未完全清楚,目前主要有机械刺激学说、免疫学说和化学毒性(生物膜损伤)学说,比较一致的看法是后者为发病的关键。即被肺泡和间质巨噬细胞吞噬的硅尘微粒,在细胞内形成吞噬体,继而与溶酶体相融合,形成次级溶酶体。硅尘表面 SiO_2 与水聚合成硅酸,其羟基基团与溶酶体膜脂蛋白结构上的受氢原子间形成氢键,改变了溶酶体膜的脂质分子构型,从而破坏了膜的稳定性或完整性,改变了膜的通透性。溶酶体膜损害后,释出硅尘和细胞崩解产物又吸引更多的巨噬细胞聚集,巨噬细胞进行再吞噬等,并形成结节。这种过程不断重复,使病变不断发展、加重。

(二) 病理变化

硅沉着病的基本病变是肺及肺门淋巴结内硅结节形成和间质弥散性纤维化。大体观察:硅结节境界清楚,直径 2~5mm,圆形或类圆形,灰黑色或灰白色,质坚实,触之有砂粒感。随着病变的发展,硅结节可逐渐增大或互相融合成团块状,其中央常因缺血发生坏死、液化,液化的坏死组织经支气管排出后形成硅沉着病性空洞。

组织学观察:硅结节形成过程大致可分三个阶段:①细胞性结节:由吞噬硅尘的巨噬细胞局灶性聚集而成;②纤维性结节:细胞性结节发生纤维化,由成纤维细胞、纤维细胞和胶原纤维构成同心圆状排列的纤维性结节;③玻璃样结节:由纤维性结节玻璃样变而成。玻璃样变从结节中央开始,逐渐向周围发展。典型的硅结节是由呈同心圆状或旋涡状排列,且已发生玻璃样变的胶原纤维构成(图 12-8)。

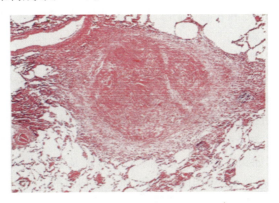

图 12-8 硅肺的典型硅结节
由玻璃样变的胶原纤维构成,呈漩涡状

结节中央有时可见内膜已增厚的血管。除硅结节形成外,肺间质也有不同程度的纤维结缔组织弥散性增生,严重者纤维化范围可累及 2/3 以上的肺组织。此外,胸膜也因纤维组织增生而增厚,严重时胸膜的厚度可达 1cm 以上。肺门淋巴结肿大、变硬。根据硅沉着病的肺部病变程度和范围,可将本病分为三期。

Ⅰ期硅沉着病:硅结节主要局限在淋巴系统。肺组织内硅结节直径一般在 1~3mm,数量少,主要分布在两肺中、下叶近肺门处。X 线检查:肺门阴影增大,密度增加,肺野内可见硅结节阴影。胸膜可有硅结节形成,但胸膜增厚不明显。肺的重量、体积和硬度无明显改变。

Ⅱ期硅沉着病:硅结节数量增多,弥散于全肺,但仍以中、下肺叶靠近肺门附近比较集中,病变范围不超过全肺 1/3。X 线检查:肺门阴影增大、致密,肺野中硅结节阴影密集。肺重量、体积、硬度均有增加。

Ⅲ期硅沉着病:硅结节密集融合成肿瘤样团块。X 线检查:在肺野内可见长径超过 2cm,宽径大于 1cm 的阴影,胸膜增厚,肺门淋巴结肿大、密度增加,出现蛋壳样钙化。肺的重量和硬度明显增加。

(三)并发症

1. 肺结核 硅沉着病患者最易并发肺结核病,硅沉着病愈重、愈至晚期,并发肺结核的频率也愈高。这可能是由于本病患者机体抵抗力下降,硅尘对巨噬细胞的损害,使机体对结核菌的防御功能降低有关。

2. 肺源性心脏病 据统计,硅沉着病患者并发肺源性心脏病者约占 60%～70%。主要由于弥散性肺间质纤维化等病变引的肺动脉高压所致,严重者可因右心衰竭而死亡。

(四)病理与临床护理联系

观察患者呼吸困难的程度、咯血、水肿、体温等;使患者早期离开受硅尘污染的环境,给予吸氧、止血、抗感染等护理;告诉患者硅尘污染空气对人体的危害,致病的机制,增加预防硅肺发病的基本知识及预防措施等。

第四节　慢性肺源性心脏病

慢性肺源性心脏病(chronic cor pulmonale)是因肺或肺血管等疾病引起肺循环阻力增加而导致以肺动脉压力升高和右心室肥厚、扩张为特征的心脏病,简称肺心病。我国发病率较高,严重地危害人类健康。

(一)病因及发病机制

1. 原发性肺疾病 是引起肺心病的主要原因。如肺阻塞性疾病(慢性支气管炎、支气管哮喘、支气管扩张症、慢性阻塞性肺气肿等)、肺广泛性纤维化(硅沉着病、慢性纤维空洞型肺结核)等引起肺小动脉反射性痉挛、血管破坏、血管床减少、血管壁增厚、血管受压等,导致肺动脉高压,造成右心室负荷加重,并逐渐肥大、扩张。

2. 限制性肺疾病 如胸膜纤维化、胸廓和脊柱畸形及胸廓成形术后等。这些疾病不仅能导致肺的伸展或胸廓运动受限而引起限制性通气障碍,同时又使支气管和肺血管发生扭曲,导致肺动脉高压。

3. 肺血管疾病 主要见于原因不明的原发性肺小动脉硬化症,因肺小动脉肌层肥厚而使肺循环阻力增加。偶见于结节性多动脉炎、反复发生的肺小动脉栓塞等,直接导致肺动脉压升高。

(二)病理变化

肺部多表现为原发肺疾病的病理变化,慢性肺心病时主要是心的病变。大体观察:心体积明显增大,重量增加,肺动脉圆锥显著膨隆,心尖钝圆;右心室明显肥厚,后期随着右心室收缩力不断下降,右心室腔扩张,使心横径增大,并将左心室心尖区推向左后方,形成横位心,心尖钝圆,主要由右心室构成(图12-9);肥厚的右心室内乳头肌、肉柱、室上嵴显著增粗,肺动脉圆锥处心壁增厚;通常以肺动脉瓣下 2cm 处右心室壁厚度超过 0.5cm(正常约为 0.3～0.4cm)作为诊断肺心病的病理学标准。组织学观察:心肌细胞肥大、增宽,核大浓染,因为缺氧导致部分心肌纤维萎缩、肌浆溶解、横纹消失,间质水肿和胶原纤维增生等。

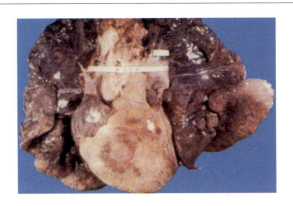

图 12-9　慢性肺源性心脏病

心脏体积增大,肺动脉圆锥显著膨隆,心尖钝圆

(三) 主要临床表现

临床经过比较缓慢,可持续数年,除原有肺疾病的临床表现外,患者主要有心慌、气急、肝大、全身淤血、下肢水肿等右心衰竭的症状和体征,如伴有严重呼吸道感染可继发呼吸衰竭,引起肺性脑病,甚至死亡。

(四) 病理与临床护理联系

①病情观察:注意观察病人咳嗽、咳痰的性质、呼吸困难的程度、全身水肿、颈静脉怒张等;②护理措施:针对原发病给予抗感染等去除病因的护理;纠正水、电解质平衡紊乱;给予吸氧、营养心肌,增强心肌收缩力等;③健康教育:教育病人认识慢性肺源性心脏病的原因、发病机制及对人体危害的重要性;提高机体抵抗力,以预防为主,控制病因,是防治慢性肺源性心脏病的根本措施。

第五节　呼吸系统常见肿瘤

一、肺　癌

肺癌(lung cancer)是常见的恶性肿瘤之一,发病率和死亡率呈明显增长趋势。多发生于 40 岁以上,60 岁以上明显增多,多为男性,男女之比约为 4～5∶1。

1. 病因及发病机制

(1)吸烟:吸烟与肺癌的关系密切。日吸烟量越大,开始吸烟的年龄越轻,患肺癌的危险性越大。戒烟后患肺癌的危险性随戒烟时间的延长而逐渐降低。烟雾中含多种有害的化学物质,如 3,4-苯并芘等多环芳烃化合物在芳烃羟化酶的作用下,转变为环氧化物,成为终致癌物,可与 DNA 结合引起细胞的突变。

(2)环境致癌因素:大城市空气因受工业废气、汽车等内燃机废气和家庭排烟等所污染,含有苯并芘、二乙基亚硝胺和砷等致癌物质,故大城市肺癌发病率远高于农村。此外,工矿环境致癌物质还有石棉、铬、铬酸盐、镍和羟基镍等,长期吸入这些有害物质亦可引起肺癌。

肺癌绝大多数起源于支气管黏膜上皮,因而肺癌实为支气管源性癌,而源于肺泡上皮细胞者极少。肺鳞癌主要起源于肺段和亚肺段支气管黏膜上皮,在致癌因子长期作用下,支气管黏膜经鳞状上皮化生、不典型增生和原位癌等阶段再发展成浸润癌;肺腺癌来自支气管黏膜或腺体;肺泡细胞癌来源尚未最后定论;小细胞癌来源于支气管黏液腺和支气管黏膜内的嗜银细胞,属神经内分泌瘤。

2. 病理变化

(1)肉眼类型:根据肺癌的发生部位及大体形态特点将其分为三种主要类型:①中央型:癌肿位于肺门部,主要由主支气管或肺叶支气管发生。癌组织常破坏支气管向周围浸润,以致在肺门或其附近逐渐形成形态不规则的灰白色巨大肿块(图 12-10);②周围型:癌肿发生于肺段及段以下支气管,故癌肿位于肺叶的周边部,呈境界不甚清楚的结节状或球形,无包膜,直径多在 2～8cm(图 12-11);③弥漫型:此型罕见,癌组织沿肺泡呈弥散性、浸润性生长,很快侵犯肺大叶的一部分或整个肺大叶,外观呈无数小结节密布于一侧肺或两肺。

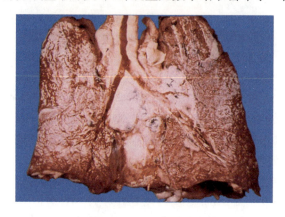

图 12-10 中央型肺癌
主支气管壁增厚,埋没于巨大分叶状癌块中

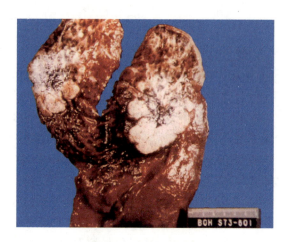

图 12-11 周围型肺癌

(2)组织学类型:目前世界上通用的肺癌组织学分型是 1981 年 WHO 制定的以下四种基本类型:①鳞状细胞癌:为肺癌中最常见的类型,约占 60%,多属中央型;②小细胞癌:本型约占肺癌的 20%～50%,肿瘤生长迅速并易早期转移;有时癌细胞一端稍尖,形如燕麦,称之为燕麦细胞癌;③腺癌:多为周围型,约占肺癌的 15%～20%,女性多见;肺腺癌的特殊类型有肺泡细胞癌、胶样癌和瘢痕癌,均少见;④大细胞癌:主要特点为癌细胞体积大,胞质丰富,癌细胞具有高密度异型性;有时可见多量瘤巨细胞,此癌生长迅速,恶性度颇高,容易早期侵入血管发生远处转移。

3. 主要临床表现　早期常无明显临床症状。中央型肺癌临床症状出现较早,由于癌肿起始于大支气管内,造成对气管的刺激、阻塞或压迫、侵犯周围组织,患者常表现呛咳,痰中带血或胸痛等。并常因癌肿引起肺不张、肺炎以及支气管扩张症等病变,并出现相应的症状和体征。此外,由于侵犯、转移部位的不同而出现某些特殊症状,如肺尖部肿瘤可累及颈交感神经丛,发生交感神经麻痹综合征(Horner 综合征),表现为同侧上眼睑下垂、瞳孔缩小、皮肤无汗等。侵犯喉返神经可引起声音嘶哑。小细胞癌可有异位内分泌症状。可因 5-羟色胺分泌过多而引起类癌综合征,表现为:哮鸣样支气管痉挛、阵发性心动过速、水样腹泻、皮肤潮红等。

肺癌发展到晚期,可以引起扩散,常见的扩散方式:①直接蔓延:中央型肺癌常直接侵入纵隔、心包及周围血管,或沿支气管蔓延。周围型肺癌可直接侵犯胸膜并长入胸壁;②转移:肺癌发生转移较快、较多见。沿淋巴道转移时,首先至支气管肺门淋巴结,再扩散至纵隔、锁骨上及颈淋巴结。血道转移常见于脑、肾上腺、骨以及肝、肾、胰、甲状腺和皮肤等处。临床上有些患者常常是首先发现转移癌,然后才诊断出肺癌的。

4. 病理与临床护理联系　①病情观察:应注意观察咳嗽、咯血(量、时间、颜色等)、呼吸、胸痛、乏力、消瘦等;②护理措施:除对肿瘤本身治疗外,给予对症支持治疗,消除恐惧心理,增强战胜肿瘤的信心;③健康教育:教育病人认识吸烟、空气污染等危害性;定期进行呼吸系统的健康检查,争取做到"三早"。

二、鼻　咽　癌

鼻咽癌(nasopharyngeal carcinoma)是鼻咽部上皮组织发生的恶性肿瘤。是我国常见的恶性肿瘤之一,尤以广东、广西、福建、四川及台湾、香港等省份及地区更为多见。发病年龄多在 40~50 岁之间,男性多于女性。患者早期可有头痛、鼻塞、鼻出血以及耳鸣等症状,但不少患者可无任何不适,就已出现颈部淋巴转移,如不认真进行鼻咽部检查,常被漏诊。鼻咽癌对放射治疗比较敏感,疗效显著,其中以泡状核细胞最为敏感,其次为鳞癌。

1. 病因

(1)病毒感染:近年来的研究显示鼻咽癌的发生与 EB 病毒感染有非常密切的关系。已发现癌细胞内有整合于基因组内的 EB 病毒 DNA,癌细胞核内还有该病毒的基因产物 EB 抗原,患者血清内可检出高效价的抗 EB 病毒抗原的抗体。

(2)环境因素:研究发现,有些化学物质如多环芳烃类、亚硝胺类、微量元素镍等与鼻咽癌有一定关系。我国学者曾用亚硝胺诱发大鼠鼻咽癌,建立了此癌的动物模型,提示这类环境致癌物质可能是鼻咽癌的病因之一。

(3)遗传因素:机体的遗传素质在鼻咽癌发病中也有重要作用,由于鼻咽癌的高发区集中在我国南方,高发区居民移居外地或国外,其后裔发病率也远远高于当地居民。鼻咽癌患者某些染色体区段具有不稳定性,患者有家族发病史亦不少见。

2. 病理变化　鼻咽癌最多见于鼻咽顶部,其次为外侧壁和咽隐窝,发生于前壁者最少,同时占据两个部位(如顶部和侧壁)者也颇多见(图 12-12)。

大体观察:早期表现为局部黏膜粗糙或呈颗粒状,或隆起于黏膜形成小结节。癌肿继续发展可形成结节型、菜花型、黏膜下型、浸润型及溃疡型。组织学观察:多数鼻咽癌来自鼻咽黏膜柱状上皮,包括黏膜表面被覆上皮及隐窝上皮。少数发生于鼻咽黏膜鳞状上皮。一般

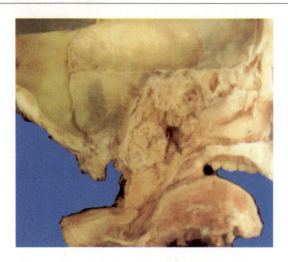

图 12-12　鼻咽癌

鼻咽部正中矢状切面,整个鼻咽部被癌所侵占,并形成巨大溃疡

分为以下四个基本组织学类型:①鳞状细胞癌:以低分化鳞状细胞癌多见,无角化现象,常形成各种不规则形癌巢,细胞分层不明显,癌细胞呈多角形或卵圆形,胞质丰富,境界清楚,部分癌细胞可出现细胞间桥;②腺癌:癌细胞呈不规则条索状或成片排列,有时可见腺腔结构或围成腺腔的倾向;③泡状核细胞癌:又称大圆形细胞癌,较多见,在癌细胞之间常可见淋巴细胞浸润;④未分化癌:少见,但恶性度高;肿瘤细胞小,胞质少,呈小圆形或短梭形,弥漫分布,不呈明显的巢状结构。

3. 蔓延和转移

(1)直接蔓延:肿瘤向上蔓延可破坏颅底骨,以卵圆孔处被破坏最为多见,其余依次为岩尖、斜坡、翼突和棘孔。各型中,以低分化鳞癌破坏颅底骨最为多见。少数病例甚至破坏蝶骨,侵犯脑垂体。又可通过破裂孔侵犯海绵窦附近组织,易使第Ⅱ～Ⅳ对脑神经受损。肿瘤向外侧蔓延,可侵犯咽鼓管而进入中耳,引起耳症状。亦可向前进入鼻腔,甚至侵入眼眶。

(2)淋巴道转移:癌细胞早期经淋巴道转移,先至咽后淋巴结,然后至颈上深淋巴结。其中,颈静脉二腹肌淋巴结往往首先受累,进而向下累及颈内静脉淋巴结。但极少转移到颈浅淋巴结。颈淋巴结转移多在同侧,次为双侧,只转移到对侧者极少。临床上,一般多在颈上部胸锁乳突肌上端内出现无痛结节,继而向下沿淋巴转移。多数肿大的淋巴结可互相粘连,形成颈部大而硬的肿块,可压迫Ⅳ～Ⅵ对脑神经和颈交感神经而引起相应症状。

(3)血道转移:以肝、肺、骨转移为常见,亦可转移至纵隔、硬脑膜、肾、肾上腺和胰腺等处。

4. 病理与临床护理联系　①病情观察:注意观察鼻塞、鼻涕是否带血、颌下有无包块、头痛、偏头痛、面神经麻痹等;②护理措施:除对肿瘤本身治疗外,加强对症护理,预防感染;对患者进行心理疏导,消除恐惧心理,增强战胜肿瘤的信心;③健康教育:介绍呼吸系统肿瘤的常见原因、发病机制、对人体危害等知识;定期进行呼吸系统的健康检查。

三、喉　癌

喉癌(carcinoma of the larynx)是上呼吸道常见的恶性肿瘤之一。发病年龄多在 50～70 岁之间,男性多于女性。喉癌发病的主要原因是长期大量吸烟。此外,长期吸入有害物质、酗酒和环境污染等原因也与喉癌的发生有一定关系。

喉黏膜白斑、喉乳头状瘤已经被认为是喉癌的癌前病变。喉癌可以发生于喉的不同部位，按发生部位的不同可将喉癌分为声门型（声带癌）、声门上型、声门下型及横跨喉室的声门横跨型，其中以声带癌最常见。

肿瘤呈乳头状或疣状，或呈扁平状隆起，有时局部形成溃疡，浸润喉头壁。组织学类型主要是鳞状细胞癌，占全部喉癌的 95%～98%，腺癌较少，约占 2%。根据喉鳞状细胞癌的发展情况，可分为三种类型：①原位癌：癌组织仅局限于上皮层内，尚未突破基底膜；②早期浸润癌：一般是由原位癌部分突破基底膜，在固有层内形成癌巢；③浸润癌：已经浸润至喉壁，临床上凡经喉镜查出并被病理学诊断为喉癌的病例，多为此型。组织学上可分为高、中、低分化三种类型，以高分化型最为多见，癌巢中可见癌细胞间桥及角化现象，并形成癌珠。分化较差者，癌细胞多以梭形细胞为主，称之为梭形细胞癌，癌细胞排列紊乱不形成癌巢，颇似肉瘤。

疣状癌（verrucous carcinoma）是喉浸润型鳞状细胞癌的独立一种类型，较为少见，占喉癌的 1%～2%。癌肿向喉腔呈疣状突起，癌组织表面呈结节状或菜花状，组织学表现为高分化鳞癌，生长缓慢，很少转移。

早期的原位癌对组织破坏小，随着病变发展，癌组织向黏膜下浸润生长时，可直接蔓延侵犯附近软组织，并可破坏甲状软骨，侵犯颈前软组织及甲状腺，甚至可向下蔓延至气管。喉癌转移一般见于晚期，主要经淋巴道转移至颈淋巴结，多见于颈总动脉分叉处淋巴结。血道转移较少见，可以转移到肺、骨和肝等处。

护理方面注意病情观察（声音有无嘶哑、呼吸困难等）、加强对症护理、适时进行健康教育和心理护理，消除患者恐惧心理，增强战胜肿瘤的信心。

思考题

1. 叙述慢性阻塞性肺疾病的病理变化。

2. 讲述大叶性肺炎各期镜下的基本病理变化。

3. 请从年龄、病因、病变特点、病变分布、临床表现、结局及并发症几方面列表比较大叶性肺炎与小叶性肺炎的不同点。

4. 何谓慢性肺源性心脏病，试举二种可以引起肺心病的疾病，并阐述它们各自引起肺心病的病理基础。

5. 简述呼吸系统常见肿瘤的病理改变及其扩散途径。

（吴义春）

第十三章 呼吸衰竭

掌握呼吸衰竭的概念及发病机制；熟悉呼吸衰竭时机体的功能和代谢的变化；了解呼吸衰竭的病因和诱因。

呼吸功能不全(respiratory insuffciency)指静息状态下，外呼吸功能严重障碍，导致动脉血氧分压(PaO_2)降低，伴有或不伴有动脉血二氧化碳分压($PaCO_2$)增高的病理过程。它包括代偿阶段和失代偿阶段，呼吸衰竭(respiratory failure)是指它的失代偿阶段。正常人在静息时的 PaO_2 随年龄、运动及所处海拔高度而异。一般以 PaO_2 低于 60mmHg(8kPa)，$PaCO_2$ 高于 50mmHg(6.67kPa)作为判断呼吸衰竭的标准。

呼吸衰竭必定有 PaO_2 降低，根据 $PaCO_2$ 是否升高，将呼吸衰竭分为Ⅰ型呼吸衰竭(低氧血症)和Ⅱ型呼吸衰竭(低氧血症合并高碳酸血症)；根据主要发生机制不同，分为通气性呼吸衰竭和换气性呼吸衰竭；根据原发病变部位不同，分为中枢性呼吸衰竭和外周性呼吸衰竭；根据发病的缓急，可分为急性呼吸衰竭和慢性呼吸衰竭。

患慢性呼吸系统疾病肺功能已有损害的病人，往往因某种诱因而导致急性呼吸衰竭或慢性呼吸衰竭急性加重。常见诱因：①呼吸道感染、肺栓塞；②应用麻醉药、镇静药及止痛药等；③基础代谢增加使呼吸负荷加重，如高热、手术创伤、甲状腺功能亢进症；④静脉输液等。

一、原因及发生机制

呼吸衰竭的发生机制主要包括肺通气或(和)肺换气功能严重障碍。

(一)肺通气功能障碍

正常成人在静息时肺泡通气量约为 4L/min。当肺通气功能障碍使肺泡通气不足时可发生呼吸衰竭。根据其原因和发病机制不同可分为限制性通气不足和阻塞性通气不足。

1. 限制性通气不足 指吸气时肺泡扩张受限引起肺泡通气不足。其原因有：

(1)呼吸肌活动障碍：呼吸中枢损害和抑制、外周神经受损、呼吸肌受损和疲劳均可使呼吸运动减弱，导致肺泡通气不足。

(2)胸廓和肺的顺应性降低：胸廓顺应性降低见于胸廓骨骼病变或某些胸膜病变时。肺泡的弹性回缩力是由肺组织本身的弹性结构和肺泡表面张力所决定。肺淤血、水肿、纤维化等均可降低肺的顺应性,增加吸气时的弹性阻力。肺泡表面张力有使肺泡回缩的作用。Ⅱ型肺泡上皮受损(如循环灌流不足、氧中毒、脂肪栓塞)或发育不全(婴儿呼吸窘迫综合征)以致表面活性物质的合成与分泌不足,可使肺泡表面张力增加而肺顺应性降低。

2. 阻塞性通气不足　是指由气道狭窄或阻塞所致的通气障碍。影响气道阻力的因素有气道内径、长度和形态,气流速度和形式等,其中最主要的是气道内径。管壁痉挛、肿胀或纤维化,管腔被黏液、渗出物、异物等阻塞,肺组织弹性降低对气管管壁的牵引力减弱,均可使气道内径变窄或不规则而增加气流阻力,从而引起阻塞性通气不足。气道阻塞可分为:

(1)中央性气道阻塞:指气管分叉处以上的气道阻塞。急性阻塞较慢性的多见,可立即威胁生命。气道阻塞有的是固定不变的,有的是可变的。固定阻塞见于瘢痕形成,可变阻塞若位于胸外(喉头水肿、炎症、异物、肿瘤压迫等),吸气时气道内压低于大气压,导致气道狭窄加重;呼气时则因气道内压大于大气压而使阻塞减轻,故患者表现为吸气性呼吸困难。若阻塞位于胸内段,吸气时由于胸膜腔内压降低,气道内压大于胸膜腔内压,故使阻塞减轻;呼气时由于胸膜腔内压升高而压迫气道,使气道狭窄加重,患者表现为呼气性呼吸困难(图13-1)。

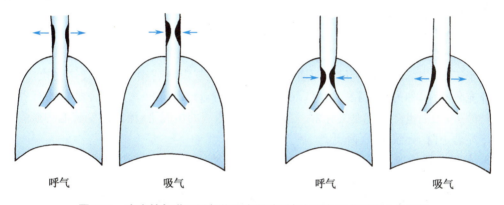

图13-1　中央性气道不同部位阻塞所致呼气与吸气时气道阻力的变化

(2)外周性气道阻塞:见于慢性阻塞性肺疾患主要侵犯这些小气道,不仅可使管壁增厚或平滑肌紧张性升高和管壁顺应性降低,而且管腔还可因分泌物潴留而发生狭窄阻塞;此外,由于肺泡壁损伤,对细支气管周围的弹性牵引力也大大减弱。因此,管腔也变得狭窄而不规则,气道阻力大大增加。尤其是在用力呼气时,由于胸膜腔内压增高,而小气道内压力却因肺泡弹性回缩力减弱而降低,当气流通过狭窄部位时,气道内压降低更加明显,甚至低于胸膜腔内压,因而小气道被压而易于闭合阻塞,故患者常发生呼气性呼吸困难。常见于慢性支气管炎、支气管哮喘和阻塞性肺气肿等疾病。

无论是限制性或阻塞性通气不足,肺泡通气量均减少。由于肺泡内气体不能进行充分交换,导致 PaO_2 降低和 $PaCO_2$ 升高,发生Ⅱ型呼吸衰竭。

(二)肺换气功能障碍

肺换气是指肺泡与肺泡毛细血管之间进行的气体交换,是一个物理弥散过程。包括弥散障碍、肺泡通气与血流比例失调以及解剖分流增加。

1. 弥散障碍(diffusion impairment)　指由于肺泡膜面积减少或肺泡膜异常增厚和弥散时间缩短所引起的气体交换障碍。可发生于下列情况:

(1)肺泡膜面积减少:见于肺叶切除、肺气肿、肺不张、肺实变等。

(2)肺泡膜厚度增加:见于肺水肿、肺泡透明膜形成、间质性肺炎、肺纤维化等病理情况下,呼吸膜厚度增加而引起弥散距离加大,导致弥散障碍。

由于CO_2的弥散能力比O_2大20倍,故单纯的弥散障碍引起的换气功能障碍表现为仅有低氧血症的Ⅰ型呼吸衰竭。

2. 肺泡通气与血流比例失调　正常成人在静息状态下,肺泡每分钟通气量(V_A)约为4L,每分钟肺血流量(Q)约为5L,二者的比率(V_A/Q)约为0.8。肺泡通气血流比例失调有两种基本形式:

(1)部分肺泡通气不足:见于慢性支气管炎、阻塞性肺气肿等引起的气道阻塞或狭窄性病变,以及肺与胸廓顺应性降低在肺的各个部分所造成的影响,往往都是不均一的,因此都可导致肺泡通气分布的严重不均。如肺泡通气明显降低而血流无相应减少甚至还增多,即V_A/Q比率降低,则流经这部分肺泡的静脉血未经充分氧合便掺入动脉血内。这种情况类似肺动-静脉短路,故称功能性分流增加(functional shunt),又称静脉血掺杂(venous admixture)。正常成人由于肺内通气分布不均形成的功能性分流约仅占肺血流量的3%。慢性阻塞性肺疾患严重时,功能性分流明显增加,可相当于肺血流量的30%～50%,因此可以严重地影响换气功能而导致呼吸衰竭。

(2)部分肺泡血流不足:如肺动脉栓塞、肺微血管阻塞、肺动脉炎、肺血管收缩、肺动脉压降低、肺血管受压扭曲和肺泡壁毛细血管床减少等时,都可使部分肺泡血流减少,V_A/Q可显著大于正常,患部肺泡血流量少而通气多,吸入的空气没有或很少参与气体交换,肺泡通气不能充分利用,称为无效腔样通气(dead space like ventilation)。此时肺脏总的有效通气量必然减少,因而也会引起血气异常。在无效腔样通气的情况下,流经病变肺泡的血流气体交换率显著下降,导致PaO_2降低。

3. 解剖分流增加　在支气管扩张症时,可因肺动-静脉短路开放,解剖分流增加。某些肺的严重病变,如肺实变和肺不张等,使该部分肺泡完全失去通气功能,但仍有血流,流经的血液完全未进行气体交换而掺入动脉血,类似解剖分流。这种分流与解剖分流被称为真性分流(true shunt),以区别上述仍存在少量气体交换的功能性分流。吸入纯氧对提高真性分流的PaO_2无明显作用,用这种方法可鉴别功能性分流与真性分流。

肺泡V_A/Q比值失调的各种情况和解剖分流(图13-2)。

在呼吸衰竭的发生过程中,常常是几个因素同时或相继发生作用,如急性呼吸窘迫综合征(ARDS),既有由肺不张引起的肺内分流,有微血栓形成和肺血管收缩引起的无效腔样通气,还有肺水肿引起的气体弥散功能障碍。

二、机体的功能、代谢变化

呼吸衰竭时,首先是引起一系列代偿反应,以改善组织的供氧,调节酸碱平衡和改善组织器官功能、代谢以适应新的内环境。严重时机体代偿不全,则出现严重的代谢功能紊乱。

1. 酸碱平衡及电解质代谢紊乱　Ⅰ型呼吸衰竭的患者由于缺氧,糖无氧酵解增强,导致乳酸等酸性产物增多,可发生代谢性酸中毒,同时血清钾浓度增高,血清氯浓度增高。Ⅱ型呼吸衰竭患者,发生呼吸性酸中毒合代谢性酸中毒,此时血浆pH值明显降低,血清钾浓度增高,血清氯浓度正常。

2. 呼吸系统变化　低氧血症和高碳酸血症可刺激外周和(或)中枢化学感受器反射性地兴奋呼吸中枢,使呼吸运动增强。限制性通气障碍患者常表现为浅快呼吸;阻塞性通气障

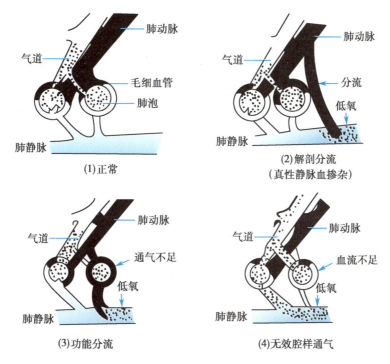

图 13-2 肺泡通气与血流关系

碍患者若阻塞在胸外段表现为吸气性呼吸困难,在胸腔内段则表现为呼气性呼吸困难;中枢性呼吸衰竭时呼吸浅而慢,可出现潮式呼吸、间歇呼吸、抽泣样呼吸、叹气样呼吸等节律紊乱。

3. 循环系统的变化 一定程度的 PaO_2 降低和 $PaCO_2$ 升高可兴奋心血管运动中枢,使心率加快,心收缩力增强。外周血管收缩,加上呼吸运动增强使静脉回流增加,导致心输出量增加。严重的缺氧和二氧化碳潴留可直接抑制心血管中枢,导致血压下降,心肌收缩力下降和心律失常等。呼吸衰竭可引起右心肥大与衰竭,即肺源性心脏病。

4. 中枢神经系统的变化 中枢神经系统对缺氧最敏感,呼吸衰竭时,会引起一系列神经精神症状,早期可出现精神恍惚、神情淡漠、记忆力下降、头痛和性格改变等,随着病情加重,可出现烦躁不安,精神错乱、定向障碍、幻觉、嗜睡以至抽搐和昏迷。这种由呼吸衰竭引起的脑功能障碍称为肺性脑病(pulmonary encephalopathy)。

5. 其他的变化 呼吸衰竭时肾可能受损,轻者尿中出现蛋白质、红细胞、白细胞及管型等,严重时可发生急性肾衰竭,出现少尿、氮质血症和代谢性酸中毒。呼吸衰竭时因缺氧和 CO_2 潴留可降低胃黏膜的屏障,出现胃黏膜糜烂、坏死、出血与溃疡形成等病变。

三、病理生理与临床护理联系

1. 病情观察 注意观察患者生命体征,尤其是呼吸频率的变化。如意识状态,发绀、皮肤的温、湿度,瞳孔大小及对光反射,肌张力、腱反射等,注意记录电解质尤其是血钾的变化,观察血气分析的变化等。

2. 护理措施

(1)对症护理:①畅通气道和改善通气,如清除气道内容物或分泌物,用平喘药解除支气管痉挛,必要时作气管插管或气管切开术,给以呼吸中枢兴奋剂,正确使用机械辅助通气;②吸氧治疗,Ⅰ型呼吸衰竭有缺氧而无二氧化碳潴留,可吸入较高浓度的氧;慢性Ⅱ型呼吸衰竭时,由于呼吸中枢反应性的变化,一般认为给氧原则上以持续低浓度(30%左右)低流量(流速为1～2L/min);③纠正酸碱平衡紊乱与水电解质紊乱;维持心、脑、肾等重要器官的功能。

(2)生活护理:适当营养,鼓励病人食高蛋白、高脂肪营养物质,按医嘱做好鼻饲和静脉营养护理,维持体液平衡。

3. 健康教育 对于呼吸功能不全的病人要嘱其积极配合治疗,帮助其树立战胜疾病的信心。

思考题

1. 简述呼吸衰竭的发病机制。
2. 简述呼吸衰竭时机体的功能代谢变化。

(牛春红)

第十四章 心血管系统疾病

掌握动脉粥样硬化症的概念、基本病理变化,冠心病的类型及病理变化,原发性高血压的病理变化,风湿病的基本病理变化;熟悉冠心病、原发性高血压的主要临床表现,风湿性心内膜炎、心肌炎、心外膜炎的病理变化,亚急性感染性心内膜炎的病理变化;了解冠心病、原发性高血压的病因与发病机制,风湿病的病因、发病机制及其他器官风湿病的病理变化,感染性心内膜炎的概念、病因与发病机制。

　　心血管系统疾病是对人类健康和生命威胁最大的一组疾病。在欧美等一些发达国家,心血管系统疾病的发病率和死亡率均占第一位,在我国,近年来由于传染病逐渐被控制,饮食结构的变化以及人均寿命的延长,心血管系统疾病的死亡率也已上升为第一位。本章主要介绍常见的心与动脉疾病。如动脉粥样硬化、高血压、风湿病、慢性心瓣膜病和感染性心内膜炎等。

第一节　动脉粥样硬化

　　动脉粥样硬化(atherosclerosis,AS)是一组动脉硬化的血管病中常见的最重要的一种,主要累及大、中动脉,病变以动脉内膜脂质沉积、灶状纤维性增厚和粥样斑块形成为特征,致使动脉壁变硬、管腔狭窄,引起组织、器官的缺血性病变。

　　动脉硬化(arteriosclerosis)是指动脉壁增厚并失去弹性的一类疾病,它包括:①动脉粥样硬化;②动脉中层钙化;③细动脉硬化。

　　动脉粥样硬化多见于中老年人,以 40～49 岁发展最快。在我国,动脉粥样硬化的发病率呈上升趋势,本病是严重危害人类健康的常见病。

(一)病因及发病机制

　　动脉粥样硬化的病因及发病机制尚未完全清楚,下列因素被视为危险因素:

　　1. 高脂血症　被认为是动脉粥样硬化的重要危险因素。大量流行病学资料表明,动脉粥样硬化的严重程度随血浆胆固醇水平的升高而加重,血浆胆固醇的浓度与冠心病的死亡率呈正相关。此外,高三酰甘油血症也被认为是动脉粥样硬化和冠心病的危险因素。在我国,饮食结构中多以碳水化合物为主,而高碳水化合物膳食易发生高三酰甘油血症。血浆脂质(胆固醇、三酰甘油)是以脂质、脂蛋白的形式出现。通常说的高脂血症是指血浆中总胆固醇、三酰甘油异常增高。

血浆低密度脂蛋白(LDL)或低密度脂蛋白胆固醇(LDL-C)与动脉粥样硬化和冠心病的发生关系密切,尤其是低密度脂蛋白亚型中的小颗粒致密低密度脂蛋白的水平被认为是判断冠心病的最佳指标。此外,极低密度脂蛋白(VLDL)和乳糜颗粒(CM)也与动脉粥样硬化的发生关系密切。与上述脂蛋白相反,高密度脂蛋白(HDL)或高密度脂蛋白的胆固醇(HDL-C)却具有很强的抗动脉粥样硬化和冠心病发病的作用。

临床常见高脂血症的原因有外源性摄入过多,主要与食物中含动物脂肪过多有关。内源性生成过多,见于糖尿病、甲状腺功能低下、肾病综合征等一些疾病。高脂蛋白血症引发AS的机制:①经非受体调节途径,进入血管内膜基质后,被氧化修饰,并被巨噬细胞表面清道夫受体摄取,促使巨噬细胞转变成泡沫细胞;②干扰纤维素溶酶的生成及纤维素溶酶的作用,延缓血栓溶解。

2. 高血压 据统计,原发性高血压病人的冠状动脉粥样硬化患病率比正常血压者高4倍;与同年龄同性别无高血压者相比,高血压患者动脉粥样硬化的发病较早,病变较重。动脉粥样硬化病灶多见于大动脉的分叉处、血管弯曲处等血流动力学容易发生变化的部位。高血压促进动脉粥样硬化发生的具体机制可能是高血压直接冲击损伤内皮细胞,通透性增加,使血脂进入内膜增加;内膜损伤,发生营养不良,物质利用和脂质清除障碍;血中血管紧张素增多,引起内皮细胞收缩,通透性增强,脂质进入血管壁增多。血管中膜致密化,使LDL运出受阻,滞留于内膜中,导致AS发生。

3. 吸烟 长期吸烟致动脉粥样硬化的机制可能与内皮细胞损伤和血内一氧化碳浓度升高有关。血中一氧化碳浓度的升高可刺激内皮细胞释放生长因子,诱导中膜平滑肌向内膜移行、增生,从而参与动脉粥样硬化病变的发生。

4. 引起高脂血症的疾病(如甲状腺功能下降、肾病综合征、糖尿病等) 患者血中三酰甘油、极低密度脂蛋白显著升高,而高密度脂蛋白水平较低,与动脉粥样硬化和冠心病关系极为密切。

5. 其他因素 ①遗传:冠心病的家族性集聚现象提示遗传因素是动脉粥样硬化的危险因素之一,家族中有较年轻的动脉粥样硬化者,其后代患病的机会比无这种情况的家族高5倍;②年龄:大量资料表明,动脉粥样硬化的检出率和病变程度均随年龄的增加而增加;③性别:女性血浆中高密度脂蛋白水平高与男性,而低密度脂蛋白水平却较男性低。在绝经期前,女性冠状动脉粥样硬化的发病率比同年龄的男性低,而绝经期后两性间这种差异消失,可能与雌激素的影响有关。

动脉粥样硬化的发病机制比较复杂。血脂升高为动脉粥样硬化发生的物质基础,而动脉壁的结构和功能的改变等则能促进动脉粥样硬化的发生,由于上述多种因素的作用,促使动脉粥样硬化的发生和发展(图14-1)。

(二)基本病理变化

动脉粥样硬化病变主要累及全身的大、中等动脉。好发于腹主动脉下段、冠状动脉、肾动脉、胸主动脉、颈内动脉和脑底动脉环等。根据病变的发展过程可分为以下几个时期:

1. 脂纹期 是动脉粥样硬化的早期病变,最早可见于儿童期,是一种可逆性变化。大体观察:在动脉内膜表面,可见黄色针头大的斑点或长短不一的条纹,宽约1~2mm,长1~5cm,平坦或微隆起。组织学观察:病灶处内皮细胞下有大量泡沫细胞聚集(图14-2);泡沫

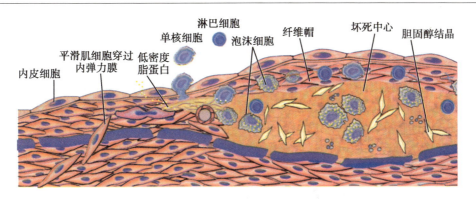

图 14-1 动脉粥样硬化发病机制示意图
单核细胞和平滑肌细胞迁入内膜及泡沫细胞形成模式图

细胞呈圆形，体积较大，胞质内有大量空泡；此外，可见较多的基质，数量不等的合成型平滑肌细胞，少量的淋巴细胞，中性粒细胞、嗜酸性粒细胞及嗜碱性粒细胞等。

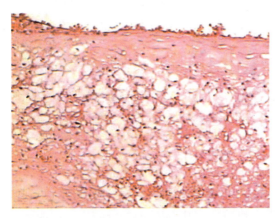

图 14-2 动脉粥样硬化
动脉内膜中见大量泡沫细胞

2. 纤维斑块期 上述病变继续发展，病灶周围和表面的纤维结缔组织因受脂质刺激而增生并发生玻璃样变，形成突出于内膜表面的斑块。大体观察：内膜面散在不规则形隆起的斑块，初为淡黄色或灰黄色，后为瓷白色，似凝固的蜡烛油（图 14-3）；斑块直径约 0.3～1.5cm，并可融合。组织学观察：病灶表层是大量胶原纤维、平滑肌细胞、少数弹性纤维等形

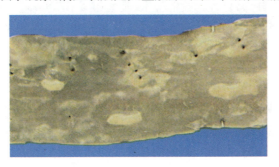

图 14-3 主动脉粥样硬化
内膜表面见散在隆起的淡黄色或瓷白色斑块

成的纤维帽,其下可见不等量的泡沫细胞、平滑肌细胞、细胞外脂质及炎细胞,晚期可见脂质池和肉芽组织反应。

3. 粥样斑块期 随着病变的加重,斑块深层组织因营养不良发生变性、坏死而崩解,这些崩解物与脂质混合物为黄色粥糜样物质,故称粥样斑块。大体观察:动脉内膜表面见灰白色黄色斑块,向表面隆起。组织学观察:玻璃样变的纤维帽深部,有大量红染的无定形物质,为细胞外脂质及坏死物,其中可见胆固醇结晶(HE 染色中为针状空隙)及钙化,底部及周边部可见肉芽组织、少量泡沫细胞和浸润的淋巴细胞;病变严重者中膜有不同程度的萎缩(图 14-4)。

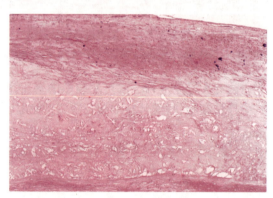

图 14-4 动脉粥样硬化
表面为纤维帽,其下可见散在的泡沫细胞,深层
为一些坏死物质、脂质和胆固醇结晶裂隙

4. 继发性病变 ①斑块内出血:出血可以是斑块边缘或基底部的毛细血管的破裂,也可是动脉腔内血液直接经破裂口进入斑块内形成;出血可形成血肿,使斑块突然增大,导致管腔狭窄或完全闭塞;②斑块破裂:斑块表面的纤维帽坏死破溃形成粥瘤性溃疡;③血栓形成:由于斑块的溃疡面粗糙不平,常继发血栓形成;血栓能加重血管腔阻塞,如脱落可形成栓子,引起栓塞;血栓可以机化,使动脉粥样硬化斑块更为增大亦造成管腔阻塞;④钙化:陈旧的粥样灶及纤维帽有钙盐沉着而发生钙化;严重者,可使动脉壁变硬、弹性减弱、易于破裂;⑤动脉瘤形成:严重的粥样斑块引起相应局部中膜的萎缩和弹性下降,在血管内压力作用下,动脉管壁局限性扩张,称为动脉瘤,动脉瘤破裂可致大出血。

> 冠状动脉旁路移植术,俗称冠脉搭桥术,英文缩写 CABG,是让心脏搏出的血从主动脉经过所架的血管桥,流向因引起狭窄或梗阻的冠状动脉远端而到达缺血的心肌,从而改善心肌的缺血、缺氧状态。

(三)重要器官的病变及后果

1. 冠状动脉粥样硬化及冠心病 冠状动脉粥样硬化最常发于左冠状动脉的前降支,其次为右冠状动脉,再次是左旋支及左冠状动脉主干。病变常呈多发性,但各支的病变程度不同,且常为节段性受累。靠近心肌一侧的动脉壁或动脉开口处病变最明显,这主要是由于血液冲击的缘故。

冠状动脉粥样硬化的病变程度不一,大体观察:轻者只见少数脂纹或脂斑,范围广泛,常伴有钙化,管壁失去弹性而变硬,亦可并发出血、钙化、溃疡及血栓形成;横切面上,病变处管壁呈半月形增厚,管腔狭窄且偏一侧。组织学观察:斑块处内膜纤维组织增生,基底部脂质沉着,肌层受压萎缩(图 14-5)。

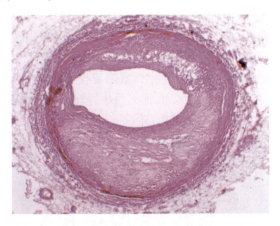

图 14-5　冠状动脉粥样硬化
内膜不规则增厚,粥样斑块形成,管腔狭窄程度Ⅲ级

冠状动脉粥样硬化常伴冠状动脉痉挛,后者可使原有的管腔狭窄程度加剧,甚至导致供血的中断,引起心肌缺血及相应的心病变,并可导致心源性猝死。

冠状动脉性心脏病(coronary heart disease,CHD)简称冠心病,是因冠状动脉缺血所引起,也称为缺血性心脏病(ischemic heart disease,IHD)。因其 95%～99% 是由冠状动脉粥样硬化所致,习惯上把 CHD 视为冠状动脉粥样硬化性心脏病(coronary atherosclerotic heart disease)的同义词。

根据冠状动脉粥样硬化的轻重、发生缓急、有无侧支循环的建立及所引起心肌损伤的程度等,可表现为心绞痛、心肌梗死、心肌纤维化及冠状动脉性猝死。

(1)心绞痛(angina pectoris):是冠状动脉供血不足和(或)心肌耗氧量骤增致使心肌急剧的、暂时性缺血、缺氧所引起的临床综合征。典型表现为阵发性胸骨后部位的压榨性或紧缩性疼痛感,可放射至心前区域、左上肢,持续数分钟,可因休息或用硝酸酯制剂而缓解消失。

心绞痛的发生机制是在冠状动脉粥样硬化的基础上,由于寒冷、体力活动增强、情绪激动、饱食等因素引起冠状动脉痉挛,或心肌代谢增强需氧量增加,使心肌缺血缺氧,心肌内酸性代谢产物堆积,刺激心交感神经末梢,信号经 1～5 胸交感神经节和相应脊髓节段传至大脑,引起疼痛。一般认为内脏的疼痛常投射到同一脊髓节段支配的皮肤,所以心绞痛同时出现左肩、左臂痛(称牵涉痛)。心绞痛若反复发作,心肌可发生小灶坏死,最后形成小瘢痕。

(2)心肌梗死(myocardial infarction,MI):是指冠状动脉供血中断引起的心肌坏死。多发生于中、老年人,40 岁以上者占 87%～96%,男性略多于女性,冬、春季节发病较多。

1)原因:在冠状动脉粥样硬化基础上并发血栓形成;斑块内出血;冠状动脉持续痉挛;因休克,心动过速致冠状动脉血循环急剧减少;情绪激动;强体力劳动等使心肌需氧量急剧增加等。

2)部位和范围:心肌梗死的部位与阻塞的冠状动脉动脉供血区域相一致。最常见的是左前降支供血区:左室前壁、心尖部、室间隔前 2/3 及前内乳头肌,占全部心肌梗死的 50%;

其次是右冠状动脉供血区:左室后壁、室间隔后 1/3 及右心室,并可累及窦房结,约占25%～30%;再次为左旋支供血区:左室侧壁、膈面及左房,并可累及房室结,约占 15%～20%。

根据心壁梗死的厚度和范围,将心肌梗死分为薄层梗死(心内膜下梗死),梗死位于心内膜下,厚度不及心肌厚度的一半;厚层梗死,梗死超过心肌厚度的一半以上,但未达到心肌全层;全层梗死,梗死自心内膜直到心外膜,贯穿整个心壁,梗死范围较大。

3)病理变化:大体观察:心肌梗死属贫血性梗死,一般于梗死 6 小时后才能辨认,梗死灶形态不规则,呈灰白色或灰黄色,质地较硬、干燥。随后梗死灶周围可出现充血、出血带。组织学观察:梗死灶内的心肌纤维变性、坏死,伴大量中性粒细胞、单核细胞浸润。后期由肉芽组织取代,约 6～8 周形成灰白色瘢痕组织(图 14-6)。

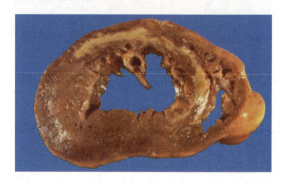

图 14-6 心肌梗死
左心室前壁及室间隔前 2/3 的梗死区被灰白色瘢痕组织代替

4)主要临床表现:患者常出现剧烈而持久的心前区疼痛,性质和部位类似心绞痛,同时出现面色苍白,皮肤湿冷和烦躁不安,脉搏细速,血压下降,听诊心音减弱,心电图呈进行性异常变化。血清中肌酸磷酸激酶、乳酸脱氢酶、谷草转氨酶、谷丙转氨酶含量升高。尤以肌酸磷酸激酶对心肌梗死的临床诊断有一定的参考意义。

5)结局及并发症:①心破裂:约占心肌梗死致死病例的 15%～20%,在心肌梗死后 2 周内均可发生;如果梗死灶向外破裂,心室内血液流入心包腔,造成心压塞引起猝死;②室壁瘤:约有 10%～38% 的心肌梗死并发此症,可发生于心肌梗死急性期,但更常发生在梗死灶已纤维化的愈合期,是由梗死心肌或瘢痕组织在心室内压作用下形成的局限性向外膨隆;多见于左心室前壁近心尖处,可继发附壁血栓和左心衰竭;③附壁血栓形成:因心内膜受损及室壁瘤等病变诱发血栓形成;血栓可脱落引起栓塞,亦可机化;④心源性休克:当心肌梗死范围达 40% 时,心室收缩力极度减弱,心排出量减少,血压下降,引起休克;⑤心律失常:心肌梗死可发生期前收缩,传导阻滞及心室纤颤等多种心律失常;⑥心力衰竭:梗死的心肌收缩力显著减弱以至丧失,引起不同程度的心力衰竭。

(3)心肌纤维化:冠状动脉粥样硬化时,由于管腔狭窄,造成心肌长期慢性缺血,心肌萎缩,间质纤维组织增生,致心肌纤维化。临床表现心律失常和心力衰竭等。

(4)冠状动脉性猝死:多见于 40～50 岁患者,男性多于女性。可发生于某种诱因后,如饮酒、劳累、吸烟及运动后,患者突然昏倒、四肢抽搐、小便失禁,或突然发生呼吸困难、口吐白沫、迅速昏迷。可立即死亡或在数小时后死亡,但有不少病例,在无人察觉的情况下,死于夜间。

2. 主动脉粥样硬化 动脉粥样硬化时,主动脉最易受累,且比其他动脉的病变发生早而广泛。病变好发于主动脉后壁及其分支开口处,病变严重程度依次为腹主动脉、胸主动脉、主动脉和升主动脉。严重者主动脉内膜广泛受累,布满不同发展阶段的病变,内膜表面不平,管壁变硬,失去弹性;管腔变形。在腹主动脉常见溃疡、钙化及出血等斑块的继发性改变。由于主动脉管腔较大,一般不致引起症状。但病变严重者,因中膜萎缩及弹力板断裂使管壁变得很薄,受血压的作用而形成动脉瘤,尤多见于腹主动脉。动脉瘤破裂可导致致命性大出血。

3. 脑动脉粥样硬化 常见于大脑中动脉及 Willis 环(图 14-7)。纤维斑块和粥样斑块常导致管腔狭窄,并可因血栓形成等病变加重狭窄甚至形成闭塞。长期供血不足可致脑实质萎缩,表现为脑回变窄,皮质变薄,脑重量减轻。患者可有智力及记忆力减退,甚至痴呆。急速的供血中断可致脑梗死。动脉及小的动脉瘤破裂引起脑出血及相应的临床表现。

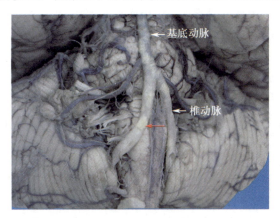

图 14-7 脑动脉粥样硬化
肉眼从血管外即可见动脉粥样硬化斑块(红色箭头)

4. 四肢动脉粥样硬化 病变以下肢动脉为重。当较大动脉管腔明显狭窄时,因供血不足致耗氧量增加时(如行走)出现疼痛,休息后好转,即间歇性跛行。当管腔完全阻塞侧支循环又不能代偿时,引起足趾部干性坏疽。

(四)病理与临床护理联系

①病情观察:注意观察患者心绞痛的性质、持续时间、心律是否失常等;②护理措施:应低盐低脂饮食、戒烟限酒、限制热量摄入;对心肌梗死的病人应做好心电监护;适度体育锻炼,避免冠心病的诱发因素,定期复查;③健康教育:应教育其预防的重要性,"病从口入",与食入大量脂肪、饮食过量等有密切关系;让患者认识到动脉粥样硬化是"植入在少年,发病在青年,死亡在中老年",使患者了解动脉粥样硬化的有关预防知识,降低动脉粥样硬化的发病率。

第二节 原发性高血压

原发性高血压(hypertension)是以体循环动脉血压持续升高为主要表现的独立性全身性疾病,成年人高血压的标准为收缩压≥140mmHg(18.6kPa)和/或舒张压≥90mmHg(12.0kPa)。

原发性高血压是我国最常见的心血管疾病,多见于 30～40 岁以后的中、老年人,以细小动脉硬化为基本病变的全身性疾病,晚期常引起心、脑、肾及眼底病变,严重者可致死。我国原发性高血压的发病率呈上升趋势,男女患病率无明显差别。高血压可分为原发性和继发性两大类。前者即原发性高血压,约占90%～95%;后者是继发于其他疾病(肾炎、肾上腺和垂体肿瘤等)并是其他疾病的一种症状,又称症状性高血压,约占5%～10%。本章主要叙述原发性高血压。

(一) 病因及发病机制

1. 发病因素 本病病因仍未完全清楚,可能与下列因素有关。

(1)遗传因素:原发性高血压患者常有明显的家族遗传集聚性,约75%的原发性高血压患者具有遗传素质。与无高血压家族史者比较,双亲均有高血压者的高血压患病率高2～3倍,单亲有高血压者患病率高1.5倍。目前认为原发性高血压是一种受多基因遗传影响,在多种后天因素作用下,正常血压调节机制失调而致的疾病。

(2)饮食因素:最重要的是Na^+的摄入量,日均摄盐量高的人群高血压的患病率明显升高,减少日均摄盐量或用药物增加Na^+的排泄均可降低高血压的患病率。多食蔬菜和高Ca^{2+}饮食有助于降低高血压的患病率。

(3)职业和社会心理应激因素:使精神长期处于紧张状态的职业,能引起严重心理障碍的社会应激因素,均可能在原发性高血压的发生中起作用。

(4)其他因素:肥胖、吸烟和缺乏体力活动等。

2. 发病机制

(1)钠水潴留:见于摄盐过多且对盐敏感者,主要是通过钠水潴留的途径引起高血压;遗传性肾素-血管紧张素系统基因多种缺陷,引起肾利钠缺陷,导致肾性钠水潴留,血压升高。针对其发病机制,临床上可应用利尿剂通过利钠作用来治疗这类高血压。

(2)细小动脉功能和结构异常:长期精神紧张、焦虑等,导致大脑皮质功能紊乱,使交感神经兴奋性增高,引起全身细小动脉收缩,外周阻力增加,血压升高。此外,激活肾素-血管紧张素系统,血管紧张素Ⅱ分泌增多,引起细小动脉收缩,导致高血压。在早期,细小动脉收缩属于功能性改变,通常是可逆的,血压升高也不稳定,易受情绪波动和睡眠等因素的影响,如不及时合理治疗,随着疾病的发展,细小动脉出现结构异常,即器质性改变,发生细小动脉管壁增厚,管腔狭窄,形成细小动脉硬化,外周阻力增加,血压升高。针对其发病机制,临床上应用血管紧张素转化酶抑制剂及β-受体阻滞剂来治疗这类高血压。

(二) 类型和病理变化

原发性高血压可分为两种类型:缓进型(良性)高血压和急进型(恶性)高血压。

1. 缓进型高血压 缓进型高血压又称良性高血压,约占原发性高血压的95%,多见于中、老年,病情进展缓慢,病程长达10～20年以上,早期可无临床症状,起病隐匿,仅在体检时发现高血压,少数患者首发症状即为并发症,最终常死于心、脑病变。根据其临床与病变发展过程,可分为三期:

(1)功能紊乱期:早期阶段,此期主要改变为全身细小动脉间歇性的痉挛,并可伴有高级神经中枢功能失调,但血管无器质性病变。此期血压升高呈波动性,患者可有间歇性头昏、头痛等症状。经适当休息和治疗后,血压可恢复正常,若病情发展,细小动脉反复持续痉挛,受累的血管逐渐发生器质性变化,发展为第二期。

(2)动脉系统病变期:此期特点是全身细小动脉由于长期痉挛而发展为细小动脉硬化。

1)细动脉硬化:细动脉硬化是原发性高血压最主要的病变特征。主要表现为细动脉壁玻璃样变。由于血管持续痉挛,致管壁缺氧,内皮细胞受损,内皮间隙扩大,通透性增高,血浆蛋白漏入血管壁,凝集成红染玻璃样物;同时基底膜样物质也增多,使管壁增厚变硬,称细动脉硬化。此种改变可累及全身细动脉,如肾入球动脉(图14-8)、视网膜动脉、脾中央动脉、脑和肾上腺的细动脉等,由于广泛的细动脉硬化,管腔狭窄使外周循环阻力增加,从而使血压持续上升且相对稳定。

2)小动脉硬化:主要累及肌型小动脉,如肾小叶间动脉、弓形动脉及脑的小动脉等。由于持续血压升高,使动脉内膜胶原纤维和弹性纤维增生,中膜平滑肌细胞肥大、增生,管壁增厚,管腔狭窄。

此期临床表现血压进一步升高并持续于较高水平,失去波动性,休息后不能缓解,患者常有头昏、头痛等症状。

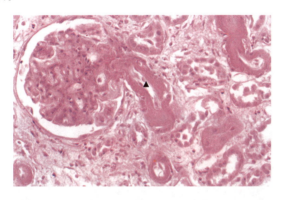

图14-8   高血压病肾入球小动脉玻璃样变
▲肾入球小动脉管壁增厚呈红染均质状,管腔狭窄

(3)内脏病变期:为高血压晚期,由于疾病进一步发展,多数内脏器官受累,最重要的是心、肾、脑和视网膜等。

1)心病变:由于血压持续性升高,外周循环阻力增大,左心室压力负荷加重,心收缩力被迫增强,以维持正常的血液循环,久之,左心室发生代偿性肥大。心重量增加,多在400g以上,甚者可达900~1000g(正常为250g左右)。

大体观察:心肥大以左心室为主,左心室壁明显增厚,可达1.5~2cm(正常为1cm),乳头肌和肉柱增粗变圆,但心腔不扩大,甚至略缩小,称向心性肥大(图14-9)。组织学观察:心肌纤维变粗、变长、有较多分支,细胞核大而深染。

临床表现为心悸、心界向左下扩大。随着病变进一步发展,左心室代偿不全,心肌收缩力减弱,心输出量减少,逐渐出现心腔扩张,称离心性肥大。严重者可出现左心衰竭,表现肺淤血、水肿、呼吸困难,心电图示左室肥大及劳损等。当高血压导致心病变时,称高血压性心脏病。心力衰竭是本病常见的死亡原因。

2)肾病变:表现为原发性颗粒性固缩肾,为双侧对称性、弥漫性病变,是由于入球小动脉和肌型小动脉硬化,导致肾缺血而萎缩硬化。

大体观察:肾体积缩小,重量减轻,质地变硬,表面呈均匀弥漫的细颗粒状(图14-10);切面肾皮质变薄,皮髓质分界不清,肾盂周围脂肪组织填充性增生,称原发性颗粒性固缩肾。组织学观察:病变严重区域肾小球因缺血发生纤维化和玻璃样变,所属肾小管因缺血萎缩、消失,间质纤维化及少量淋巴细胞浸润;纤维化肾小球及增生的间质纤维结缔组织收缩,使

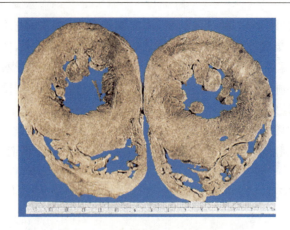

图 14-9 高血压病左心室向心性肥大
心脏横切面示左心室壁增厚,乳头肌显著增厚,心腔相对较小

肾表面凹陷;病变较轻区域健存的肾小球因功能代偿而肥大,所属肾小管也相应地代偿性扩张,向肾表面突起,形成肉眼所见的肾表面细小颗粒。

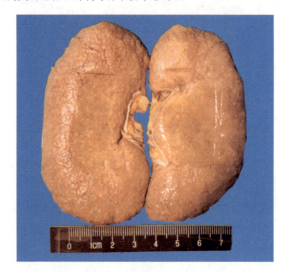

图 14-10 原发性颗粒性固缩肾
双侧肾对称性缩小,质地变硬,肾表面凹凸不平,呈细颗粒状

由于肾单位破坏,患者出现水肿、蛋白尿、管型尿和肾功能不全,高血压更重;晚期由于肾单位丧失过多,患者肾衰竭,引起尿毒症而死亡。

3)脑病变:主要有脑水肿、脑软化和脑出血等。①脑水肿:是由于脑内细小动脉的痉挛、硬化,局部缺血、毛细血管通透性增加,发生脑水肿,临床上可出现头痛、头晕、眼花及呕吐等表现,称高血压脑病。如果血压急剧升高,上述临床表现更严重,甚至出现意识障碍、抽搐等,病情危重,如不及时救治易引起死亡者,称之为高血压危象,它可以出现于高血压的各个时期。②脑软化:由于脑内细小动脉痉挛、硬化,管腔狭窄,脑组织缺血、坏死,形成质地疏松的筛网状病灶,称脑软化。常发生于壳核、尾状核、视丘、脑桥和小脑,有时亦可见于大脑灰质和白质,为多发而较小的梗死灶,一般不危及生命,最终坏死组织被吸收,由胶质细胞增生而修复。③脑出血:是原发性高血压最严重、最致命的并发症。常发生于基底节、内囊,其次为大脑白质和脑干。出血区脑组织完全被破坏，形成囊腔状，其内充满坏死组织和凝血块（图 14-11）。当出血范围大时，可破入侧脑室。脑出血的原因是：在脑细小动脉硬化的基础上，动脉持续痉挛、缺血、缺氧，通透性增高，引起漏出性出血或血管破裂出血；动脉壁病变致弹性下降，当脑软化，失去壁外组织支撑（如微小软化灶时），可形成微小动脉瘤，血压剧烈波动时，可导致破裂出血。脑出血部位之所以多见于基底节区域，是因为供应该区的豆纹动脉从大脑中动脉呈直角分支，受血流冲击力较大，当全身血压突然升高，易破裂出血。临床表现因出血部位不同，出血量大小而异。常表现为突然发生昏迷，呼吸加深、脉搏加快、大小便失禁等。内囊出血者可引起对侧肢体偏瘫、感觉消失及偏盲。脑出血可因血肿占位及脑水肿引起颅内高压，并可引起脑疝，患者发生昏迷，常导致死亡。

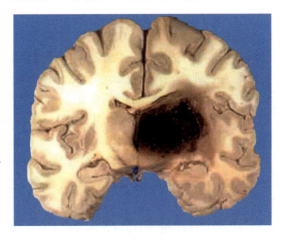

图 14-11　高血压之脑出血
内囊、基底节区脑组织被血凝块代替

4）视网膜病变：原发性高血压时，视网膜血管的改变，大致与高血压三期变化相一致，因此，眼底检查可帮助了解原发性高血压的进展及预后。早期可见视网膜中央动脉痉挛；中期可见中央动脉变细、颜色苍白等硬化性改变，动静脉交叉处出现压迹；晚期可出现视网膜渗出、出血及视乳头水肿。

2. 急进型高血压　急进型高血压又称恶性高血压，约占原发性高血压的 5％，多见于青壮年，血压显著升高，尤以舒张压为明显，常大于 130mmHg，起病急骤、发展迅速，较早出现肾衰竭。多为原发性，也可继发于良性原发性高血压。认为强烈的精神因素，引起细小动脉持续痉挛，或其他原因引起动脉内膜通透性异常增高，血浆中纤维素原及其他血浆蛋白在血管壁内沉着，使细动脉血管壁发生纤维素样坏死，同时小动脉内膜增生，管腔狭窄。

特征性病变是增生性小动脉硬化和坏死性细动脉炎，主要累及肾。增生性小动脉硬化突出的改变是内膜显著增厚，血管壁呈洋葱皮状。细小动脉内膜和中膜发生纤维素样坏死。入球小动脉最常受累，病变可波及肾小球，使肾小球毛细血管丛发生节段性坏死。坏死性细动脉炎常并发微血栓形成，还可引起出血和微梗死。上述病变也可发生于脑和视网膜。

患者血压急剧升高，常超过 230/130mmHg，可发生高血压脑病。常出现视网膜出血及视乳头水肿。肾受损可出现血尿、蛋白尿、管型尿、少尿和无尿，最终导致尿毒症。本病预后极差，患者多在一年内死于肾衰竭，也可因心力衰竭和脑出血等引起死亡。

（三）病理与临床护理联系

1. 病情观察　密切观察病人的血压变化、神志、意识、尿量等，及时发现高血压急症的发生。

2. 护理措施　病人血压较高、症状明显时应卧床休息，保证充分的睡眠时间，病房保持安静等。

3. 健康教育　教会病人动态测量血压，并做好记录；了解高血压的诱发因素，戒烟限酒，低盐低脂饮食，保持心态平和、情绪稳定。

第三节　风　湿　病

风湿病（rheumatism）是一种与 A 组乙型溶血性链球菌感染有关的变态反应性疾病。病变主要侵犯全身结缔组织，最常累及心、关节，其次为皮肤、皮下组织、脑和血管等，其中以心病变最为严重。临床上表现为心肌炎、多发性关节炎、皮肤环形红斑、皮下结节和小舞蹈病等，并常伴有发热、关节痛、白细胞增多、血沉加快、血中抗链球菌溶血素"O"的滴度增高及心电图 P-R 间期延长等现象。急性期有发热，故称风湿热。多次反复发作后，常造成轻重不等的心瓣膜器质性损害，可引起严重后果。

风湿病多发生在 5～15 岁，以 6～9 岁为发病高峰。男女患病率无差别，但患病率有地区差异，以长江为界，南方（不含粤）高于北方。风湿病以秋冬春季为多发。

（一）病因及发病机制

1. 病因　风湿病的发生认为与 A 组溶血性链球菌感染有关，其依据是：①多数患者发病前 2～3 周曾有咽喉炎、扁桃体炎等链球菌感染史；②发病时，多数患者血中抗"O"滴度增高；③在链球菌感染的地区和季节，风湿病的发生也增多；④用抗生素和磺胺药防治链球菌感染，降低了风湿病的发病率。虽然风湿病与 A 组溶血性链球菌感染有关，但并非是由链球菌直接引起，其依据：①本病发作不是在链球菌感染的当时，多在感染后 2～3 周；②风湿病的病变组织和患者血液中，都不能检查或培养出链球菌；③与一般的链球菌感染引起的炎症性质不同，风湿病不是化脓性炎症，而是胶原纤维的纤维素样坏死，与其他结缔组织变态反应性疾病相似；④抗过敏药物治疗效果较好。因此，认为本病是一种与链球菌感染有关的变态反应性炎症。而受寒、受潮湿及病毒感染可能参与诱发本病。

2. 发病机制　风湿病的发病机制尚不十分清楚，多数倾向于抗原抗体交叉反应学说，即链球菌细胞壁的 C 抗原（糖蛋白）和 M 抗原（蛋白质）与结缔组织（如心瓣膜及关节等）和心肌、平滑肌等具有共同的抗原性，链球菌壁的抗原（蛋白质）刺激机体产生的抗体，可引起结缔组织、心肌及血管平滑肌等的交叉反应，而引起组织损伤，导致风湿病的发生。

（二）基本病理变化

风湿病是全身结缔组织的炎性病变。不论发生于任何器官或部位，其基本病变相同。病变发展过程可分为三期。

1. 变质渗出期　病变部位胶原纤维发生肿胀、断裂、崩解，黏液样变性和纤维素样坏死。同时有充血、浆液、纤维素渗出及少量淋巴细胞、浆细胞、嗜酸性粒细胞和中性粒细胞浸润。局部可查到少量免疫球蛋白。此期病变持续约 1 个月左右。

2. 增生期（肉芽肿期）　此期特点是在变质性病变基础上，出现细胞增生，形成具有诊断意义的风湿性肉芽肿即风湿小体。其中央是胶原纤维的纤维素样坏死，周围出现成堆的风湿细胞,外围有少量淋巴细胞和浆细胞等组成圆形或椭圆形的结节,称风湿小体(Aschof body)。风湿细胞亦称阿少夫细胞(Aschoff cell),核大,圆形或卵圆形,染色质集中于中央,横切面呈枭眼状,纵切面呈毛虫状(图 14-12)。出现风湿小体,提示有风湿活动,此期病变持续约 2～3 个月。

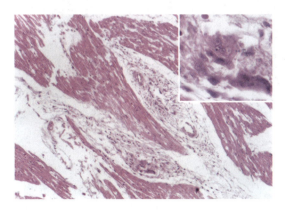

图 14-12　风湿性心肌炎

心肌间质血管旁可见聚集的风湿细胞形成的风湿小体,间质水肿。
风湿细胞核大,核膜清晰,染色体集聚于核中央(右上图)

3. 纤维化期(愈合期)　风湿小体内的纤维素样坏死物被溶解吸收,风湿细胞转变为长梭形的成纤维细胞,演变为纤维细胞合成胶原纤维,使原来的风湿小体逐渐纤维化,最终成为梭形小瘢痕。此期持续约为 2～3 个月。

上述整个病程约 4～6 个月。由于风湿病常有反复急性发作,因此受累器官中可有新旧病变同时存在。病变持续反复进展,可致组织、器官纤维化、瘢痕形成及功能障碍。

(三) 各器官的病变

1. 风湿性心脏病　风湿病患者绝大多数累及心,病变可累及心各层(心内膜、心肌层和心外膜)及全层,分别引起风湿性心内膜炎、风湿性心肌炎、风湿性心外膜炎(心包炎)和风湿性全心炎。

(1)风湿性心内膜炎(rheumatic endocarditis):病变主要侵犯心瓣膜,也可累及瓣膜邻近的内膜和腱索。瓣膜病变以二尖瓣最常见,约占 50%,其次为二尖瓣和主动脉瓣联合受累,主动脉瓣、三尖瓣和肺动脉瓣极少受累。

在急性期,受累瓣膜肿胀,间质有黏液样变性和纤维素样坏死,偶有风湿小体。病变瓣膜表面,尤以闭锁缘向血流面的内皮细胞,由于受到瓣膜开、关时的摩擦,易发生变性、脱落、暴露内皮下的胶原纤维,血小板在该处沉积、凝集,形成白色血栓,呈疣状,称疣状赘生物(图 14-13)。其大小如粟粒(1～3mm),灰白色、半透明。常呈串珠状单行排列于瓣膜闭锁缘,与瓣膜粘连紧密,不易脱落,故称疣状心内膜炎。病变后期,赘生物发生机化,瓣膜本身发生纤维化及瘢痕形成。如类似病变反复发生,可导致瓣膜增厚、变硬、卷曲、缩短,瓣膜间相互粘连,腱索增粗、缩短,最终导致瓣膜口狭窄、关闭不全,形成慢性心瓣膜病。当炎性病变累及房、室内膜时,可引起内膜灶性增厚及附壁血栓形成。

(2)风湿性心肌炎(rheumatic myocarditis):病变主要累及心肌间质结缔组织。发生于成人者表现为心肌间质水肿,淋巴细胞浸润,心肌间质小血管附近的结缔组织发生纤维素样

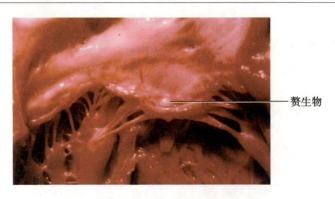

图 14-13 风湿性心内膜炎
二尖瓣闭锁缘可见细小赘生物

坏死,继而形成风湿小体,晚期风湿小体纤维化而形成瘢痕。风湿小体分布广泛,但以左心室、室间隔及乳头肌处多见。发生于儿童者,心肌间质弥漫性充血、水肿,有较多的淋巴细胞、嗜酸性粒细胞及中性粒细胞浸润,心肌细胞水肿及脂肪变性,患者心扩大,呈球形,影响心肌的收缩力,患者出现心动过速,第一心音低钝等体征,甚至发生心力衰竭。如病变累及传导系统,可发生传导阻滞,表现为心律失常。

(3)风湿性心包炎(rheumatic pericarditis):表现为纤维素性或浆液纤维素性炎症。间皮下充血、炎细胞浸润,偶有风湿小体。若渗出物不多,可吸收消散,无明显临床表现;若渗出纤维素较多,覆盖于心包表面的纤维素因心搏动,心包的脏层和壁层相互摩擦而呈绒毛状,故称绒毛心(图 14-14)。临床表现为心前区疼痛,听诊可闻及心包摩擦音;若渗出液以浆液为主且较多,可使心界扩大,心音遥远;若大量积液,可出现心压塞症状。风湿性心包炎的结局与渗出物中的纤维素量有关,纤维素少时可完全吸收消散;量多时不能完全吸收,则可发生机化、粘连,甚至形成缩窄性心包炎,影响心收缩及舒张功能。

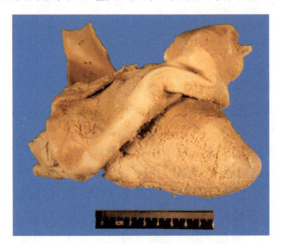

图 14-14 风湿性心外膜炎
心外膜表面有大量纤维素渗出,呈绒毛状

2. 风湿性关节炎 风湿性关节炎多见于成年患者,儿童少见。以游走性多关节炎为其临床特征,常侵犯膝、肩、肘、髋等大关节,此起彼伏,相继发生,亦可累及小关节。病变滑膜充血、肿胀，关节腔有大量浆液渗出，邻近软组织可以有不典型风湿小体，临床上出现关节红、肿、热、痛、功能障碍等典型炎症症状。病变消退后，不遗留关节畸形。

3. 皮肤病变 风湿性皮肤病变中最多见和具有诊断意义的是环行红斑，多见于儿童，反映风湿病的渗出性病变。常见于躯干及四肢的皮肤，呈淡红色的环行红晕，中间皮肤色泽正常，直径约 3cm 大小。镜下见红斑处真皮浅层血管充血，血管周围水肿及炎细胞浸润。常在 1～2 天内消失。

4. 皮下结节 皮下结节多见于四肢大关节附近伸侧面的皮下结缔组织，直径 0.5～2cm，圆形或椭圆形，质较硬，活动，压之不痛。镜下见结节中心为纤维素样坏死，周围是增生的成纤维细胞和风湿细胞，伴有淋巴细胞和单核细胞浸润。风湿活动停止后，皮下结节可自行消退，遗留小的纤维瘢痕。皮下结节对风湿病具有诊断意义。

5. 风湿性脑病 风湿性脑病多见于 5～12 岁儿童，女孩较多。主要病变为风湿性动脉炎和皮质下脑炎，后者表现为神经细胞变性及胶质细胞增生，胶质结节形成。当病变主要累及基底节（尤以纹状体）黑质等部位时，患儿可出现面肌及肢体不自主运动，称为小舞蹈症。

（四）病理与临床护理联系

注意观察患者的体温变化，皮肤的颜色，皮下是否有结节，关节疼痛的规律、时间等表现。向病人介绍风湿病的普通知识，此病为慢性疾病，可以有反复发作和缓解的过程，需耐心治疗等。教育病人做好防寒保暖等；疾病缓解期应适当锻炼，增强抗病能力。

第四节 心 瓣 膜 病

心瓣膜病（valvular vitium of the heart）是指心瓣膜因先天发育异常或后天性疾病造成器质性病变，表现为瓣膜口狭窄和（或）关闭不全，从而影响心功能，引起全身血液循环障碍，是最常见的慢性心疾病之一。

瓣膜口狭窄是指瓣膜开放时不能充分张开，使瓣膜口缩小，导致血流通过障碍。瓣膜关闭不全是指心瓣膜关闭时瓣膜口不能完全闭合，使一部分血液反流。瓣膜口狭窄或关闭不全可以单独存在，亦可合并存在（瓣膜双病变）。病变可累及一个瓣膜，也可两个以上瓣膜同时或先后受累，称联合瓣膜病。受累瓣膜最常见于二尖瓣，其次为二尖瓣和主动脉瓣同时受累，再次为主动脉瓣，三尖瓣和肺动脉瓣较少受累。心瓣膜病不论是狭窄还是关闭不全，均影响血液循环，增加心负荷。早期可通过心率加快，心肌收缩力增强，心肌肥大等代偿方式，以增加心搏出量而不出现明显的临床症状，若病变加重，心进入失代偿期，则可发生心力衰竭，出现全身血液循环障碍的症状和体征。

（一）二尖瓣狭窄

二尖瓣狭窄（mitral stenosis）大多数是由风湿性心内膜炎反复发作，使二尖瓣增厚、变硬或钙化；瓣膜环也可因纤维化而缩小，致瓣膜口狭窄。正常成人二尖瓣口开放时其面积约为 5cm²，可通过成人两指；显著狭窄时，瓣膜口呈鱼口状（图 14-15），缩小至 1～2cm²，甚至为 0.5cm²，仅能通过医学探针。可分为三型：①隔膜型：病变最轻，瓣膜轻度增厚，仍有弹性，瓣叶轻度粘连，瓣膜口轻度狭窄，一般不合并关闭不全，作瓣膜分离，手术效果好；②增厚型：病变较重，瓣膜明显增厚，弹性减弱，瓣叶间明显粘连，瓣膜口明显狭窄，偶可合并轻重不等的关闭不全；③漏斗型：病变最重，瓣膜由于大量纤维增生而明显增厚、变硬，瓣叶广泛粘连，腱索增粗、缩短，使瓣膜口严重狭窄呈鱼口状，常合并关闭不全。此型一般手术治疗效果不佳,严重时需作换瓣手术。

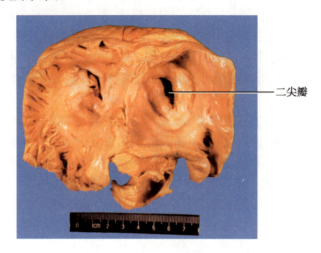

二尖瓣

图 14-15 心瓣膜病
二尖瓣呈鱼口状狭窄

二尖瓣狭窄时,血流动力学和心形态的改变可分为:①左心房代偿期:二尖瓣狭窄时,心舒张期从左心房流入左心室的血流受阻,舒张末期仍有部分血液滞留于左心房,加上由肺静脉回流的血液,使左心房血容量较正常增多,导致左心房代偿性扩张。左心房心肌加大收缩力以克服狭窄瓣膜口的阻力把血液排入左心室,久而久之导致左心房代偿性肥大。听诊时,在心尖区可闻及舒张期隆隆样杂音,X线检查可见左心房阴影扩大。②左心房衰竭期:因左心房壁薄,代偿能力低,后期代偿失调,左心房发生肌源性扩张。由于左心房内血液淤积,肺静脉回流受阻,出现肺淤血、肺水肿及漏出性出血。临床表现心悸、呼吸困难、发绀、咳嗽、咳白色(或粉色)泡沫痰。③右心代偿和衰竭期:由于肺淤血、肺静脉压升高,可通过神经反射引起肺内小动脉收缩,致使肺动脉压升高,右心室排血受阻,导致右心室代偿性肥大,以致发生肌源性扩张。当右心室高度扩张时,三尖瓣环扩大,可出现三尖瓣相对关闭不全。心收缩时一部分血液自右心室反流至右心房,致右心房淤血扩张,引起体循环淤血。临床表现有听诊时三尖瓣区可闻及收缩期吹风样杂音(三尖瓣相对关闭不全),下肢水肿、腹水、肝大和压痛,颈静脉怒张等。X线检查呈现左心房、右心房、右心室均增大,左室正常或相对缩小(三大一小),呈倒置的"梨形心"。

(二)二尖瓣关闭不全

二尖瓣关闭不全(mitral insufficiency)大多数由风湿性心内膜炎引起,其次由亚急性感染性心内膜炎所致。二尖瓣关闭不全半数为单纯性,半数合并二尖瓣狭窄,如合并二尖瓣狭窄时,其病变与上述基本相同。

二尖瓣关闭不全时,血流动力学和心形态改变:在左心室收缩时,部分血液通过关闭不全的瓣膜口反流到左心房,加上肺静脉回流的血液,使左心房内血容量增多,当左心室舒张时,从左心房流入左心室的血量也增加。早期左心房和左心室均发生代偿性扩张和肥大,久之左心房和左心室发生失代偿,出现肺淤血、肺动脉高压、右心衰竭及体循环淤血的临床表现。听诊时心尖区可闻及收缩期吹风样杂音。X线检查时,左、右心房,左、右心室均肥大扩张,呈"球形心"。

（三）主动脉瓣狭窄

主动脉瓣狭窄（aortic stenosis）主要由风湿性主动脉瓣膜炎引起，少数由于先天发育异常或主动脉粥样硬化引起瓣膜钙化所致。风湿病患者常与二尖瓣病变合并发生联合瓣膜病变。在心室收缩期，左心室血液排出受阻，左心室因压力性负荷升高而发生代偿性肥大，表现为左心室肥厚，但无心腔扩张，称向心性肥大。听诊时主动脉瓣区可闻及喷射性收缩期杂音。疾病后期，左心室代偿失调而出现肌源性扩张，左心室淤血，继而发生左心房淤血、肺淤血、肺动脉高压及右心衰竭。临床上可先后出现心绞痛，眩晕和晕厥等动脉供血不足的表现。X线检查可见左心室阴影更加突出，故呈"靴形心"。

（四）主动脉瓣关闭不全

主动脉瓣关闭不全（aortic insufficiency）多数由风湿病、亚急性感染性心内膜炎、主动脉粥样硬化或梅毒性主动脉炎累及主动脉瓣所致。主动脉瓣关闭不全时，在心室舒张期，部分血液经未完全关闭的主动脉瓣口反流入左心室，加上左心室舒张期来自左心房的血液，使左心室血容量比正常增加，导致左心室扩张、肥大。早期由于左心室高度肥大可以代偿，后期左心室失代偿，左心室淤血，继而依次发生左心房淤血、肺淤血、肺动脉高压、右心肥大、右心衰竭。听诊时在主动脉瓣区可闻及舒张期杂音，由于主动脉瓣关闭不全时心搏出量增加，使收缩压增高，而舒张期主动脉部分血液反流使舒张压下降，故脉差增大。临床上可出现周围血管体征，如颈动脉搏动、水冲脉和股动脉枪击音等临床表现及体征。

四种类型瓣膜病变比较（表14-1）。

表 14-1　四种类型瓣膜病变比较

病变类型	病因	临床表现	听诊特点	X线表现
二尖瓣狭窄	风湿性心内膜炎	左心衰临床表现、右心衰临床表现	心尖区可闻及舒张期隆隆样杂音	心呈"梨形心"
二尖瓣关闭不全	风湿性心内膜炎、亚急性感染性心内膜炎	左心衰临床表现、右心衰临床表现	心尖区可闻及收缩期吹风样杂音	心呈"球形心"
主动脉瓣狭窄	风湿性主动脉瓣膜炎	左心衰临床表现、心绞痛、眩晕和晕厥	主动脉瓣区可闻及喷射性收缩期杂音	心呈"靴形心"
主动脉瓣关闭不全	风湿病、亚急性感染性心内膜炎、主动脉粥样硬化、梅毒性主动脉炎累及主动脉瓣	左心衰临床表现，周围血管体征如颈动脉搏动、水冲脉、股动脉枪击音	主动脉瓣区可闻及舒张期杂音	

第五节　感染性心内膜炎

感染性心内膜炎（infective endocarditis）是由病原微生物侵袭心内膜引起的心内膜炎症。最常见的是细菌，故也称细菌性心内膜炎。按照临床经过长短和病理变化程度，通常分为急性和亚急性感染性心内膜炎。

（一）急性感染性心内膜炎

急性感染性心内膜炎（acute infective endocarditis）通常是由致病力强的化脓菌，如金黄色葡萄球菌、溶血性链球菌和肺炎球菌等引起。一般是病原体先在机体某局部引起化脓性炎症(如化脓性骨髓炎、痈、产褥热等),在机体抵抗力降低时,细菌入血引起脓毒血症并侵犯心内膜,引起心内膜炎。

急性感染性心内膜炎病变多发生于正常的心内膜,主要累及二尖瓣或主动脉瓣,引起急性化脓性心瓣膜炎,瓣膜溃烂、穿孔或破裂,瓣膜表面常形成大而松脆的含大量细菌的疣状赘生物,呈灰黄色和浅绿色,破碎后形成含菌性栓子,引起远处器官的栓塞、感染性梗死和继发性脓肿。

本病起病急,发展快,在数日或数周内即可形成较大的赘生物,约50%病例于数日内或数周内死亡。部分患者经大量抗生素治疗后,炎症可逐渐消退,赘生物逐渐吸收、机化,进而导致慢性心瓣膜病。

(二) 亚急性感染性心内膜炎

亚急性感染性心内膜炎(subacute infective endocarditis)是由致病力相对较弱的病原微生物(草绿色链球菌)引起,又称为亚急性细菌性心内膜炎(subacute bacterial endocarditis, SBE)。病程 6 个月以上,甚至 1~2 年。

1. 病因及发病机制 病原菌可自感染灶(如扁桃体炎、牙周炎、咽喉炎、骨髓炎等)入血,形成菌血症,再随血流侵入瓣膜;病原菌也可通过拔牙,心导管及心手术等操作进入血流,侵犯瓣膜,引起心内膜炎。约 50%~80%病例发生在风湿性心内膜炎的基础上,或并发于先天性心脏病(如室间隔缺损,Fallot 四联症等)。但少数病例也可在原来无心内膜病变的心发生。

2. 病理变化及对机体的影响 大体观察:在二尖瓣的心房面、主动脉瓣的心室面,有单个或多个大小不等的菜花状或息肉状疣状赘生物。赘生物呈污秽灰黄色,质松脆,易破碎、脱落,引起败血症性灶性肾小球肾炎等。严重时,瓣膜可发生溃疡、穿孔和腱索断裂,导致瓣膜口狭窄、关闭不全。

组织学观察:疣状赘生物由纤维素、血小板、中性粒细胞、坏死组织和细菌团组成(图 14-16),溃疡底部可见肉芽组织,并有淋巴细胞和单核细胞浸润。

3. 病理与临床护理联系 注意观察发热、贫血、脾大、白细胞数量,皮肤、黏膜有无出血点、Osler 结节(红紫色、微隆起,直径约 1~15mm,多见于指(趾)末端的掌面、大小鱼际或足底处,有明显压痛,常持续数天消退)。及时合理给予抗生素治疗,观察不良反应和药物疗效。生活护理:注意加强营养,注意休息。

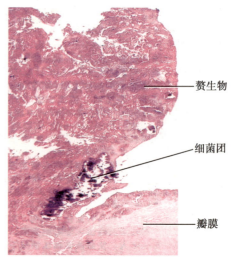

赘生物 —

细菌团 —

瓣膜 —

图 14-16 亚急性感染性心内膜炎
赘生物由血小板、纤维素、坏死组织、
炎细胞、细菌团组成

第六节 心 肌 病

心肌病(cardiomyopathy)是指原因不明的以心肌原发性病变为主的一类心肌病。也称为原发性心肌病或称特发性心肌病。根据病变特点,心肌病可分为扩张性、肥厚性和限制性心肌病三类。

一、扩张性心肌病

扩张性心肌病(dilated cardiomyopathy)亦称充血性心肌病,最常见,约占心肌病的90%。以进行性心脏肥大、心腔高度扩张和明显的心肌收缩力降低(充血性心力衰竭)为特征。主要病变为心脏体积增大,重量增加,可达500～800g或更重(诊断标准:男性>350g,女性>300g)。两心腔明显扩张,心室壁轻度增厚或正常,心尖变薄呈钝圆形(图14-17)。心内膜常见附壁血栓,肥大和萎缩心肌细胞交错排列,心肌间质纤维化,可见多数小瘢痕。本病多见于20～50岁,男性多于女性。大多数患者血清中可查出抗心肌抗体,可能与病毒感染后诱导机体自身免疫应答有关。此外,也可能与遗传、代谢异常和中毒等因素有关。临床上常表现为进行性心力衰竭,部分患者可发生猝死。

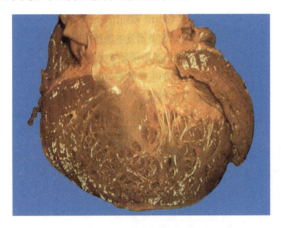

图14-17　扩张性心肌病
左心室明显扩张,肉柱和乳头肌变扁平

二、肥厚性心肌病

肥厚性心肌病(hypertrophic cardiomyopathy)是以左心室显著肥厚、室间隔显著不匀称肥厚、舒张期充盈受限及左心室流出道受阻为特征(图14-18)。心肌细胞显著肥大,排列紊乱,心肌可见纤维化或大小不等的瘢痕。任何年龄都可发病,男女比例为2:1。50%有家族史,呈常染色体显性遗传。临床上多数患者因进行性心力衰竭而死亡,部分患者无自觉症状,可因猝死而在尸检中被发现。

三、限制性心肌病

限制性心肌病(restrictive cardiomyopathy)是以心室充盈受限和舒张期容量降低为特点,此病少见。典型病变为心室内膜和心内膜下心肌进行性纤维化并有附壁血栓形成,导致心室壁顺应性降低,心腔狭窄,因此亦称为心内膜心肌纤维化,常有附壁血栓形成。临床主要表现为心力衰竭和栓塞,少数可发生猝死。

另外,还有一种以心肌的变性、坏死及瘢痕形成为主要病变特点的地方性心肌病,1935年在黑龙江省克山县首先发现,因而命名为克山病(Keshan disease)。分为急性、亚急性、慢性三型。本病主要流行于我国东北、西北、华北及西南一带山区或丘陵地带。病因不清,可

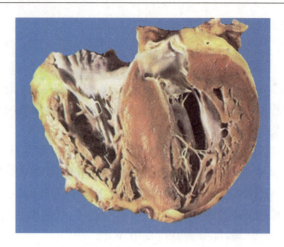

图 14-18 肥厚性心肌病
室间隔明显肥厚,左心腔及左室流出道狭窄

能与缺硒有关。近年新发病例已显著减少。

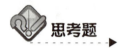 **思考题**

1. 动脉粥样硬化发生后有哪些继发病变?
2. 简要说明二尖瓣狭窄的血流动力学改变。
3. 叙述风湿病的基本病变。
4. 心肌梗死的常见部位、病理变化及并发症。
5. 简述高血压病时心、脑和肾的病变。

(吴义春)

第十五章　心力衰竭

　　掌握心力衰竭概念、原因和诱因;熟悉心力衰竭的代谢和功能变化、防治和护理的病理生理学基础;了解其发生机制。

　　心力衰竭(heart failure)是指在各种致病因素作用下,心的舒缩功能发生障碍,使心输出量绝对或相对减少,即泵血功能降低,以致不能满足组织代谢需求的病理过程。当慢性心力衰竭时,由于钠水潴留和血容量增加,患者出现心腔扩张,静脉淤血及组织水肿,称为充血性心力衰竭(congestive heart failure,CHF)。

　　心力衰竭属于心功能不全失代偿阶段,二者在发病学的本质上相同,只是在程度上有区别。心功能不全包括心泵血功能受损从代偿阶段直至失代偿阶段的全过程。

　　世界心脏联盟(World Heart Federation)将每年9月的最后一个星期日定为世界心脏日。世界心脏日的永恒主题为"健康的心,快乐人生",目的是为唤起公众对心血管疾病及其危险因素(肥胖、高血压、缺乏运动、营养失衡、吸烟等)的关注。

一、原因、诱因和分类

(一) 心力衰竭的原因

心力衰竭反映心泵血功能障碍,即心肌的舒缩功能不全。

1. 原发性心肌舒缩功能障碍　因心自身的结构或代谢损害,导致受累的心肌舒缩性能原发性降低,引起心肌衰竭(myocardial failure)。主要原因:①心肌炎、心肌病、心肌梗死等可出现心肌变性、坏死和纤维化,使心舒缩功能原发性降低;②心肌缺血、缺氧(冠心病、肺心病、休克及严重贫血等)以及严重的维生素 B_1 缺乏等;③某些药物和酒精也可损害心肌的结构和代谢功能。

2. 心负荷过重　包括压力负荷和容量负荷过度,均可引起心力衰竭。临床上常见于高血压、心瓣膜疾病、慢性贫血和甲状腺功能亢进症等。

　　总之,几乎所有类型的心、大血管疾病均可引起心力衰竭,冠心病和高血压已成为引起心力衰竭主要因素。

(二) 诱因

心力衰竭症状的出现或加重常可由某些因素所诱发,称为诱因。约有90%的心力衰竭病例可找到明显的诱因。常见的诱因有：

1. 感染 呼吸道感染和心内膜感染是心力衰竭最常见、最重要的诱因。原因：①感染可引起发热，发热时交感神经兴奋，代谢率升高增加心肌耗氧量；②交感神经兴奋引起心率加快，引起心舒张期缩短而减少冠脉血管血流量；③病原微生物及其毒素直接损伤心肌；④如并发呼吸道感染还可因肺通气和换气障碍，加重心肌缺氧，同时使肺血管阻力升高，右心室负荷加重诱发心力衰竭。

2. 心律失常 是诱发心力衰竭最重要因素。此时心率过快、心肌耗氧量增加、舒张期缩短冠状动脉供血不足、心室充盈不足及房室活动不协调等都可诱发心力衰竭。心率过缓（40 次/分）可减少每分心输出量。严重的房室传导阻滞引起房室活动协调性紊乱，影响心射血能力，可诱发心力衰竭。

3. 水电解质、酸碱平衡紊乱 静脉输液过多、过快时增加血容量，加重心负荷；血钾过高和过低均可引起心律失常；酸中毒主要干扰心肌的 Ca^{2+} 转运，抑制心肌的收缩。

4. 妊娠与分娩 妊娠时孕妇血容量增加、心率加快及心输出量增加等，加重心的负荷。分娩时疼痛、精神紧张，引起交感神经兴奋，心率加快，心肌耗氧量增加，以及分娩时大量血液突然进入体循环，引起心血液增加，加重心负荷，诱发心力衰竭。

5. 其他 过度体力劳累、情绪激动、气候剧烈变化、饮食过饱等也可诱发心力衰竭。

（三）分类

1. 根据心力衰竭发生的部位分类 ①左心衰竭：多见于高血压性心脏病、冠心病、主动脉瓣狭窄或关闭不全等，导致肺淤血、水肿。②右心衰竭：多见于急、慢性肺疾病所致的肺源性心脏病，也见于三尖瓣或肺动脉瓣病变，引起体循环淤血。③全心衰竭：左右心室同时发生或相继发生。如持久的左心衰竭导致肺循环阻力加大，久之发生右心衰竭，患者既有肺淤血，也有体循环淤血。

2. 按心力衰竭发生的速度分类 ①急性心力衰竭：发病急骤，心输出量急剧减少，多见于急性心肌梗死、严重心肌炎等。②慢性心力衰竭：发病缓慢，多经过较长的心肌肥大等代偿阶段后发生，多见于原发性高血压、心瓣膜病和肺动脉高压等。

3. 根据心输出量分类 ①低输出量性心力衰竭：患者心输出量低于正常值。常见于心肌缺血、心肌炎、心肌病、高血压病和心瓣膜病引起的心力衰竭。②高输出量性心力衰竭：在患有甲状腺功能亢进、严重贫血、维生素 B_1 缺乏等疾病时，由于血流速度加快，静脉回流增加，心输出量相应增加，超过正常状态称为高动力循环状态。其心输出量从心力衰竭前的高水平下降，但其绝对值仍接近或高于正常水平，但已不能满足机体高水平代谢的需要。

4. 按心力衰竭时心肌收缩或舒张功能障碍分类 ①收缩性心力衰竭：主要特征为心肌收缩功能障碍，左室射血分数减少，常见于冠心病和心肌病等。②舒张性心力衰竭：主要特征为心室松弛性和顺应性降低，心室舒张和充盈能力减弱，患者出现体循环或肺循环淤血，常见于高血压伴左心肥厚、肥厚性心肌病、主动脉瓣狭窄。

二、发生过程中机体的代偿功能

心肌受损或心负荷过重时，机体通过动员心本身的储备功能和心以外的代偿活动，提高心输出量满足机体代谢的需要。只有当心病变持续加重、代偿失效，或病程进展过快机体来不及代偿时，心力衰竭方可发生。

（一）心自身的代偿活动

心的代偿机制包括迅速启动的代偿机制（功能性调整）和缓慢持久的适应性机制（结构性改建）。

1. 心率加快 心率加快是一种快速且直接的机体代偿反应，主要是交感神经兴奋和儿茶酚胺分泌增加所引起。在一定范围内心率加快，可提高心输出量，有助于维持动脉血压和保证重要器官的血流供应，并可提高舒张压有利于冠脉血液灌注，以保证心自身的氧和能量供应，对心力衰竭起到代偿作用。但当心率过快超过一定限度（如成人＞180 次/分）时，则由于心肌耗氧量增加、心舒张期过短、心室充盈不足、心输出量明显减少及冠状动脉供血不足，以致失去代偿作用。心率过快临床上多为心力衰竭失代偿的标志。

2. 心肌收缩能力增强 心力衰竭时通过神经-体液机制的调节，引起交感神经系统兴奋、血浆中去甲肾上腺素（NA）、血管紧张素（Ang Ⅱ）等正性肌力作用的物质分泌增加，心肌收缩能力增强，心输出量增加，是最经济的心代偿方式。但心肌收缩力增强，会导致心肌耗氧量增加，有可能导致心功能恶化。

3. 心肌紧张源性扩张 根据 Frank-Starling 定律：在一定范围内，心肌收缩力和心搏出量与心肌纤维的初长度或心室舒张末期容积成正比。这是因为在心室最适前负荷和最适初长度时（肌节长度为 2.0～2.2μm），粗、细肌丝处于最佳的重叠状态，横桥有效作用点数目最多，收缩力最强。伴有心肌收缩力增强的心腔扩张称紧张源性扩张，有利于将心室内过多的血液及时泵出。

但是，当心腔过度扩张使心肌的肌节初长度超过 2.2μm 时，有效横桥数目减少，引起心肌纤维的收缩力减弱或丧失，心输出量也相应减少，因而失去代偿意义。这种伴有心肌收缩力减弱的心腔扩张称肌源性扩张。

4. 心室重塑 心室重塑是心室在长期容量和压力负荷增加时，通过改变心室的结构、代谢和功能而发生的慢性代偿性适应反应。包括心肌细胞、非心肌细胞及细胞外基质的变化。心肌细胞重塑包括心肌肥大和心肌细胞表型改变，心肌肥大实际是表型改变的后果之一。

心肌肥大主要指心肌细胞体积增大伴非心肌细胞及细胞外基质相应增多所致的心室质量或（和）室壁厚度增加，是慢性心力衰竭时极为重要的代偿方式。但超过一定限度时肥大的心肌可引起心肌缺血缺氧、能量代谢障碍和心肌舒缩能力下降等，将丧失其代偿功能转化为促进心力衰竭发生发展的重要因素。心肌肥大有两种形式：①向心性肥大是指心重量增加、室壁增厚，心室腔容积稍大或正常；主要是因心长期压力负荷过大，心肌纤维呈并联性增生，心肌纤维变粗而导致心肌细胞肥大；②离心性肥大是指心重量增加，心室腔扩大；主要是心长期容量负荷过度，心肌纤维呈串联性增生，心肌纤维长度增加而导致心腔扩张。

心肌细胞表型改变是指所合成的蛋白质种类变化所致的心肌细胞"质"的改变。表型改变是肥大心肌舒缩功能降低的主要机制。

（二）心外的代偿

1. 血容量增加 心力衰竭时交感-肾上腺髓质系统、肾素-血管紧张素-醛固酮系统、抗利尿激素等作用增强，而心房钠尿肽、前列腺素分泌减少，使体内钠水潴留，血容量增加，静脉回流及心输出量增加。但血容量增加过多，心负荷过度超过心代偿能力时，可引起心输出量下降并促使心性水肿的发生。

2. 外周循环血液重新分配 心力衰竭时，交感-肾上腺髓质系统兴奋，使具有丰富 α 受体的皮肤、骨骼肌和腹腔脏器血管收缩,血流量减少,而心脑血管无明显收缩,可保证心脑血液供应。这样,既能防止血压下降,又能保证重要器官的血液供应,具有代偿意义,但是有限度的。

3. 红细胞生成增多 心力衰竭时可引起机体缺氧,刺激肾脏分泌促红细胞生成素,促进骨髓造血,使红细胞生成增多。但长时间红细胞过多可增加血黏稠度,加重心负荷。

4. 组织利用氧能力增加 慢性心力衰竭时由于缺氧可引起组织细胞的线粒体数目增多、呼吸链中酶活性增加、糖无氧酵解增加及肌红蛋白增加等,使组织细胞摄取和利用氧能力增强。

三、发生的基本机制

心力衰竭的发生机制十分复杂,一般认为心力衰竭的发生、发展,是多种机制共同作用的结果。神经-体液调节失衡在其中起着关键作用,而心室重塑是心力衰竭发生与发展的分子基础,最终的结果是导致心肌舒缩功能障碍。

(一) 心肌收缩功能降低

心肌收缩功能降低是引起心泵血功能减退的主要原因。

1. 心肌收缩相关的蛋白改变 心肌细胞受到严重缺血、缺氧、感染、中毒等因素影响时,可引起心肌细胞坏死,造成心肌收缩能力降低,在临床引起心肌细胞坏死最常见的原因是急性心肌梗死。此外,过度肥大的心肌收缩成分相对减少以及心肌坏死造成心肌间质胶原网络结构损伤也是重要因素。

2. 心肌能量代谢障碍 心肌的舒缩过程中,Ca^{2+} 的转运和肌丝的滑行都需要能量(ATP)。心肌缺血、缺氧、维生素 B_1 缺乏、贫血、低血压及心律失常等因素常作为病因或诱因,损害心肌的能量代谢而引起或诱发心力衰竭。肥大而改建的心肌在能量产生和贮存两个环节都有内在缺陷。

(1)心肌能量生成障碍:心肌缺血、缺氧时,能量合成所需底物供应不足,有氧代谢障碍可造成能量生成不足,使心肌收缩性减弱,常见于冠心病、休克、严重贫血等。心肌肥大时参与氧化磷酸化的酶表达异常,也可导致心肌能量缺乏。

此外,维生素 B_1 缺乏时,丙酮酸氧化脱羧障碍,也可使 ATP 生成不足。

(2)心肌能量储存障碍:心肌细胞能量主要储存方式是 ATP 和磷酸肌酸。心肌肥大时磷酸肌酸激酶同工型发生转化,磷酸肌酸激酶活性降低,导致心肌能量储存减少,不能满足心肌活动增加时心肌能量需求,出现心功能障碍。

(3)心肌能量利用障碍:在心肌收缩过程中,肌球蛋白横桥顶部 ATP 酶水解 ATP,将化学能转变为机械能,供肌丝滑行。过度肥大心肌的肌球蛋白 ATP 酶活性降低,对 ATP 水解减弱,不能为心肌提供足够的能量,导致心力衰竭。

3. 心肌兴奋-收缩耦联障碍 Ca^{2+} 的正常转运是心肌"兴奋-收缩耦联"的关键。各种原因造成 Ca^{2+} 的运转和分布失常均可导致心肌兴奋-收缩耦联障碍,使心肌收缩力下降。

(1)肌浆网对 Ca^{2+} 的转运功能障碍:①过度肥大的心肌细胞中,肌浆网钙释放蛋白的含量减少或活性降低,Ca^{2+} 释放量减少;②心肌缺血缺氧可引起酸中毒,使 Ca^{2+} 与储钙蛋白结合牢固,不易解离,从而影响 Ca^{2+} 的释放;③肌浆网摄取是一个耗能的过程,各种原因造成 ATP 不足时,肌浆网通过钙泵摄取 Ca^{2+} 减少,心肌再次兴奋时释放 Ca^{2+} 也随之减少。

(2)Ca^{2+} 的内流受阻:①交感神经兴奋时,去甲肾上腺素与 β 受体结合,可激活心肌细胞

膜上的 Ca^{2+} 通道,导致细胞外 Ca^{2+} 内流增加。过度肥大的心肌内交感神经分布密度降低,去甲肾上腺素合成减少,同时心肌细胞膜 β 受体密度降低,从而导致 Ca^{2+} 内流减少;②心肌缺血缺氧时,引起 ATP 生成减少和酸中毒,通过影响膜电压依赖性钙通道,使细胞外 Ca^{2+} 内流减少;③高血钾时,细胞外 K^+ 增多,竞争性地抑制细胞外 Ca^{2+} 的内流,而且酸中毒时 β 受体对去甲肾上腺素的敏感性降低,也使 Ca^{2+} 内流减少。

(3)肌钙蛋白与 Ca^{2+} 的结合障碍:由于 H^+ 与 Ca^{2+} 有竞争结合肌钙蛋白的作用,H^+ 与肌钙蛋白的亲和力比 Ca^{2+} 与肌钙蛋白的亲和力大。所以,在各种原因造成心肌细胞酸中毒时,大量 H^+ 和肌钙蛋白结合,从而 Ca^{2+} 与肌钙蛋白结合减少,阻碍了心肌兴奋-收缩耦联,使心肌收缩力下降。

(二) 心肌舒张功能障碍

绝大多数心力衰竭患者均有心肌舒张异常,可使心室充盈量减少,进而心输出量不足,静脉淤血。

心肌舒张功能障碍的可能发生机制如下:

1. 舒张期胞质内 Ca^{2+} 浓度复位延缓 心肌缺血缺氧时,ATP 供应不足,肌浆网和肌膜的钙泵功能降低,舒张期胞质内 Ca^{2+} 浓度下降延缓,Ca^{2+} 与肌钙蛋白解离也延缓,从而使心肌舒张功能降低。

2. 肌球-肌动蛋白复合体解离障碍 心肌舒张时,肌球蛋白上的横桥与肌动蛋白解离,需要 ATP。任何原因造成心肌能量供应不足,都可能造成肌球-肌动蛋白复合体解离障碍,严重影响心的舒张充盈。

3. 心室舒张势能减少 心室肌的收缩形成了心室舒张势能,心室收缩越好,舒张势能也越高,越能促进心室的舒张。心力衰竭时,由于收缩性减弱,几何构型改变不明显,舒张势能减少,使心室舒张不全。此外,冠状动脉阻塞性病变、心率过快、室内压增大(高血压等)等,都可造成冠状动脉血液灌流不足,影响心的舒张功能。

4. 心室顺应性降低 心室顺应性是指心室在单位压力变化下所产生的容积改变。室壁增厚(如心肌肥大)、室壁成分改变(如心肌炎性细胞浸润、水肿、纤维化等)以及心外因素(如心包炎、心包填塞和胸膜腔内压增高等),均可导致心室顺应性降低,妨碍心室舒张,导致心室充盈不足,进而引起静脉系统淤血。

(三) 心室各部舒缩活动不协调

心各部分之间在神经-体液的调节下,处于高度协调的工作状态,以保证有足够的心输出量。某些心疾病如心肌梗死、心肌炎、心内传导阻滞等,可使心各部分的收缩或舒张活动在空间和时间上产生不协调性,从而影响心泵功能,使心输出量减少。

四、机体的代谢和功能变化

(一) 心血管系统变化

1. 心泵血功能降低

(1)心输出量降低:心输出量是每分钟一侧心室泵出的血量。成人心输出量正常值为 3.5~5.5L/min。在低输出量性心力衰竭的失代偿期,心输出量低于正常值。高输出量性心力衰竭时,其心输出量从心衰前的高水平下降,但其绝对值仍接近或高于正常水平。

(2)心指数降低:心指数是指单位体表面积的每分心输出量。成人心指数正常值 2.5~3.5L/(min·m²)。心力衰竭时心指数可降至 2.5L/(min·m²)以下。

（3）射血分数降低：射血分数是每搏输出量与舒张末期容积的比值。是反映心功能尤其收缩功能的常用指标，正常值为 0.56～0.78。急性心力衰竭时，由于心肌收缩性减弱，使每搏输出量降低，心室舒张末期容积增大，因而射血分数降低，可降至 0.3 以下。

（4）心房压和心室舒张末期压增高：左心室收缩功能减弱、负荷过重或舒张顺应性降低时，左心房压和左心室舒张末期压升高。临床上常用肺动脉楔压反映左心室功能状态。右心室对回心血量泵出能力降低或回心血量超过心所能负荷的最大限度时，右心房压和右心室舒张末期压升高。因中心静脉压、右心房压和右心室舒张末期压正常时比较接近，临床上常用中心静脉压反映右心房压并评估右心室舒张末期压。

2. 心率加快 由于交感神经兴奋，患者在心力衰竭早期有明显心率加快，心悸常是心力衰竭患者最早和最明显的症状。

3. 动脉血压的变化 在急性心力衰竭时，心输出量急剧减少，动脉血压降低，严重时可发生心源性休克。在慢性心力衰竭时，机体通过外周血管收缩、心率加快、钠水潴留等代偿活动，可使动脉血压维持正常。

4. 组织器官血流量改变，血液重新分布 心力衰竭时交感-肾上腺髓质系统兴奋，使具有丰富 α 受体的皮肤、骨骼肌和腹腔脏器血管收缩，血流量减少，而心、脑血管无明显收缩，保证心、脑血液供应，具有重要的代偿意义。

5. 淤血、静脉压升高和水肿 心力衰竭时由于心泵功能障碍，心输出量减少，心室舒张末期容积和压力增高，以致静脉回流发生障碍，静脉压升高。左心衰竭时可引起不同程度的肺淤血，导致肺水肿，患者表现为呼吸困难、缺氧、发绀。右心衰竭或全心衰竭时，可引起体循环静脉淤血，患者可出现颈静脉怒张，肝脾淤血、肿大及心性水肿等表现。

（二）呼吸系统变化

左心衰竭的患者主要表现为呼吸困难。患者主观上感到"呼吸费力"、"喘不过气"，又有呼吸频率、深度及节律改变的体征，甚至辅助呼吸肌也参与呼吸运动。左心衰竭引起的呼吸困难又称为心源性呼吸困难。

左心衰竭时发生呼吸困难的基础是肺淤血、水肿。基本机制是：①肺淤血和肺水肿，使肺的顺应性降低，呼吸肌必须作更大的功和消耗更多的能量，才能保证正常通气量，所以患者感到呼吸费力；②肺淤血和肺水肿，常伴有支气管黏膜淤血水肿，使呼吸道阻力增大，患者感到呼吸费力；③肺淤血和肺水肿，由于肺的顺应性降低，患者需用力吸气，过度牵拉牵张感受器，引起肺扩张反射，使呼吸变浅变快。根据肺淤血和水肿的严重程度，呼吸困难可有不同的表现形式。

1. 劳力性呼吸困难 是左心衰竭最早出现症状，患者在体力活动时引起或加重呼吸困难，在休息后缓解或减轻。机制是：①活动时机体耗氧量增加，而衰竭的心不能相应增加心输出量，使 PaO_2 进一步降低，反射性兴奋呼吸中枢，使呼吸运动增强；②体力活动时心率加快，舒张期变短，使心输出量减少，左心室充盈减少，可加重肺淤血；③体力活动时回心血量增加，可加重肺淤血和肺水肿。

2. 夜间阵发性呼吸困难 是左心衰竭患者的典型临床表现。表现为患者夜间熟睡后因突感气闷而惊醒，被迫坐起，呼吸深快，重者可有哮鸣音，故又称心源性哮喘。其发生机制为：①熟睡的患者因平卧位使膈肌上抬，肺活量降低，减少心肌供氧；同时静脉回心血量增多，加重肺淤血和肺水肿；②入睡后迷走神经兴奋性升高，支气管平滑肌收缩，支气管口径变小，通气阻力增大；③熟睡后呼吸中枢敏感性降低，只有肺淤血发展到比较严重时，动脉血

PO_2降到一定水平时,才能刺激呼吸中枢,引起患者突感气闷而被惊醒,被迫采取坐位。

3. 端坐呼吸 左心衰竭严重时患者在平卧时呼吸困难加重,常被迫采取半卧位或坐位以减轻呼吸困难的现象称端坐呼吸。机制是:①患者取端坐位时由于重力作用,下半身静脉血回流减少,从而减轻肺淤血和肺水肿;②患者取端坐位时膈肌位置下降,肺活量增加,从而改善通气功能。

(三)其他系统变化

1. 脑功能改变 心力衰竭失代偿后,心输出量严重不足,导致脑血流量下降,患者易出现头痛、失眠、记忆力减退、烦躁不安等,甚至意识模糊、昏迷。

2. 肾功能改变 心力衰竭时由于心输出量减少和交感神经兴奋,使肾血流量减少,造成肾小球滤过率下降、肾小管重吸收功能增强以及排酸保碱能力下降,导致少尿、氮质血症、代谢性酸中毒。

3. 肝功能改变 右心衰竭时体循环淤血,导致肝淤血,患者可出现肝大、压痛、肝颈静脉反流征阳性和肝功能减退。长期肝淤血可引起肝纤维化,发生肝硬化,进而腹水。

4. 胃肠道功能改变 右心衰竭时体循环淤血,导致胃肠道淤血,引起食欲减退、恶心、呕吐和腹胀等。

(四)水、电解质和酸、碱平衡紊乱

1. 水、钠潴留 慢性心力衰竭最重要的变化。由心力衰竭时心输出量减少,交感神经兴奋,导致肾血流量减少、肾素-血管紧张素-醛固酮系统被激活和抗利尿激素分泌增加,使肾小球滤过率降低,肾小管重吸收加强,出现水、钠潴留。

2. 代谢性酸中毒和高钾血症 由于心力衰竭时心输出量减少,静脉系统淤血可引起机体缺血缺氧,使有氧氧化减弱,无氧酵解增强,酸性代谢产物增多,产生代谢性酸中毒,而酸中毒又可导致高钾血症。如伴有肾功能障碍,可促使代谢性酸中毒和高钾血症的发生,使心力衰竭加重。

五、防治和护理的病理生理学基础

(一)防治病理生理学基础

1. 积极防治原发病,消除诱因。

2. 改善心肌的舒缩功能 应用正性肌力的药物,通过增加心肌收缩力而增加心输出量,适用于充血性心力衰竭的患者,如洋地黄类药物、多巴胺等。选用钙拮抗剂或β-阻断剂,使心舒期延长,扩张冠脉血管,改善心肌舒张性能,适用室壁顺应性降低和舒张功能不全所致的心力衰竭。

3. 减轻心负荷 通过休息、控制钠盐的摄入、适当使用利尿剂和血管扩张剂等措施,减轻心负荷。

(二)护理病理生理学基础

1. 观察病情 患者呼吸困难的程度、发绀、肺部啰音变化、血气分析等,预防和协助处理药物的副作用。

2. 治疗护理 采取减少机体耗氧,减轻心负担的措施,控制输液量和速度,防止其随意调快滴速,诱发急性肺水肿。吸氧,根据缺氧的轻重程度调节氧流量。

3. 健康教育 告知患者如活动中有呼吸困难、胸痛、心悸、疲劳等不适时应停止活动,并以此作为限制最大活动量的指征。

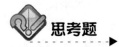 **思考题**

1. 心力衰竭的原因、诱因主要有哪些？
2. 心力衰竭时心代偿作用有哪些？
3. 简述心力衰竭的发生机制？
4. 左心衰竭为什么出现呼吸困难？表现形式有哪些？

（周　洁）

第十六章 消化系统疾病

掌握慢性萎缩性胃炎、溃疡病、门脉性肝硬化的病理变化及主要临床表现,假小叶的概念;熟悉门脉性肝硬化的病因及发病机制,食管癌、胃癌、大肠癌、肝癌的类型、病理变化及扩散方式;了解慢性浅表性胃炎、慢性肥厚性胃炎的病理变化,溃疡病的病因及发病机制,坏死后性及胆汁性肝硬化的病理变化,食管癌、胃癌、大肠癌、肝癌的病因。

消化系统由消化管(口腔、食管、胃、小肠、大肠及肛门)和消化腺(涎腺、肝、胰及消化管的黏膜腺体)组成,消化系统疾病最多见,如胃炎、消化性溃疡、肝硬化、食管癌、胃癌、肝癌和大肠癌等。本章主要讲述消化系统常见疾病。

第一节 慢 性 胃 炎

慢性胃炎(chronic gastritis)通常是指胃黏膜的慢性非特异性炎症。本病发病率居胃病首位,其发病机制可能与长期酗酒、吸烟、水杨酸类药物的慢性刺激、喜食热烫及刺激性食物,胆汁等十二指肠液反流胃内破坏胃黏膜的屏障作用、自身免疫损伤以及幽门螺杆菌感染有关。根据病理变化的不同,本病可分为浅表性、萎缩性、肥厚性和疣状等四种类型。本节讲述较常见的浅表性、萎缩性、肥厚性三种类型。

一、慢性浅表性胃炎

慢性浅表性胃炎(chronic superficial gastritis)又称慢性单纯性胃炎,是最常见的一种慢性胃炎。病变以胃窦部最为常见,呈多灶性或弥漫性。胃镜检查:可见病变部位黏膜充血、水肿,表面有灰白色或灰黄色渗出物,有时可见散在糜烂和出血。组织学观察:病变以黏膜浅层(即黏膜层上 1/3)炎细胞浸润及固有腺体保持完整为特点。依据炎细胞的浸润深度,将慢性浅表性胃炎分为轻、中、重度三级。轻度者病变局限于黏膜层上 1/3;中度者病变局限于黏膜层上 1/3～2/3 之间;重度者炎细胞浸润超过黏膜层 2/3 或达黏膜全层。主要为淋巴细胞和浆细胞浸润。急性期还可见黏膜浅层的水肿、小出血点、糜烂和嗜中性粒细胞浸润。

大多数患者经合理饮食或治疗而痊愈,少数演变为慢性萎缩性胃炎。

二、慢性萎缩性胃炎

慢性萎缩性胃炎(chronic atrophic gastritis)一般由慢性浅表性胃炎发展而来,也有部分属自身免疫性疾病,多见于中年,病变也以胃窦部最常见。根据发病是否与自身免疫有关以及是否伴有恶性贫血,可将慢性萎缩性胃炎分为 A 型和 B 型(两型区别见表 16-1)。我国以 B 型多见。

表 16-1 慢性萎缩性胃炎 A、B 型鉴别

项目	A 型	B 型
病因	与自身免疫有关	与吸烟、酗酒、刺激性药物有关
病变部位	胃体、胃底为主	胃窦为主
抗 B 细胞抗体	＋	－
抗内因子抗体	＋	－
VitB$_{12}$吸收	有障碍	无障碍
恶性贫血	有	无
血清胃泌素水平	升高	正常
癌变	无关	有关

A、B 两型慢性萎缩性胃炎的胃黏膜病变基本一致。胃镜检查:①胃黏膜正常的橘红色转为灰白或灰黄色;②萎缩区黏膜明显变薄,黏膜皱襞减少变细甚至消失,与周围的正常胃黏膜界限较清楚;③因黏膜变薄,黏膜下血管分支清晰可见,有时可见出血和糜烂。

组织学观察:①胃黏膜固有腺体数目减少,腺体变小并有囊状扩张;②腺上皮化生,可见肠上皮化生和假幽门腺化生。肠上皮化生是指病变区胃黏膜上皮被肠型腺上皮替代,出现吸收细胞、杯状细胞及潘氏细胞(图 16-1),较为常见,易发展为胃癌。假幽门腺化生是指胃底或胃体部的腺体壁细胞和主细胞消失,被类似幽门腺的黏液分泌细胞所取代;③炎症累及黏膜全层,浸润的炎细胞主要为淋巴细胞和浆细胞,并常有淋巴滤泡形成;④活动期可见固有膜水肿,黏膜糜烂,嗜中性粒细胞浸润和腺体的增生。

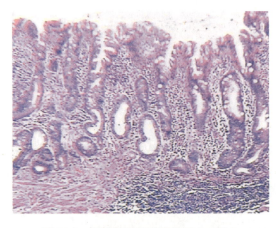

图 16-1 慢性萎缩性胃炎伴肠上皮化生

三、慢性肥厚性胃炎

慢性肥厚性胃炎(chronic hypertrophic gastritis)又称巨大肥厚性胃炎。病变常见于胃底和胃体。胃镜检查:①黏膜皱襞肥大加深不规则,呈脑回状;②黏膜皱襞可见横裂,有多数疣状隆起的小结;③黏膜隆起顶部可见糜烂或溃疡。组织学观察:黏膜全层肥厚,腺体肥大增生,腺管延长,有时增生的腺体穿过黏膜肌层。固有膜充血、水肿,但炎细胞浸润不明显。

第二节 溃 疡 病

溃疡病(ulcer disease)是以胃或十二指肠黏膜形成慢性溃疡为特征的一种常见病,因其发生与胃液的自我消化作用有关,故又称为消化性溃疡(peptic ulcer)。溃疡病是我国常见病、多发病之一,多见于25~50岁青壮年,男性多于女性。一般十二指肠溃疡较胃溃疡多见,前者约占70%,后者占25%,胃和十二指肠复合性溃疡占5%。

一、病因及发病机制

溃疡病的病因与发病机制主要与以下因素有关。

1. 黏膜抗消化能力下降 正常胃和十二指肠黏膜主要通过黏液屏障和细胞屏障保护黏膜不被胃液所消化。当胃黏液分泌不足或黏膜上皮细胞受损时,胃黏膜的抗消化能力降低,胃酸中的氢离子逆向弥散进入胃黏膜,过高的酸度可损伤胃黏膜层中的毛细血管内皮细胞,导致出血,血浆蛋白渗出,同时使胃黏膜组织中肥大细胞释放组胺,组胺能扩张胃黏膜微血管引起充血。氢离子逆向弥散入黏膜,还能触发胆碱能神经反射,刺激胃蛋白酶分泌,引起自身消化。氢离子逆向弥散能力以十二指肠最强(是胃窦的2~3倍),其次是胃窦(是胃底的15倍),再次是胃底,溃疡好发部位可能与此有关。

此外如胆汁反流、水杨酸类药物、烈性酒、吸烟、慢性胃炎、前列腺素减少等均可损害胃十二指肠黏膜屏障功能,从而诱发溃疡病的发生。

2. 幽门螺旋杆菌(HP)感染 HP感染与溃疡病的发生有密切的关系。实验证实,HP能破坏胃黏膜的防御屏障,促进胃酸分泌和表面毛细血管内血栓形成,导致胃和十二指肠黏膜缺血、坏死、糜烂等,进而促进溃疡形成。

3. 神经、内分泌功能失调 长期精神紧张、忧郁、过度脑力劳动等导致大脑皮层及皮层下中枢功能紊乱,自主神经功能失调与溃疡病的发生有关。十二指肠溃疡患者迷走神经持续兴奋,促进胃酸和胃蛋白酶分泌,使胃液消化作用增强。胃溃疡患者迷走神经兴奋性降低,胃蠕动减弱,刺激胃泌素分泌增加,进而促进壁细胞分泌胃酸增多,促使胃溃疡形成。

另外,溃疡病呈家族性多发趋势,O型血溃疡病发病率是其他血型的1.5~2倍,说明溃疡病的发生可能与遗传及血型有关。

> Warren、Marshall这两位科学家因发现了幽门螺旋杆菌以及这种细菌在胃炎和胃溃疡等疾病中的作用而获得2005年度诺贝尔生理学和医学奖。

二、病理变化及主要临床表现

1. 病理变化 大体观察:胃溃疡多位于胃小弯近幽门处,尤其是胃窦部前后壁多见。

溃疡多为单发,少数可达 2～3 个,称多发性溃疡。溃疡呈圆形或椭圆形,直径多在 2cm 以内;边缘整齐,形如刀切(图 16-2);底部平坦,深浅不一,浅者仅累及黏膜下层,深者深达肌层甚至浆膜层;溃疡周围黏膜向溃疡处集中呈放射状排列。因受食物推挤,贲门端呈潜掘状,幽门端呈斜坡状,因而切面呈斜漏斗状。

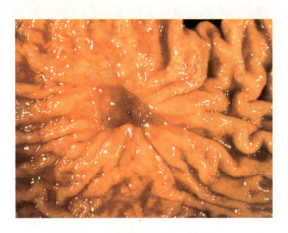

图 16-2　慢性胃溃疡(大体)
胃小弯近幽门处溃疡,边缘整齐,周围黏膜水肿,黏膜皱襞向周围放射状排列

组织学观察:溃疡底部由胃腔表面向胃壁深层分为四层结构:①炎性渗出层:主要为纤维素、中性粒细胞被覆在溃疡表面;②坏死组织层:由无结构的坏死组织构成;③肉芽组织层:由成纤维细胞、毛细血管构成的新生的肉芽组织;④瘢痕组织层:主要为胶原纤维、少数纤维细胞,可见细小动脉因炎性刺激常有增生性动脉内膜炎,神经纤维断端呈球状增生,瘢痕收缩,刺激增生的神经纤维可引起疼痛(图 16-3)。

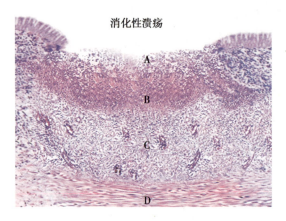

图 16-3　慢性胃溃疡(光镜)
溃疡深达肌层,溃疡底部由内向外分四层
A. 炎性渗出层;B. 坏死组织层;C. 肉芽组织层;D. 瘢痕层

十二指肠溃疡与胃溃疡病变相似,但前者多发生在球部,前后壁最多见,一般较胃溃疡小而浅,直径多在 1cm 以内。胃溃疡与十二指肠溃疡的区别(表 16-2)。

表 16-2 胃溃疡与十二指肠溃疡的区别

比较项目	胃溃疡	十二指肠溃疡
好发部位	胃小弯胃窦部	十二指肠球部
大小	直径常<2cm	直径常<1cm
深浅度	较深	较浅
癌变	可癌变	一般不癌变

2. 主要临床表现

（1）疼痛：溃疡病患者表现为上腹部周期性疼痛。十二指肠溃疡患者疼痛常在饥饿时或夜间发作，进食后缓解，可能是饥饿或夜间时迷走神经兴奋性增高，胃酸、胃蛋白酶分泌增多，胃液对溃疡的刺激增强导致，而进食后胃酸被中和或稀释，疼痛缓解。胃溃疡疼痛出现在饭后，可由于进食后食物刺激，促胃泌素分泌亢进，胃酸分泌增多，刺激溃疡面及局部神经末梢，引起胃壁平滑肌痉挛所致。

（2）嗳气、反酸、呕吐：嗳气、上腹部饱胀是由于幽门括约肌痉挛，胃内容物排空困难，食物滞留胃腔内发酵及消化不良引起。反酸、呕吐是由于胃酸分泌过多，刺激幽门部，使得幽门括约肌痉挛或胃肠逆蠕动，致胃内容物向上反流至食管和口腔所致。

三、结局与并发症

1. 愈合 多数溃疡可通过积极治疗和调理治愈。溃疡表层的渗出物及坏死物质吸收和排出后肉芽组织增生填补缺损，溃疡周边黏膜上皮再生，覆盖溃疡面而愈合。已被破坏的肌层不能再生，由瘢痕组织修复（图 16-4）。

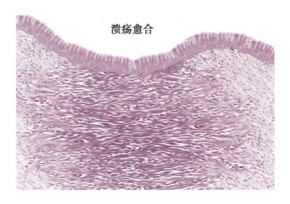

图 16-4 溃疡愈合

2. 并发症 如果溃疡长期反复发作，溃疡持续进展可出现以下并发症：

（1）出血：约 10%～35% 溃疡病患者因溃疡底部血管破裂，导致出血。小血管受侵蚀引起少量出血，实验室检查大便潜血试验阳性。大血管受侵蚀导致大出血，患者表现为呕吐物呈咖啡色和排柏油样大便。严重出现失血性休克。

（2）穿孔：约 5% 溃疡病患者合并穿孔，十二指肠溃疡因肠壁较薄更易发生穿孔，穿孔时胃肠内容物进入腹腔，可引起急性弥漫性腹膜炎。位于后壁的溃疡若穿孔前已与邻近器官（肝、脾、胰等）粘连，可形成局限性腹膜炎。

(3)幽门梗阻:约3%溃疡病患者合并幽门梗阻,如因溃疡周围组织炎性水肿及幽门括约肌痉挛导致幽门梗阻,经消炎、解痉后,梗阻可得到缓解,称为功能性梗阻;若因溃疡底部瘢痕挛缩形成的梗阻,必须手术治疗才能解除梗阻者称外科梗阻。

(4)癌变:溃疡病癌变率约1%。癌变多发生于胃溃疡,十二指肠溃疡一般不癌变。

四、病理与临床护理联系

1. 病情观察 观察腹痛的部位、性质、发生和持续的时间,呕吐物的颜色、量、气味,大便的颜色,必要时观察血压等。

2. 对症护理 胃酸过多者给予碱性药物,疼痛剧烈者给予解痉止痛药物,呕吐严重时给予补充液体,纠正水电解质紊乱等。

3. 健康教育 对病人进行生活指导,养成良好的生活习惯,饮食定时、定量、定质,戒烟限酒等,避免对胃有刺激的食物。

第三节 肝 硬 化

肝硬化(liver cirrhosis)是指肝的各种慢性疾病长期发展导致肝细胞的变性、坏死,继发肝细胞结节状再生和纤维组织增生,这三种病变反复交替进行,使得肝小叶结构和血液循环重新改建,肝变形、变硬。

肝硬化尚无统一的分类方法。世界卫生组织(WHO)按形态把肝硬化分为四类:小结节型(结节直径<3mm)、大结节型(结节直径>3mm)、大小结节混合型及不全分隔型。国际肝病研究会(ASC)按病因分类有:酒精性、病毒肝炎后性、胆汁性、淤血性、寄生虫性等肝硬化。我国常采用结合病因及病变的综合分类方法,将肝硬化分为:门脉性、坏死后性、胆汁性、淤血性、寄生虫性和色素性肝硬化等。其中以门脉性肝硬化最为常见,其次是坏死后性肝硬化和胆汁性肝硬化。

一、门脉性肝硬化

门脉性肝硬化(portal cirrhosis)相当于国际分类的小结节性肝硬化,是临床上最多见的一种肝硬化。

(一) 病因及发病机制

1. 病毒性肝炎 慢性病毒性肝炎是我国肝硬化的最常见病因,尤其是乙型和丙型病毒性肝炎。

2. 慢性酒精中毒 长期酗酒引起的慢性酒精中毒是国外肝硬化的主要原因,但近年来,随着人们饮酒量的增加,我国发病率呈上升趋势。酒精中间代谢产物(乙醛)直接损伤肝细胞引起肝细胞变性、坏死,导致肝硬化。

3. 营养缺乏 食物中长期缺乏胆碱类物质和蛋氨酸,肝细胞合成磷脂、脂蛋白不足,引起肝脂肪变性,逐渐发展成肝硬化。

4. 其他 化学物质中毒如氯仿、异烟肼、四氯化碳、黄曲霉素等,长期作用后可致肝损伤而引起肝硬化。

门脉性肝硬化发病机制是各种损害肝的因素引起肝细胞变性、坏死及炎症反应,坏死区网状纤维支架塌陷、融合胶原化,导致无细胞性纤维化,此时为可复性病变。如果病变继续进展,小叶中央区和汇管区及坏死灶内形成的纤维组织相互连接,分隔原有的肝小叶;加上残余肝细胞结节性再生,最终使肝小叶结构和血液循环改建而形成肝硬化。

(二) 病理变化与主要临床表现

1. 病理变化　大体观察:早、中期肝硬化肝体积正常或略增大,质地稍硬,晚期肝体积缩小,重量减轻,甚至到 800～1000g(正常约 1500g),质地硬。肝表面及切面见弥漫性分布的岛屿状结节,结节大小相近,直径多在 0.1～0.5cm 之间,圆形或类圆形。结节周围由灰白色的纤维组织包绕,纤维间隔较窄。结节中央呈黄褐色(肝细胞脂肪变)或黄绿色(淤胆)。(图 16-5)。

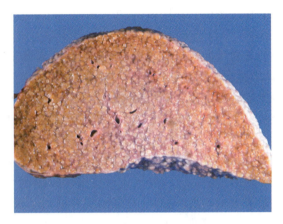

图 16-5　门脉性肝硬化(大体)

肝脏体积明显缩小,重量减轻,硬度增加,表面和切面见弥漫全肝的小结节

组织学观察:正常肝小叶结构被破坏,由广泛增生的纤维组织将再生的肝细胞结节分割包绕成大小不等、圆形或椭圆形的肝细胞团,称为假小叶(图 16-6)。假小叶内肝细胞索排列紊乱,肝细胞变性、坏死,再生的肝细胞核大,染色较深,常见双核肝细胞。小叶中央静脉缺如、偏位或有两个以上,有时可见汇管区。假小叶外周增生的纤维组织中有多少不一的炎细胞浸润。小胆管受压、破坏、小胆管内淤胆。此外,在增生的纤维组织中还可见到新生的小胆管和无管腔的假胆管。

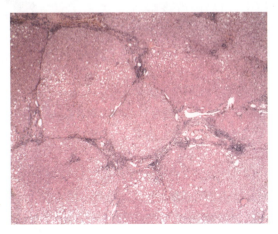

图 16-6　门脉性肝硬化(镜下)

肝小叶结构破坏,纤维间隔及假小叶形成

2. 主要临床表现

（1）门脉高压症：原因有：①假小叶形成，增生的纤维组织，压迫小叶下静脉，肝窦血液回流受阻，进一步影响门静脉血液流入肝血窦（窦后性阻塞）；②肝细胞坏死，网状纤维支架塌陷，肝窦血管闭塞，肝内血管网减少（窦性阻塞）；③门静脉和肝动脉之间形成异常吻合支，压力高的动脉血流入门静脉（窦前性）。门静脉高压形成后，胃、肠、脾等器官的静脉血回流受阻，患者常出现一系列症状和体征，主要表现为：

1）脾大：门静脉压力升高，脾静脉血液回流受阻，脾慢性淤血肿大，重量可达 400～500g，严重者可达 800～1000g。脾被膜增厚，质韧，切面呈红褐色。脾小体萎缩或消失。脾大引起脾功能亢进，从而对血细胞的破坏增多，引起外周血中红细胞、白细胞和血小板减少，患者有贫血或出血倾向。

2）胃肠道淤血：胃肠静脉血液回流受阻导致胃肠道淤血。胃肠壁淤血水肿，消化、吸收功能障碍，患者出现腹胀、食欲减退等症状。

3）腹水：是肝硬化晚期的突出表现。晚期肝硬化患者腹腔内聚积大量草黄色透明液体（漏出液），可致腹部明显膨隆。腹水形成的主要原因有：①门静脉高压引起肠及肠系膜毛细血管内压升高、淤血缺氧，导致毛细血管通透性增加，液体漏入腹腔；②肝小叶下静脉和中央静脉受压、管腔狭窄或闭塞，肝窦内压升高，液体自窦壁漏出，部分经肝被膜漏入腹腔；③肝细胞受损，合成白蛋白减少，加之消化不良，导致蛋白质摄入障碍，引起低蛋白血症，使血浆胶体渗透压降低；④肝硬化患者肝功能受损，肝对醛固酮和抗利尿激素等灭活作用减弱，血醛固酮和抗利尿素水平升高，钠水潴留。

4）侧支循环形成：门静脉压升高时，门静脉和体静脉之间吻合支发生代偿性扩张，部分门静脉血经吻合支绕过肝直接回流至右心（图 16-7）。主要侧支循环有：①食管下段静脉丛曲张：是最常见的侧支循环，门静脉血经胃冠状静脉、食管静脉丛注入奇静脉，再回流到上腔静脉；晚期肝硬化患者，因粗糙食物摩擦，化学性腐蚀，或腹内压急剧增高引起食管下段怒张的静脉丛破裂，发生上消化道大出血，是肝硬化患者常见的死亡原因之一；②直肠静脉丛（痔静脉）曲张：门静脉血经肠系膜下静脉、痔静脉、髂内静脉回流到下腔静脉；直肠静脉曲张形成痔疮；③脐周及腹壁静脉曲张：门静脉血经脐静脉、脐旁静脉、腹壁上、下静脉回流至上、下腔静脉；脐周静脉迂曲，并向上及向下腹壁延伸，形成"海蛇头"现象。

（2）肝功能不全：肝细胞长期反复受到损伤，导致肝功能降低，可出现以下临床表现：

1）肝合成白蛋白减少：血清清蛋白浓度降低，白蛋白与球蛋白比值降低或倒置，患者抵抗力低下，易并发感染。

2）出血倾向：患者常有鼻出血、牙龈出血、皮肤黏膜瘀斑等。出血与肝合成凝血因子及纤维素原等凝血物质减少及脾淤血、脾功能亢进、血小板破坏增多有关。

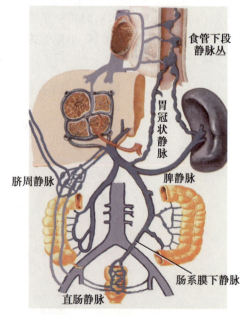

图 16-7　门脉高压侧支循环模式图

3）黄疸：与肝细胞处理胆红素能力下降，肝细胞内淤胆及肝内各级胆管遭破坏或阻塞，胆管内胆栓形成有关。

4）肝对雌激素的灭活作用减弱：患者体内雌激素水平升高，男性表现为乳房发育、睾丸萎缩、性功能减退；女性出现月经不调、闭经、不孕等。大多数患者在颈、面、胸部等到处皮肤可见小动脉末梢扩张，形成蜘蛛状血管痣（蜘蛛痣）。有些患者两手大、小鱼际及指腹呈潮红色（肝掌）。

5）肝性脑病：为肝硬化晚期最严重的并发症，是患者主要死亡原因之一（详见第十七章）。

二、坏死后性肝硬化

坏死后性肝硬化（postnecrotic cirrhosis）相当于国际形态学分类中的大结节型和大小结节混合型肝硬化。常见于亚急性重型肝炎、药物及化学物质中毒等，导致肝细胞大片坏死、进而出现肝细胞结节状再生而发展为坏死后性肝硬化。

大体观察：肝体积明显缩小，尤以左叶缩小为甚，重量减轻，质地变硬，表面有大小悬殊较大的结节，最大结节直径可达6cm，小者仅0.5cm；切面见结节周围有较宽的纤维组织带包绕（图16-8）。组织学观察：肝正常结构破坏，可见大小不等的假小叶，大者中间可见包绕有一个或数个正常的肝小叶，小者仅几个肝细胞。假小叶内肝细胞常不同程度的变性、坏死、淤胆。假小叶周围的纤维间隔宽窄不均，其中炎性细胞浸润、小胆管增生均较显著。

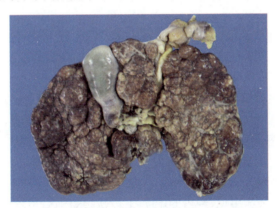

图16-8 坏死后性肝硬化

坏死后性肝硬化肝功能障碍比较明显，癌变可能性较大，预后较差。

三、胆汁性肝硬化

胆汁性肝硬化（biliary cirrhosis）是因胆道阻塞淤胆而引起的肝硬化，较少见，可分为继发性与原发性两类，我国以继发性多见。

大体观察：早期肝体积常增大，表面平滑或呈细颗粒状，中等硬度，晚期体积缩小，表面可呈结节状，硬度增加，呈绿色或绿褐色，切面结节较小，结节间纤维间隔较窄。组织学观察：肝细胞肿大，胞质疏松呈网状、核消失，称为网状或羽毛状坏死；毛细胆管淤胆、胆栓形成，坏死区胆管破裂，胆汁外溢，形成"胆汁湖"；汇管区胆管扩张及小胆管增生，伴有胆管感染时，汇管区有多量嗜中性粒细胞浸润甚至微脓肿形成；假小叶周围结缔组织的分割包绕不完全。临床表现为长期梗阻性黄疸和因胆汁刺激引起的皮肤瘙痒等。

四、病理与临床护理联系

1. 病情观察 观察患者的神志、有无出血及出血的量，大便的颜色，必要时观察血压等；肝、脾大小，皮肤颜色及有无蜘蛛痣等。

2. 对症护理 伴腹水和黄疸患者，限制钠量摄入，减轻水钠潴留，增加水钠排出。积极防治口腔、呼吸道、泌尿道或肠道感染。患者一旦出现黑便与呕血，要正确估计出血量，及时止血和输血，禁食禁饮。

3. 健康教育 对病人进行生活指导，养成良好的生活习惯，给予高热量、高蛋白质、高维生素、适量脂肪饮食，避免进食粗糙、刺激性食物，禁酒。

第四节　消化系统常见恶性肿瘤

一、食　管　癌

食管癌（carcinoma of esophagus）是由食管黏膜上皮或腺体发生的恶性肿瘤。本病有明显的地域性，主要高发区在我国太行山区附近（河南省林州等），男性多于女性，发病年龄多在 40 岁以上，尤其以 50～60 岁者居多。

（一）病因

1. 饮食习惯 目前认为饮食因素在本病的病因中比较重要，包括过量饮酒、吸烟及食入过热或粗糙饮食等。另外在高发地区的粮食及食品（如腌制的酸菜）中亚硝胺及其前身物质的检出率明显高于非高发区，此类物质可诱发食管癌。

2. 微量元素和维生素缺乏 研究发现，我国食管癌高发地区土壤中钼、锌、铜等微量元素量比非高发地区低；当地成年人体内某些种类的维生素（如维生素 A、维生素 C 及核黄素等）的水平也较低。这些物质的缺乏，均可能起促癌作用。

3. 其他 食管癌呈家族聚集现象，其发病可能与遗传易感性有一定的关系。

（二）类型及病理变化

食管癌以食管中段最为多见（约占 50%），下段次之（约占 30%），食管上段最少。根据病理变化，结合临床表现和影像学检查，将食管癌分为早期和中、晚期两类。

1. 早期癌 临床常无明显症状，X 线检查见食管黏膜基本正常或局部轻度僵硬。镜下观察几乎均为鳞癌，多为原位癌、黏膜内癌或黏膜下癌，但未侵犯肌层，无淋巴结转移。肉眼类型按形态特征可分为隐伏型、糜烂型、斑块型和乳头型。早期食管癌及时治疗预后较好，五年存活率达 90% 以上。

2. 中、晚期癌 又称进展期癌，此期患者出现明显的临床症状。根据肉眼形态分四种类型（图 16-9）：①髓质型：最为多见，肿瘤在食管壁内浸润性生长，管壁均匀增厚，管腔狭窄，癌组织切面呈灰白色，质地较软，似脑髓状；②蕈伞型：肿瘤形成卵圆形扁平肿块，呈蘑菇状突入管腔；③溃疡型：肿瘤表面形成形状不整、边缘隆起、底部凹凸不平、深达食管肌层的溃疡；④缩窄型：癌组织在管壁内浸润性生长，累及食管全周，癌组织内纤维组织增生，形成环状缩窄，此型少见。

组织学观察：约 90% 为鳞癌，腺癌和腺鳞癌各约占 3%～5%，其他类型如癌肉瘤、神经

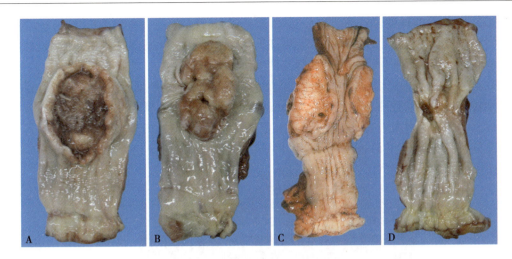

图 16-9 中晚期食管癌大体类型
A. 溃疡型;B. 蕈伞型;C. 髓质型;D. 缩窄型

内分泌癌等罕见。

(三)扩散方式

1. 直接蔓延 癌组织可穿透管壁直接侵入邻近组织或器官。食管上段癌可侵入喉、气管和颈部软组织;中段癌可侵入支气管或蔓延到胸膜、肺、脊椎等处,少数可侵入主动脉;下段癌常蔓延到心包、贲门、膈肌等处。

2. 淋巴道转移 为食管癌主要的转移方式,癌细胞沿食管淋巴引流途径转移,如上段癌可转移到颈及上纵隔淋巴结,中段癌可转移到食管旁或肺门淋巴结,下段癌可转移到食管旁、贲门旁或腹腔上部淋巴结。

3. 血道转移 主要见于晚期患者,以肝、肺转移最为常见。

(四)主要临床表现

食管癌早期症状不明显,部分患者表现轻微的胸骨后疼痛、烧灼感、哽噎感等。中、晚期由于癌肿不断浸润性生长,管腔狭窄,患者表现为进行性加重的吞咽困难。由于进食困难,加上肿瘤消耗,逐渐出现恶病质。

二、胃 癌

胃癌(carcinoma of stomach)是由胃黏膜上皮和腺上皮发生的恶性肿瘤,是消化系统中最常见的恶性肿瘤之一。在我国不少地区恶性肿瘤的发病率和死亡率中胃癌均居第一位。好发年龄为 40~60 岁,男性多于女性。

(一)病因及发病机制

胃癌的病因认为与环境因素、饮食习惯(如鱼、肉类熏制食品、用滑石粉处理大米、饮食过热等)、化学物质(黄曲霉毒素、亚硝酸盐等)、幽门螺杆菌感染、遗传因素等有关。胃腺瘤、胃溃疡和 B 型慢性萎缩性胃炎及其伴随的胃黏膜不典型增生和肠上皮化生与胃癌也有关系,将其视为癌前疾病或癌前病变。

胃癌起源于胃腺颈部和胃小凹底部的干细胞,具有多向分化的增殖潜能,在致癌因子长期作用下,胃腺颈部和胃小凹底部的干细胞异常增生,导致癌变。

(二) 类型及病理变化

胃癌好发于胃窦部,尤以胃窦小弯侧多见(约占 75%),胃底贲门部和胃体部较少见。按病程和病变分为早期胃癌和进展期胃癌两大类。

1. 早期胃癌　指癌组织仅限于黏膜层及黏膜下层,无论癌肿面积大小及是否有胃周围淋巴结转移。早期胃癌中,直径在 0.5cm 以下者称为微小癌。直径在 0.6~1.0cm 者称为小胃癌。早期胃癌肉眼形态分为隆起型(Ⅰ型)、表浅型(Ⅱ型)、凹陷型(Ⅲ型)三种,其中表浅型又分表浅隆起型(Ⅱa)、表浅平坦型(Ⅱb)和表浅凹陷型(Ⅱc)三个亚型(图 16-10)。

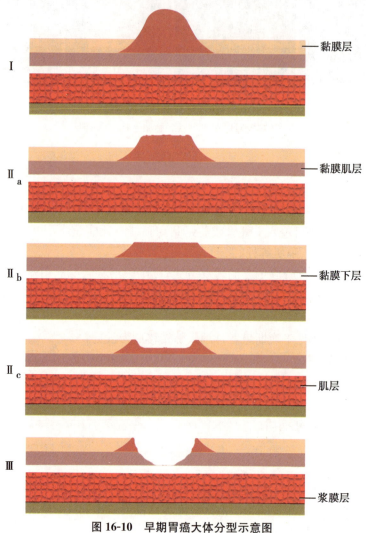

图 16-10　早期胃癌大体分型示意图

2. 进展期胃癌(中晚期胃癌)　指癌组织侵袭至黏膜下层以下深度,常有局部蔓延或转移。肉眼形态分为三型(图 16-11):①息肉型或蕈伞型:癌组织向胃腔内突起,呈息肉状或蕈伞状,表面常有深浅不一的溃疡;②溃疡型:癌组织坏死形成边缘隆起似火山口状的较深溃疡,直径多超过 2cm,溃疡底部污秽及凹凸不平,此型需与良性溃疡区别(表 16-3);③浸润型:癌组织向胃壁内局限性或弥漫性浸润生长,胃壁增厚变硬、胃腔缩小,黏膜皱襞消失,似皮革袋状,故有“革囊胃”之称。以上任何一种类型如因癌组织产生大量黏液而呈现半透明的胶冻状外观时,称为胶样癌。

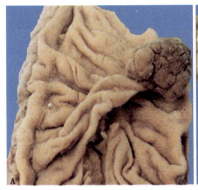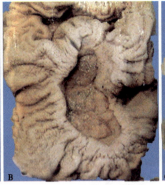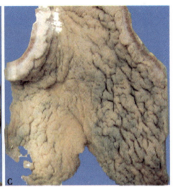

图 16-11 进展期胃癌大体类型
A. 息肉型；B. 溃疡型；C. 浸润型

表 16-3 良、恶性溃疡的大体形态鉴别

项目	良性溃疡	溃疡型胃癌
外形	圆形或椭圆形	不整形、皿状或火山口状
大小	直径一般小于 2cm	直径一般大于 2cm
深度	较深	较浅
边缘	整齐、不隆起	不整齐、隆起
底部	较平坦	凹凸不平、有坏死出血
周围黏膜	皱襞呈放射状向溃疡集中	黏膜皱襞中断，呈结节状肥厚

进展期胃癌按组织学形态和分化程度可分为：①乳头状腺癌：癌组织形成乳头状突起，恶性度较低；②管状腺癌：癌组织呈腺样结构，分化较高，恶性度较低；③低分化腺癌：癌细胞分化差，排列成实性条索状或片块状，腺样结构不明显，恶性度较高；④未分化癌：癌细胞小，弥漫成片，恶性程度高；⑤黏液腺癌：癌细胞产生大量黏液，分泌到细胞外或充溢在间质中，形成大片的"黏液湖"；⑥印戒细胞癌：癌细胞胞质内含大量黏液，将核挤向一侧，状似印戒，恶性程度高。此外，胃癌还有一些特殊类型，如鳞癌、腺鳞癌、小细胞癌及神经内分泌癌等，均较少见。

（三）扩散方式

1. 直接蔓延 癌组织向胃壁各层浸润，当癌组织穿透胃壁浆膜层后可侵犯邻近器官和组织，如肝、胰腺、大网膜等处。

2. 淋巴道转移 为胃癌主要的转移方式。一般首先转移到胃幽门和胃小弯侧局部淋巴结，进而转移到主动脉旁、肝门、肠系膜根部等处的淋巴结。晚期可经胸导管转移到左锁骨上淋巴结。

3. 血道转移 多发生在晚期。癌组织常经门静脉系统转移到肝，也可转移到远处的肺、骨、脑等器官。

4. 种植性转移 胃癌特别是胃黏液癌细胞向深部侵袭突破胃浆膜时，癌细胞可脱落种植于腹壁及盆腔器官腹膜上。在卵巢出现的转移性黏液癌，称 Krukenberg 瘤（图 16-12）。

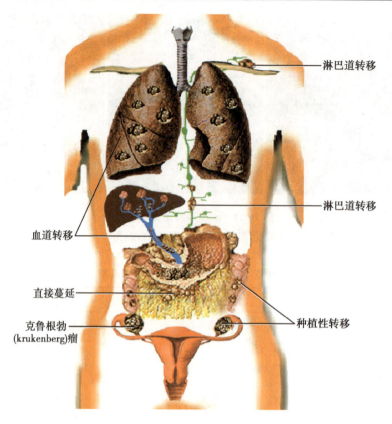

图 16-12 胃癌转移示意图

淋巴道转移

淋巴道转移

血道转移

直接蔓延

克鲁根勃
(krukenberg)瘤

种植性转移

（四）主要临床表现

早期胃癌患者临床表现不明显，随着瘤体的增大及继发坏死和出血，患者可有上腹部不适、疼痛、呕血、便血、消瘦、贫血等临床表现。癌肿侵蚀大血管可引起上消化道大出血，位于贲门、幽门等部位的肿块可引起梗阻症状。晚期出现恶病质。

三、大 肠 癌

大肠癌（carcinoma of Large intestine）是大肠黏膜上皮和腺体发生的恶性肿瘤，在消化管癌肿中发生率仅次于胃癌和食管癌。近年来，我国的大肠癌发病率呈逐渐上升的趋势，发病年龄高峰为 30～50 岁，城市高于农村，男性多于女性。

（一）病因及发病机制

病因认为与饮食习惯和遗传因素关系密切。高脂肪少纤维饮食的人群大肠癌发生率较高，原因可能是此种食物少消化残渣不利于规律的排便，延长了肠黏膜与食物所含有的致癌物质的接触时间，加上肠道内较易生长厌氧菌分解一些物质（如胆汁酸、中性类固醇代谢产物等）形成致癌物质。遗传性家族性多发性大肠息肉病患者大肠癌的发生率极高。此外，一些发生在大肠的疾病或病变（慢性溃疡型结肠炎、大肠腺瘤或息肉等）也与大肠癌的发生有关。血吸虫病引起的肠病变也是大肠癌的诱因之一。

（二）类型与病理变化

直肠是大肠癌的最好发部位（50%），其次为乙状结肠（20%）、盲肠和升结肠、横结肠、降结肠。大肠癌也分为早期和进展期两大类。癌肿仅限于黏膜下层，无淋巴结转移者称早期大肠癌。

癌肿累及肠壁肌层以下者称进展期大肠癌。进展期大肠癌的肉眼类型一般分为四型：①隆起型：多发生在右侧大肠，肿瘤向肠腔内突起，呈息肉状、扁平盘状或菜花状，常继发感染、出血、坏死及溃疡形成；②溃疡型：较多见，溃疡较深，直径多在 2cm 以上，呈火山口状；③浸润型：多发生在左侧结肠，癌组织向肠壁深层弥漫浸润性生长，常累及肠壁全周，肠壁增厚。当伴有纤维组织增生时，肠管增厚、变硬，周径明显缩小，形成环状狭窄，亦称环状狭窄型；④胶样型：肿瘤表面及切面均呈半透明胶冻状。此型少见，预后较差。

大肠癌的组织学类型以高分化腺癌多见，其次为低分化腺癌、黏液癌和印戒细胞癌，未分化癌和鳞癌少见。

> 大肠癌根据癌组织侵袭深度和淋巴结转移情况，可分为四期（改良 Dukes 分期），具有一定的临床意义。A 期：癌组织限于黏膜层（重度上皮内瘤变），未累及淋巴结；B 期：癌组织侵及或穿透肌层，但未累及淋巴结；C 期：癌已发生淋巴结转移；D 期：癌已发生远隔器官转移。

（三）扩散方式

1. 直接蔓延 癌组织穿透肠壁后可蔓延到邻近器官，如前列腺、膀胱、子宫及阴道、腹膜及腹后壁等处。

2. 淋巴道转移 癌组织侵入淋巴管首先转移到附近淋巴结。如结肠癌先转移到结肠上、旁、中间或末端淋巴结，直肠癌首先转移到直肠旁淋巴结，以后再向远处淋巴结扩散，甚至经胸导管转移到左锁骨上淋巴结。

3. 血道转移 多发生在大肠癌晚期。最常见的是肝转移，还可转移到肺、肾、骨及脑等处。

4. 种植性转移 癌组织穿破浆膜层后，癌细胞可脱落、播散到腹腔内形成种植性转移。

（四）主要临床表现

大肠癌的临床表现可因发生部位和累及范围不同而异。右侧大肠癌因肠腔较宽，癌肿较少引起肠梗阻，但肿块一般体积较大，故常可在右下腹部触及肿块。因癌组织质脆，易破溃、出血及继发感染，患者常有贫血和由感染及毒素吸收而引起的中毒表现。左侧大肠癌因肠腔较小，且癌肿多为环状生长，故易发生肠狭窄，引起急性或慢性肠梗阻，出现腹痛、腹胀、便秘和肠蠕动等表现，肿瘤破溃出血时，大便可带鲜血。

四、原发性肝癌

原发性肝癌（primary carcinoma of liver）是由肝细胞或肝内胆管上皮细胞发生的恶性肿瘤，简称肝癌。我国肝癌的发病率较高，属于常见的恶性肿瘤之一，发病年龄多在中年以上，男性多于女性。

（一）病因及发病机制

1. 病毒性肝炎 乙型肝炎病毒与肝癌有密切关系，有资料显示肝癌病例 HBsAg 阳性率高达 80%，在 HBV 阳性的肝癌患者可见 HBV 基因整合到肝癌细胞的 DNA 中，因此认为 HBV 是肝癌发生的重要因素。近年来发现丙型肝炎也与肝癌发生有关，HCV 感染也被认为是肝癌的病因之一。

2. 肝硬化　肝硬化与肝癌之间有密切的关系。据统计二者合并存在者约为 84.6%，由肝硬化发展为肝癌的时间一般需 7 年左右，其中以坏死后性肝硬化最为多见，其次为门脉性肝硬化。

3. 真菌及其毒素　动物实验证实黄曲霉菌、青霉菌可诱发肝癌，尤其是黄曲霉素 B_1 与肝细胞肝癌关系密切。

4. 亚硝胺类化合物　研究发现在我国肝癌高发地区的土壤中硝酸盐和亚硝酸盐的含量显著高于低发区，用从当地居民食用的咸菜中提取的亚硝胺饲喂大鼠，诱发出高发生率的肝癌。

5. 寄生虫感染　曾发现寄生在肝内胆管的华支睾吸虫能刺激胆管上皮增生，进而发展为胆管细胞癌。

（二）类型及病理变化

1. 早期肝癌　指单个癌结节直径在 3cm 以下或两个癌结节合计最大直径在 3cm 以下的原发性肝癌，又称小肝癌。瘤结节多呈球形或分叶状，与周围组织分界较清楚，切面均匀一致，无出血坏死。

2. 晚期肝癌　肝多明显肿大，重量增加，可因淤胆而呈黄绿色或棕褐色。癌肿可居于肝的一叶，也可弥漫于全肝，大多合并有肝硬化。肉眼形态可分为三型：①巨块型：多位于肝右叶，肿瘤形成巨大肿块，直径可超过 10cm，癌肿中心多有出血坏死，巨大肿块周围常有多少不等的卫星状小癌结节，此型合并肝硬化者相对较少（图 16-13）；②结节型：肿瘤形成多个圆形或椭圆形的结节，散在分布，大小不等，结节直径一般不超过 5cm，但可相互融合成较大的结节。此型较为多见，且通常合并肝硬化（图 16-14）；③弥漫型：癌组织在肝内弥漫分布，无明显结节或结节极小。在肝硬化的基础上发生者，不易将癌组织与肝硬化的结节区别。此型少见。

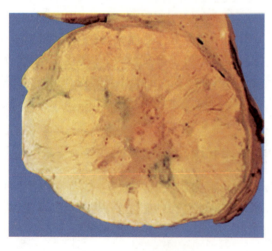

图 16-13　巨块型肝癌

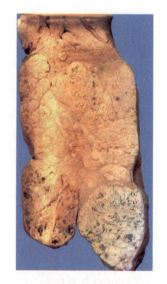

图 16-14　结节型肝癌

按组织起源可将肝癌分为以下组织学类型：①肝细胞肝癌：由肝细胞起源，最为多见。分化较好者癌细胞异型性小，排列成巢状，血管多（似肝血窦）。分化差者癌细胞异型性明显，见瘤巨细胞或大小较一致的小癌细胞（图 16-15）；②胆管上皮癌：由肝内胆管上皮起源，较为少见。癌细胞与胆管上皮细胞相似,常呈腺管样排列,间质较多;③混合性肝癌:具有肝细胞癌和胆管上皮癌两种成分,此型最少见。

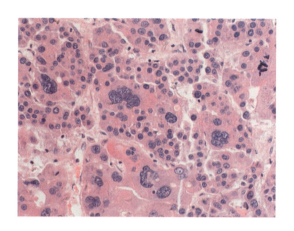

图 16-15　低分化肝细胞肝癌
癌细胞呈实性巢状排列,异型性大,可见瘤巨细胞

(三)扩散方式

1. 肝内蔓延或转移　肝癌首先在肝内直接蔓延使癌肿范围不断扩展,也可在肝内沿门静脉分支在肝内形成多处转移性癌结节,还可逆行至肝外门静脉主干,形成癌栓,阻塞管腔,导致门静脉高压。

2. 肝外转移　通过淋巴道转移,常转移至肝门、上腹部及腹膜后淋巴结。晚期经肝静脉转移至肺、脑、骨等处,以肺转移最为多见。侵入到肝表面的癌细胞脱落后可直接种植在腹膜及腹部器官表面形成种植性转移。

(四)主要临床表现

肝癌发病隐匿,早期肝癌可无明显的临床表现,故又称亚临床肝癌。随着癌肿的增大并不断破坏肝组织、影响肝功能,临床出现肝区疼痛、肝区肿块、食欲减退、消瘦、乏力、黄疸、腹水等表现。晚期肝癌的临床经过较为迅速,预后通常较差,死亡率极高。多因全身广泛转移、肝衰竭、癌结节破裂引起的大出血等而导致死亡。

五、病理与临床护理联系

1. 病情观察　观察患者的神志、有无消化道出血(有无呕咖啡色液体及大便的颜色)、出血的量,观察血压、呼吸、脉搏等。

2. 对症护理　维持呼吸道通畅,保持水、电解质平衡,改善营养和全身状况,提高机体免疫功能、预防感染,预防或及时发现并发症等。

3. 心理护理　注意减轻疼痛,缓解患者焦虑心理,维持良好的营养状态,预防或及时发现并发症。

4. 健康教育　对病人进行生活指导,养成良好的生活习惯,加强心理疏导,减少口腔黏膜损害,教病人学会各种饮食疗法。适当减少活动、避免劳累,睡眠充足,生活有规律。给予高热量、高蛋白质、高维生素、适量脂肪饮食,避免进食粗糙、刺激性食物,禁酒。

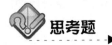 **思考题**

1. 试述胃溃疡的镜下结构。
2. 说出溃疡病的并发症有哪些。
3. 讲述门脉性肝硬化的病理变化。
4. 说出肝硬化时门脉高压症的主要表现有哪些。
5. 试述肝硬化腹水形成的机制。
6. 说出肝硬化时肝功能不全的主要表现有哪些。
7. 试说出肝硬化时侧支循环形成的意义及可能危害。
8. 说出消化系统常见恶性肿瘤的肉眼类型及扩散方式。
9. 试列表比较良、恶性溃疡的大体形态区别。

(汪晓庆)

第十七章　肝性脑病

掌握肝性脑病的概念及发生机制；熟悉肝性脑病的诱因；了解肝性脑病的分类。

各种原因使肝细胞发生严重损害，引起其代谢、分泌、合成、解毒、免疫等功能严重障碍，机体出现黄疸、出血、继发性感染、肾功能障碍及肝性脑病等临床综合征，称为肝功能不全（hepatic insufficiency）。肝功能不全分为代偿阶段和失代偿阶段，其失代偿阶段称为肝功能衰竭（hepatic failure）。肝性脑病（hepatic encephalopathy，HE）是继发于急、慢性肝功能衰竭或严重慢性实质性肝疾病的一种神经精神综合征。晚期则发生不可逆性改变即肝昏迷。

一、肝性脑病的原因与分类

1. 根据原因不同分类　①内源性肝性脑病：多见于重型病毒性肝炎或严重急性肝中毒（四氯化碳中毒）等伴有广泛肝细胞坏死的严重肝疾病，由于肝解毒功能下降而引起；②外源性肝性脑病：多见于各种类型的晚期肝硬化和门-体静脉分流术后。患者大都因门脉高压而有侧支循环的建立，以致从肠道吸收来的毒性物质经侧支循环绕过肝未经解毒直接进入体循环，引起肝性脑病。

2. 根据发生速度分类　①急性肝性脑病：患者起病急，迅速发生昏迷，一般多见于严重急性肝中毒、重型病毒性肝炎等；②慢性肝性脑病：患者起病缓慢，病程较长，先有较长时间的神经精神症状，以后出现昏迷，一般多见于慢性肝硬化。

二、肝性脑病的发生机制

肝性脑病的发生机制主要有氨中毒学说、假性神经递质学说、血浆氨基酸失衡学说和GABA学说等。

（一）氨中毒学说

临床上约80%的患者血及脑脊液中氨水平升高，肝硬化患者摄入过多的蛋白质或口服较多的含氮药物时，血氨水平升高，当限制蛋白饮食后或采用降血氨的治疗措施后，病情即见好转，提示肝性脑病的发生与血氨升高有明显关系。

1. 血氨增高的原因

（1）尿素合成减少，氨清除不足：肝功能障碍时，代谢障碍，供给鸟氨酸循环的ATP严重不足，鸟氨酸循环的酶系统遭到破坏，导致鸟氨酸循环发生障碍，合成尿素减少，从而使氨的清除不足,导致血氨升高。

(2)氨的生成过多:血氨主要来源于肠道产氨,少部分来自肾、肌肉及脑。肠道产氨增多的原因有:①严重肝功能障碍时,门静脉回流受阻,肠黏膜淤血、水肿,肠蠕动减弱,以及胆汁分泌减少等,均可使消化吸收功能障碍,导致肠道细菌生长活跃,细菌释放的氨基酸氧化酶和尿素酶增多;未经消化吸收的蛋白质成分在肠道内潴留,经细菌分解,使产氨增多;②肝硬化合并肾功能障碍,尿素排出减少而在血液中聚积,使弥散入肠道的尿素增加,使氨的生成增多;③上消化道出血,血液蛋白质在肠道内增多被细菌分解使产氨增加。肝性脑病患者昏迷前,出现躁动不安、肌肉震颤等,可产氨增加。

此外,当肠道的 pH 值降低时,可减少从肠腔吸收氨,因而,临床上常应用乳果糖在肠道内被细菌分解产生乳酸、醋酸,降低肠腔的 pH 值,以减少氨的吸收,从而达到降低血氨的作用。

2. 氨对脑的毒性作用 进入脑细胞内的氨可产生以下毒性作用:

(1)干扰脑细胞的能量代谢:进入脑内的氨与 α-酮戊二酸结合生成谷氨酸,谷氨酸又与氨结合形成谷氨酰胺。这一过程可引起:①消耗大量 α-酮戊二酸,使三羧酸循环速度减慢,故可使 ATP 生成减少;②消耗了还原型辅酶Ⅰ(NADH),而 NADH 是呼吸链中完成递氢过程的重要物质,其大量消耗使 ATP 产生减少;③氨与谷氨酸合成谷氨酰胺时,消耗了大量 ATP;④氨还可抑制丙酮酸脱羧酶的活性,妨碍丙酮酸的氧化脱羧过程,使乙酰辅酶 A 生成减少,影响三羧酸循环的正常进行,也可使 ATP 产生减少(图 17-1)。

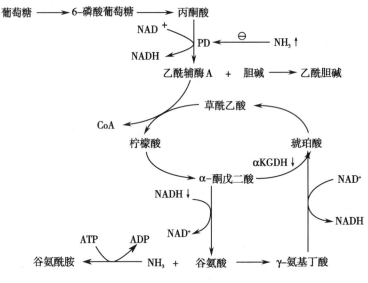

图 17-1 氨对脑内能量代谢及脑内神经递质的影响

氨干扰脑细胞的能量代谢,使 ATP 的产生减少并消耗过多,从而不能维持中枢神经系统的兴奋活动而导致昏迷。

(2)脑内神经递质发生改变:脑内氨增多可使兴奋性递质减少而抑制性递质增多,造成中枢神经系统功能紊乱。其发生机制是:①氨能抑制丙酮酸的氧化脱羧过程,使脑细胞内乙酰辅酶 A 减少,而乙酰辅酶 A 可与胆碱合成乙酰胆碱。因此,中枢兴奋性递质乙酰胆碱减少;②氨与谷氨酸结合形成谷氨酰胺,从而使中枢抑制性递质谷氨酰胺增多,中枢兴奋性递质谷氨酸被消耗而减少。

（3）氨对神经细胞膜的抑制作用：氨在细胞膜的钠泵中可与钾离子竞争进入细胞内，造成细胞内缺钾；氨还可干扰神经细胞膜上的 Na^+-K^+-ATP 酶的活性，可影响神经细胞内外 Na^+、K^+ 分布，直接影响膜电位、细胞的兴奋及传导等。

（二）假性神经递质学说

1. 脑干网状结构与清醒状态的维持　在脑干网状结构中存在着具有唤醒功能的系统，称为脑干网状结构上行激动系统。脑干网状结构中的神经递质种类较多，其中主要是去甲肾上腺素和多巴胺。这两种神经递质，在维持上行激动系统的唤醒功能上具有重要作用。当这些正常的神经递质被结构相似但生理效应极弱的假性神经递质所取代时，则使上行激动这一系统的功能活动减弱，大脑皮层将由兴奋状态转入抑制状态，产生嗜睡甚至昏迷等。

2. 假性神经递质与肝性脑病　食物中的蛋白质在胃肠道中被消化分解成氨基酸，其中芳香族氨基酸如苯丙氨酸和酪氨酸，在肠道细菌释放的氨基酸脱羧酶的作用下，可生成苯乙胺和酪胺。当肝功能严重障碍时，其解毒功能下降，或经侧支循环绕过肝直接进入体循环，使苯乙胺和酪胺在血液中的浓度增高。血中的苯乙胺和酪胺进入脑内，在脑细胞内 β-羟化酶作用下，生成苯乙醇胺和羟苯乙醇胺（图 17-2），这两种物质的化学结构与正常神经递质去甲肾上腺素和多巴胺极其相似，但不能完成真性神经递质的功能故称假性神经递质（图 17-3）。假性神经递质苯乙醇胺和羟苯乙醇胺增多时，可竞争性地取代正常神经递质去甲肾上腺素和多巴胺而被神经末梢突触前膜所摄取和贮存。但当其被释放出来，与正常神经递质的受体结合后所产生的生理效应远不及正常神经递质强，从而导致脑干网状结构上行激动系统的唤醒功能不能维持，从而发生昏迷。

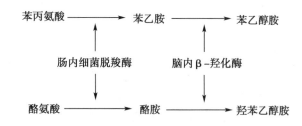

图 17-2　假性神经递质形成过程

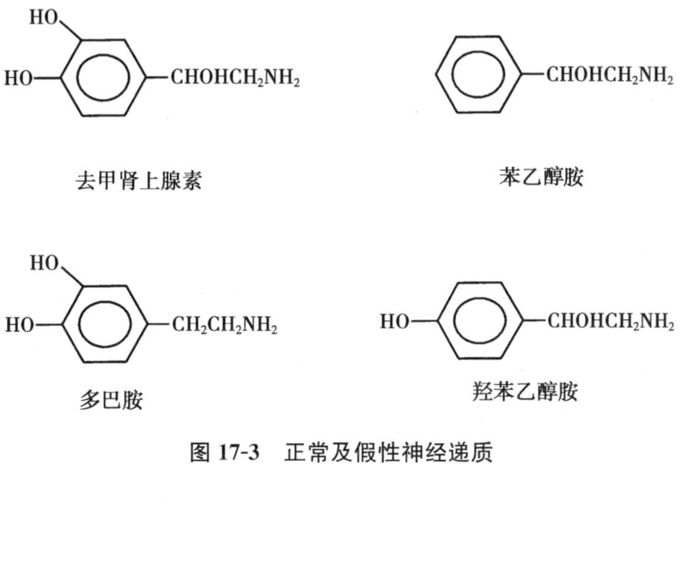

去甲肾上腺素

苯乙醇胺

多巴胺

羟苯乙醇胺

图 17-3　正常及假性神经递质

（三）血浆氨基酸失衡学说

肝功能障碍时氨基酸的比值发生改变，表现为支链氨基酸减少，芳香族氨基酸增多，二者比值可降低到 1.2～0.6。

1. 血浆氨基酸失衡的原因 血浆中芳香族氨基酸增多，支链氨基酸减少主要是因为：①芳香族氨基酸主要在肝内降解，肝功能严重障碍时，芳香族氨基酸的降解能力降低，同时，肝的糖异生作用障碍，芳香族氨基酸转化为糖的能力降低，使芳香族氨基酸在血液中的浓度增加；②肝功能障碍，对激素的灭活能力减弱，血浆中胰岛素和胰高血糖素浓度显著增加，其中胰高血糖素致使蛋白质分解代谢增强，产生大量芳香族氨基酸。而胰岛素可促进肌肉和脂肪组织细胞对支链氨基酸的摄取、利用增多，从而使血浆中支链氨基酸的浓度降低。

2. 氨基酸失衡与肝性脑病 在生理情况下，芳香族氨基酸与支链氨基酸同属电中性的氨基酸，借同一载体转运系统通过血脑屏障并被脑细胞摄取。因而它们在通过血脑屏障时可相互竞争，当血中芳香族氨基酸增多时，必然使芳香族氨基酸进入脑细胞增多，其中主要是苯丙氨酸和酪氨酸。

（四）γ-氨基丁酸学说（GABA 学说）

外周血 GABA 主要来自肠道，在肝降解。肝功能严重障碍时，肝对 GABA 的处理功能降低或 GABA 经过侧支循环绕过肝直接进入外周血液循环而使外周血 GABA 水平增高，病人其血脑屏障的通透性是增高的，所以脑 GABA 水平增高。

GABA 属于抑制性神经递质，介导突触后及突触前抑制。在突触前膜和突触后膜上均存在大量的 GABA 受体，当突触前神经元兴奋时，GABA 从囊泡中释放，通过突触间隙与突触后神经元细胞膜上的 GABA 受体结合，使细胞膜对 Cl^- 通透性增高，因而 Cl^- 由细胞外进入细胞内，产生超极化，从而发挥突触后抑制作用。GABA 也有突触前抑制作用，这是因为当 GABA 作用于突触前的神经末梢时，也可使轴突膜对 Cl^- 通透性增高，但由于轴浆内的 Cl^- 浓度比轴突外高，因而 Cl^- 反由轴突内流向轴突外，进而产生去极化，使末梢在冲动到来时，释放的神经递质量减少，从而产生突出前抑制作用。

（五）其他神经递质在肝性脑病发生中的作用

多种蛋白质、脂肪的代谢产物如硫醇、脂肪酸、酚等可能参与肝性脑病的发生发展过程。肝功能严重障碍时，硫醇可抑制尿素合成而干扰氨的解毒等，脂肪代谢障碍，可使血中脂肪酸增多，从而抑制脑能量代谢，影响神经冲动的传导。此外，酚、色氨酸也可能与肝性脑病有一定关系。

总之，肝性脑病的发生学说较多，机制比较复杂，诸多因素间的内在联系及相互作用，将有利于采取综合性的治疗措施，以提高肝性脑病的治愈率。

三、肝性脑病的诱发因素

凡能提高脑对毒性物质的敏感性及使血脑屏障通透性增高的因素，均可成为肝性脑病的诱因。

1. 氮的负荷增加 是诱发肝性脑病的最常见原因。患者上消化道出血、摄入过量的蛋白质、输血等可由于血氨增高而诱发肝性脑病。而感染、碱中毒、氮质血症、便秘等内源性氮负荷过重，也可诱发肝性脑病。

2. 血脑屏障通透性增强 患者合并高碳酸血症、饮酒等可使血脑屏障通透性增高而诱发肝性脑病。

3. 脑敏感性增高　严重肝疾病时,由体内毒性物质的作用,脑对药物或氨等敏感性增高,当使用麻醉剂、镇静剂不当以及感染、缺氧等均可诱发肝性脑病。

四、病理生理与临床护理联系

1. 病情观察　密切观察患者出现的意识、情绪(焦虑、烦躁、抑郁、躁动等)的变化,监测生命体征、瞳孔、血氨、电解质以及对外界的反应等。

2. 护理措施

(1)对症护理:保持呼吸道通畅,保证氧的供给;保护脑细胞功能,保持大便通畅,以减少肠道有毒物质进入体内;纠正水、电解质和酸碱平衡紊乱。

(2)用药护理:降低血氨,口服新霉素,抑制肠道菌群,减少氨的产生;口服乳果糖,以降低肠道 pH 值,可抑制肠道细菌,使氨的生成和吸收减少等。

3. 健康教育　稳定病人情绪,鼓励其战胜疾病的信心,以平静的心理接受治疗,促使病情的恢复。

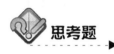 **思考题**

1. 简述肝性脑病中的氨中毒学说。
2. 简述肝性脑病的诱因。

(牛春红)

第十八章 泌尿系统疾病

掌握急性弥漫性增生性肾小球肾炎、快速进行性肾小球肾炎、慢性肾小球肾炎及急、慢性肾盂肾炎的病理变化；熟悉弥漫性增生性肾小球肾炎、快速进行性肾小球肾炎、慢性肾小球肾炎及急、慢性肾盂肾炎的主要临床表现，急性肾盂肾炎的感染途径；了解肾小球肾炎的发病机制，其余各型肾炎、肾细胞癌和膀胱癌的病理变化。

泌尿系统包括肾、输尿管、膀胱和尿道，主要功能是排除机体在代谢过程中所产生的废物，并排出水分和无机盐类。肾脏是泌尿系统中最为重要的脏器，其主要功能除了排泄体内代谢产物外，还具有维持机体水、电解质和酸碱平衡及内分泌功能，可分泌肾素、促红细胞生成素、前列腺素等生物活性物质。肾脏的基本功能单位即肾单位是由肾小球和与之相连的

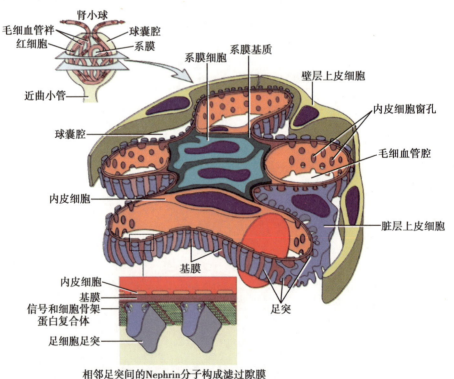

图 18-1 肾小球结构示意图

肾小管构成,其中肾小球的结构在肾脏病理中有很重要意义。肾小球由毛细血管丛、血管系膜和肾小囊构成。肾小囊脏层上皮细胞(足细胞)足突之间为宽约 20～30nm 的滤过隙,滤过隙上有厚约 4～6nm 的滤过隙膜。通常把有孔的内皮细胞、基底膜和脏层上皮细胞的滤过隙膜这三层机构,称为滤过膜或滤过屏障(图 18-1,图 18-2)。

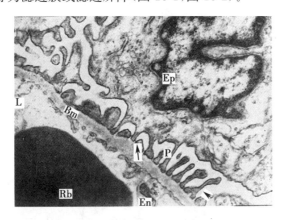

图 18-2 正常肾小球滤过膜
Bm. 基膜;En. 内皮细胞;Ep. 上皮细胞;L. 毛细血管腔;
P. 上皮细胞足突;Rb. 红细胞;短箭头为滤过隙;长箭头为滤过隙膜

本章主要介绍常见肾炎、肾盂肾炎和泌尿系统常见肿瘤。

第一节 肾小球肾炎

肾小球肾炎(glomerulonephritis,GN)是一组以肾小球损伤和改变为主的变态反应性疾病,简称肾炎。肾小球肾炎可分为原发性和继发性两类,前者是原发于肾的独立性疾病,肾是唯一或主要受累的脏器;而后者是全身性疾病中的一部分或继发于其他疾病(如高血压、糖尿病等)。本节主要介绍原发性肾小球肾炎。

一、病因及发病机制

肾小球肾炎的病因及发病机制认为是由免疫因素引起,主要为Ⅲ型变态反应所致。

(一)病因

1. 外源性抗原 病原微生物如细菌、病毒、真菌、螺旋体、寄生虫等感染的产物;青霉胺、磺胺、汞制剂、异种血清、类毒素等。

2. 内源性抗原 肾小球本身的成分,如肾小球基底膜抗原、毛细血管内皮细胞膜抗原、系膜细胞膜抗原、足细胞的足突抗原等;非肾性抗原,如核抗原、DNA、免疫球蛋白、肿瘤抗原、甲状腺球蛋白等。

(二)发病机制

抗原抗体反应是肾小球损伤的主要原因,抗原抗体复合物引起肾炎的机制:

1. 循环免疫复合物沉积于肾小球 是由Ⅲ型超敏反应引起的免疫性病变。当外源性抗原或非肾性内源性抗原与相应的抗体在血液循环内结合后,形成免疫复合物,随血液流经肾小球时,可沉积在基底膜内、系膜区、内皮细胞与基底膜之间和基底膜与足细胞之间,继而引起免疫损伤(图 18-3)。免疫荧光检查可显示在肾小球病变部位有颗粒状沉积物(图 18-4)。

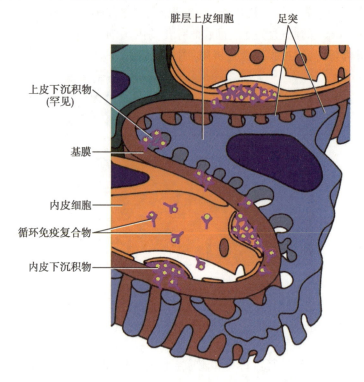

脏层上皮细胞　足突

上皮下沉积物
(罕见)

基膜

内皮细胞

循环免疫复合物

内皮下沉积物

图 18-3　肾小球肾炎循环免疫复合物沉积机制示意图

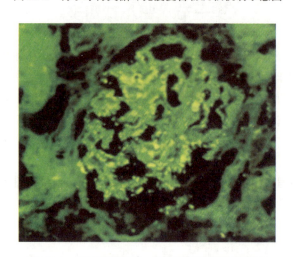

图 18-4　免疫荧光染色,示不连续的颗粒状荧光

　　免疫复合物的沉积作用与其体积大小有关:当抗体量明显多于抗原量时可形成体积较大的不溶性抗原抗体复合物,常在血液循环中被单核巨噬细胞吞噬清除,不易沉积于肾小球;当抗原量明显多于抗体量时则形成体积较小的可溶性抗原抗体复合物,不能结合补体而易通过肾小球滤出;抗原量稍多于抗体量或二者量相当时,形成的抗原抗体复合物在血中保存时间长而易沉积于肾小球引起损伤。抗原抗体复合物沉积的部位受其所携带的电荷有关,含大量阳离子复合物穿过基底膜沉积在上皮下;而含大量阴离子复合物则不易穿过基底膜,虽沉积于内皮下但不引起损伤;电荷中性的抗原抗体复合物则易沉积于系膜区。

2. 肾小球原位免疫复合物形成　抗体直接与肾小球本身的抗原成分或由血液循环植入肾小球的抗原反应,引起肾小球的病变。如肾小球基底膜的结构改变而形成自身抗原,刺激机体产生相应抗体,抗原抗体反应形成抗原抗体复合物,或基底膜与一些病原微生物具有共同抗原性,当病原微生物刺激机体产生抗体时,抗体可与基底膜发生交叉免疫反应形成抗原抗体复合物从而引起病变(图 18-5);细菌产物、DNA、带正电荷的分子等非肾小球抗原成分可与肾小球的毛细血管基底膜及系膜等成分结合,形成植入性抗原与相应抗体结合,在肾小球原位形成抗原抗体复合物引起肾小球损害。

肾内的免疫复合物需要有各种介质的参与才能进一步引起肾小球损伤。不同类型的肾炎参与的介质不同,其机制也不同,这些介质包括细胞性和可溶性大分子生物活性物质。

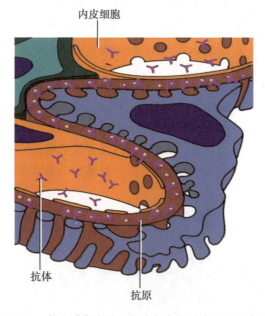

图 18-5　肾小球肾炎原位免疫复合物形成机制示意图

二、常见肾小球肾炎的类型

原发性肾小球肾炎常见的类型为:急性弥漫性增生性肾小球肾炎、快速进行性(新月体性)肾小球肾炎、膜性肾小球肾炎(膜性肾病)、微小病变性肾小球肾炎(脂性肾病)、局灶性节段性肾小球硬化、膜性增生性肾小球肾炎、系膜增生性肾小球肾炎、IgA 肾病、慢性肾小球肾炎。依据临床病程的急缓和临床表现可分为:急性、快速进行性、隐匿性、慢性肾小球肾炎和肾病综合征等。

(一)急性弥漫性增生性肾小球肾炎

急性弥漫性增生性肾小球肾炎(acute diffuse proliferative glomerulonephritis)以肾小球毛细血管内皮细胞、系膜细胞增生为主,伴中性粒细胞和巨噬细胞浸润,又称毛细血管内增生性肾炎。临床简称为急性肾炎,主要由 A 组乙型溶血性链球菌感染引起,故又称为感染后性肾炎。多发于儿童,但成人亦可发生。

1. 病理变化　大体观察:双侧肾呈对称性轻到中度弥漫性增大,肾表面光滑,被膜紧张,因充血颜色呈红色,称为"大红肾"(图 18-6)。肾表面和切面有散在的粟粒大小的出血点,状如蚤咬,又称"蚤咬肾"。切面皮质增厚,纹理模糊,皮髓质分界尚清楚。

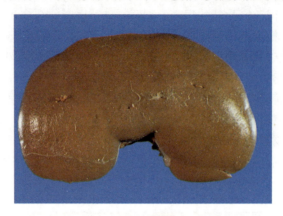

图 18-6　急性肾小球肾炎(大体)

组织学观察:①肾小球病变:大多数肾小球弥漫受累,肾小球毛细血管内皮细胞和系膜细胞明显肿大和增生,嗜中性粒细胞及单核细胞浸润,肾小球血管受压狭窄甚至闭塞,管壁节段性纤维素样坏死,肾小球囊内可有红细胞、浆液、纤维素等渗出物;②肾小管病变:病变的肾小球所属肾小管缺血,上皮细胞变性,管腔内见有红细胞、白细胞、蛋白及其凝集形成的各种管型;③肾间质病变:肾间质充血、水肿,有少量嗜中性粒细胞、淋巴细胞及单核细胞浸润(图 18-7)。

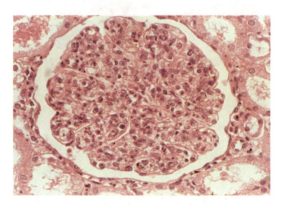

图 18-7　弥漫性毛细血管内增生性肾小球肾炎
肾小球细胞数量增多,毛细血管腔狭窄

2. 主要临床表现　本型肾炎临床上多表现为急性肾炎综合征。

(1)尿的变化:由于肾小球毛细血管损伤,通透性增加引起血尿、蛋白尿、管型尿。肾小球毛细血管受压至管腔狭窄或闭塞,肾小球滤过率下降,引起少尿、无尿,严重者出现氮质血症。

(2)水肿:主要由于钠水潴留所致,另外,变态反应使毛细血管通透性增加,均可引起水肿。一般水肿常出现于组织疏松的眼睑部,重者可波及全身。

(3)高血压:主要由于水钠潴留使血容量增加所致,病人常出现轻度或中度高血压。少数严重者可引起心力衰竭或高血压脑病。

3. 结局　儿童患者预后良好,95％以上的患儿发病4～6周后痊愈。1％～2％的患者反复发作,病变缓慢进展而转为慢性肾炎。极少数患儿可转化为急进性肾小球肾炎。成人患者预后较差。

(二)急进性肾小球肾炎

急进性肾小球肾炎(rapidly progressive glomerulonephritis)起病急、病情重、进展快,又称快速进行性肾小球肾炎。本型肾炎的特征是肾小球壁层上皮细胞增生,大量新月体形成,故又称新月体性肾小球肾炎(crescentic glomerulonephritis)。本型肾炎较少见,多发于青壮年。

1. 病理变化　大体观察:双侧肾弥漫性增大,颜色苍白,切面见肾皮质增厚,纹理模糊,皮髓质分界尚清楚,常有点状出血灶。组织学观察:①肾小球病变:大部分肾小球有新月体形成;早期新月体主要由增生的肾球囊壁层上皮细胞和渗出的单核细胞构成,称为细胞性新月体;病变进一步发展,新月体内纤维成分增多形成细胞-纤维性新月体;最终肾小球球囊狭窄、闭塞,毛细血管丛萎缩,新月体纤维化,整个肾小球纤维化和透明样变(图18-8);②肾小管病变:肾小管上皮细胞水肿,玻璃样变性,部分肾小管上皮细胞萎缩、消失;③肾间质病变:肾间质水肿及炎细胞浸润,以后纤维组织增生。

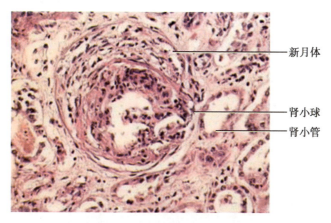

新月体

肾小球

肾小管

图 18-8　新月体性肾小球肾炎

2. 主要临床表现　发病时与急性肾炎综合征相似,血尿明显,蛋白尿相对较轻,由于多数肾小球内出现新月体,肾球囊阻塞,患者很快出现少尿、无尿和氮质血症。随着病变进展,大量肾小球纤维化、玻璃样变,肾单位功能丧失,导致肾衰竭。

3. 结局　本型肾炎发展迅速,预后差。预后与病变范围程度和新月体形成的数量有关。80％以上的肾小球出现新月体者预后不佳。

(三)膜性肾小球肾炎

膜性肾小球肾炎(membranous glomerulonephritis)是成人肾病综合征最常见的原因。一般认为是由抗肾内自身抗原引起的自身免疫性疾病。多见于青、中年,男多于女。本病起病缓慢,病程较长,常反复发作。

1. 病理变化　大体观察:双侧肾弥漫增大,颜色苍白,称"大白肾";切面皮质增厚。组织学观察:病变特点为肾小球毛细血管壁弥漫性增厚;用银染法可见毛血细血管基底膜外侧有梳齿样的钉状突起,在基底膜与钉状突起间有免疫复合物沉积;病变严重者可致毛细血管阻塞,晚期肾小球因缺血而纤维化和玻璃样变(图18-9)。

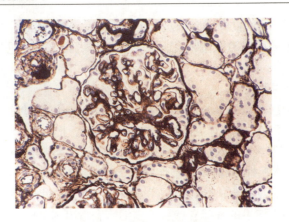

图 18-9 膜性肾小球肾炎
肾小球基膜增厚,钉状突起(PASM 染色)

2. 主要临床表现 临床上表现为肾病综合征,即以高蛋白尿、高度水肿、高脂血症和低蛋白血症为特征。因肾小球基底膜严重损伤致通透性明显增加,故大量蛋白性物质滤过,引起严重的非选择性蛋白尿;大量蛋白从尿中排出引起血浆蛋白降低,导致低蛋白血症;血浆蛋白降低和水钠潴留引起严重全身性水肿;患者出现高脂血症,可能与低蛋白血症刺激肝合成脂蛋白增多有关。

3. 结局 本型肾炎起病隐匿,病程较长。少数患者早期治疗预后较好,但多数患者反复发作,持续蛋白尿,预后较差。

(四) 膜增生性肾小球肾炎

膜增生性肾小球肾炎(membranoproliferative glomerulonephritis)病变特点是肾小球基底膜增厚、肾小球细胞增生和系膜基质增多。本病多见于青少年。

1. 病理变化 组织学观察见肾小球体积增大,系膜细胞和内皮细胞数量增多,伴有炎细胞浸润。由于肾小球系膜细胞显著增生和系膜基质增多,使血管球小叶增宽,呈分叶状改变。增生的系膜细胞和增多的系膜基质向外扩展,插入到基底膜和内皮之间,使管腔变窄。由于基膜内有系膜细胞、内皮细胞或白细胞突起的嵌入,六胺银和 PAS 染色显示增厚的基底膜呈双轨状(图 18-10)。

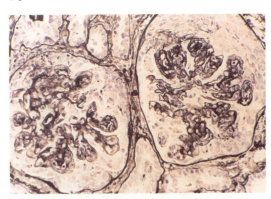

图 18-10 膜增生性肾小球肾炎
示双轨状改变(PASM 染色)

2. 主要临床表现 患者早期症状不明显，仅表现为血尿和蛋白尿。随着病情进展可表现为肾病综合征。晚期，系膜硬化和肾小球纤维化，出现高血压和肾衰竭。

3. 结局 本病常为慢性进展性疾病，激素和免疫抑制剂治疗效果不明显。

（五）系膜增生性肾小球肾炎

系膜增生性肾小球肾炎（mesangial proliferative glomerulonephritis）病变特点是弥漫性系膜细胞增生及系膜基质增多。本病在我国较常见。

1. 病理变化 组织学改变主要为弥漫性系膜细胞增生和系膜基质增多。免疫荧光检查显示最常见为 IgG 和 C3 在系膜区沉积。电镜可见系膜区有电子致密物沉积，系膜细胞增生和系膜基质增多。

2. 主要临床表现 本病多见于青少年，临床表现具有多样性，可为肾病综合征，部分为无症状蛋白尿和/或血尿。

3. 结局 病变轻者预后较好。若病情严重，可发展为硬化性肾小球肾炎。

（六）微小病变性肾小球肾炎

微小病变性肾小球肾炎（minimal change glomerulonephritis）又称微小病变性肾小球病（minimal change glomerulopathy）。病变特点是弥漫性肾小球脏层上皮细胞足突消失。光镜下肾小球基本正常，肾小管上皮细胞内有脂质沉积，故又称脂性肾病（lipoid nephrosis）。

1. 病理变化 大体观察：双侧肾脏增大，颜色苍白，切面呈现黄白色条纹状。组织学观察：肾小球结构基本正常，肾小管上皮细胞内有大量脂滴和玻璃样小滴沉积。免疫荧光检查无免疫球蛋白和补体沉积。电镜下可见肾小球脏层上皮细胞足突广泛融合、消失。

2. 主要临床表现 本病多见于儿童。主要临床表现为肾病综合征，尿中主要为小分子白蛋白，属于选择性蛋白尿。一般无高血压和血尿症状。

3. 结局 肾上腺皮质激素治疗后，90%以上的儿童患者疗效显著。部分患者病情反复，但远期预后较好。成人患者对肾上腺皮质激素治疗反应缓慢或疗效不明显，复发率较高。

（七）局灶性节段性肾小球硬化

局灶性节段性肾小球硬化（focal segmental glomerulosclerosis）病变特点为病变累及部分或少数肾小球，或肾小球部分毛细血管节段。

1. 病理变化 组织学观察：病变呈局灶性分布，早期仅累及皮髓交界处的肾小球，随着病情进展可波及皮质全层，最终引起整个肾小球的硬化，并伴有肾小管萎缩和间质纤维化。

2. 主要临床表现 临床上大部分病人表现为肾病综合征，出现非选择性的蛋白尿，多伴有血尿和高血压。

3. 结局 肾上腺皮质激素治疗效果不如微小病变性肾小球肾炎好。50%的病人在发病后十年内发展为弥漫性硬化性肾小球肾炎。儿童患者预后较好。

（八）IgA 肾病

IgA 肾病（IgA nephropathy）又称 Berger 病，本病可能是全球范围内最常见的肾炎类型，尤其在亚洲和太平洋地区的发病率很高。此型肾炎特点是免疫荧光显示系膜区有 IgA 沉积，多见于儿童和青年，发病前常有上呼吸道感染。

1. 病理变化 组织学观察：肾病变多样，程度不一。肾小球可正常或有轻微的病变、毛细血管内皮增生、系膜增宽、局灶性、节段性或弥漫性系膜增生等，最常见的是系膜增生性病变，以后可发展为局灶性硬化，少数可见新月体形成。

2. 主要临床表现　患者主要出现反复发作的肉眼或镜下血尿,血尿发作时可伴有肾区疼痛和小便频数。一般无水肿和高血压。

3. 结局　本病预后差异较大。病后5年内约半数患者可自动缓解,约25%～50%的患者病情可缓慢进展,在20年内出现慢性肾衰竭,成人伴大量蛋白尿、高血压或有新月体形成者,预后不良。

(九) 慢性肾小球肾炎

慢性肾小球肾炎(chronic glomerulonephritis)是各种类型肾小球肾炎发展的晚期阶段,故又称为终末期肾。主要见于青、中年人,也有部分患者起病隐匿,无明确的肾炎史,病变以大量肾小球硬化及玻璃样变为特征,又称为慢性硬化性肾小球肾炎。

1. 病理变化　大体观察:两侧肾对称性缩小,表面呈弥漫性细颗粒状(图18-11),颜色苍白,质地变硬,称为继发性颗粒性固缩肾。切面见肾皮质明显萎缩变薄,皮髓质分界不清,小动脉壁增厚变硬,断面呈哆开状。

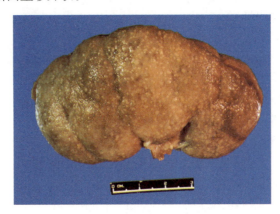

图 18-11　慢性肾小球肾炎

组织学观察:早期肾小球表现出原肾炎类型的病理变化;随着病变发展,大量肾小球纤维化和玻璃样变,所属的肾小管萎缩、消失;残留的肾单位呈代偿性改变,肾小球体积增大,肾小管扩张,管腔内可见各种管型;肾间质纤维组织明显增生,有较多的淋巴和少量的浆细胞浸润;由于肾炎引起的高血压,肾细小动脉硬化,管腔狭窄(图18-12)。

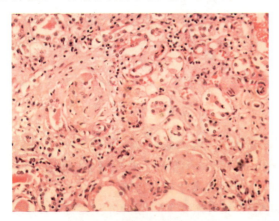

图 18-12　慢性肾小球肾炎

肾小球玻璃样变和硬化,肾小管萎缩。间质纤维增生,炎细胞浸润

2. 主要临床表现 慢性肾小球肾炎患者临床表现多样化,部分病例起病隐匿,早期无明显症状的蛋白尿、镜下血尿;部分病例有其他类型肾炎的病史。晚期主要表现为慢性肾炎综合征,出现多尿、夜尿、低比重尿、高血压、氮质血症和尿毒症。多尿、夜尿和低比重尿主要由于大量肾单位破坏使血液经残存的肾单位,其滤过速度加快,肾小球滤过率增加,但肾小管重吸收能力有限,尿浓缩功能降低。高血压主要由于大量肾小球纤维化,肾严重缺血,肾素分泌增加。高血压又使肾细小动脉硬化,肾缺血加重,促使血压持续升高。贫血主要因为肾单位的大量破坏,促红细胞生成素分泌减少,加之代谢产物蓄积抑制骨髓造血功能。晚期残存的肾单位越来越少,肾小球滤过率明显降低,各种代谢产物在体内蓄积,出现氮质血症、水电解质和酸碱平衡紊乱,重者出现尿毒症。

3. 结局 慢性肾小球肾炎患者病程长短不一,但预后均很差。晚期如不能定期进行血液透析或肾移植,患者大多由于尿毒症、严重感染或高血压所致的心力衰竭和脑出血而死亡。

> 慢性肾小球肾炎患者病情迁延不愈,病变进展速度因人而异,主要与原肾炎的类型、治疗是否恰当及患者是否注意保护肾脏有关。慢性肾小球肾炎最终将发展至慢性肾衰竭。

常见肾小球肾炎主要特点(表 18-1)。

表 18-1 常见肾小球肾炎特点

类型	发病机制	组织学特点	主要临床表现
急性弥漫性增生性肾炎	抗体介导,循环或植入的抗原	弥漫性系膜细胞和内皮细胞增生	急性肾炎综合征
快速进行性肾炎	抗肾小球基底膜型 免疫复合物型 免疫反应不明显型	新月体形成	快速进行性肾炎综合征
膜性肾炎	原位抗体与抗原反应	弥漫性肾小球基底膜增厚、钉突形成	肾病综合征
膜增生性肾炎	Ⅰ型:免疫复合物Ⅱ型:自身抗体,补体替代途径激活	系膜增生,插入,基膜增厚,双轨状	肾病综合征,血尿、蛋白尿,慢性肾衰
系膜增生性肾炎	不明	系膜细胞增生,系膜基质增多	血尿、蛋白尿,肾病综合征
微小病变性肾小球肾炎	不清,肾小球阴离子丧失、足细胞损伤	肾小球损伤,肾小管脂质沉积	肾病综合征
局灶性节段性肾小球硬化	不清,循环性通透性增高、足细胞损伤	局灶性节段性玻璃样变和硬化	肾病综合征蛋白尿
IgA 肾病	不明	局灶性节段性增生或弥漫性系膜增宽	反复发作的血尿或蛋白尿
慢性肾炎	根据原发病类型	肾小球纤维化、硬化和玻璃样变	慢性肾衰

三、病理与临床护理联系

1. 病情观察　注意尿的量、颜色、性质的变化，是否伴有腰痛，眼睑等部位是否水肿，严密监测血压等。

2. 对症护理　水肿明显时给予利尿剂，以减轻水肿。血压升高时，给予降压药物。

3. 健康教育　指导病人生活要有规律，劳逸结合，改善活动耐力；制定食谱，做到合理饮食；出现少尿、尿液混浊、水肿、感冒等症状时应及时就医等。

第二节　肾盂肾炎

肾盂肾炎(pyelonephritis)是由细菌感染引起的主要累及肾盂、肾间质和肾小管的炎症。女性多见，发病率约为男性的9～10倍。按病程及特点可分为急性肾盂肾炎和慢性肾盂肾炎。

一、病因及发病机制

肾盂肾炎主要是由细菌引起，其中60%～80%为大肠杆菌，属内源性感染，其他细菌和真菌也可致病。急性者常由单一细菌感染，而慢性者多为两种以上细菌混合感染。细菌可通过两种途径感染泌尿道：

1. 上行性感染　是主要的感染途径。细菌(主要是大肠杆菌)引起尿道及膀胱等下尿路炎症时，可沿着输尿管或其周围的淋巴管上行到达一侧或两侧的肾盂、肾盏和肾间质，导致化脓性病变。

上行性感染累及肾脏常有一定的诱因。如尿道结石、前列腺肥大、肿瘤、妊娠子宫等压迫引起尿路阻塞，尿道炎症及损伤后致瘢痕狭窄或肾盂输尿管畸形，发育不全以及膀胱功能障碍等因素造成尿液排出受阻，残存的尿液增加，使入侵的细菌繁殖引起感染。先天性输尿管开口异常等因素引起膀胱输尿管尿液反流也可引起肾盂肾炎。此外，膀胱镜检查，导尿、其他尿道手术及器械操作时，也易引起感染，诱发肾盂肾炎。女性尿路感染明显多于男性，原因主要包括：女性尿道短、宽、直，尿道括约肌作用弱；缺乏前列腺液中抗菌物及激素水平的变化等。

2. 血源性感染　是较少见的感染途径。机体某部位感染灶内的细菌侵入血液，随血流到达肾，栓塞肾小球或肾小管周围的毛细血管，引起化脓性病变。通常是双侧肾同时受累。最常见的病原体为金黄色葡萄球菌。

二、病理变化及主要临床表现

(一) 急性肾盂肾炎

急性肾盂肾炎(acute pyelonephritis)主要是由细菌上行感染引起的肾盂、肾盏及肾间质的急性化脓性炎症。

1. 病理变化　大体观察：病变累及一侧或两侧肾，病变的肾体积增大，表面有散在大小不等、稍隆起的黄白色脓肿，其周围有紫红色充血、出血带(图18-13)。切面见肾盂黏膜充血水肿，有脓性渗出物覆盖，病变严重时肾盂内有脓液蓄积。

组织学观察：病变特征是灶状间质性化脓性炎或脓肿形成。肾间质、肾盂黏膜充血、水肿，大量嗜中性粒细胞浸润和肾小管上皮细胞坏死，管腔内充满脓细胞和细菌菌落(图18-14)。

病变一般不累及肾小球。

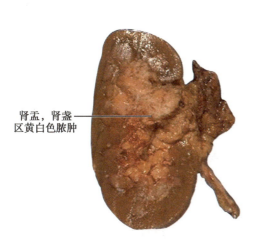

肾盂，肾盏区黄白色脓肿

图 18-13　急性肾盂肾炎

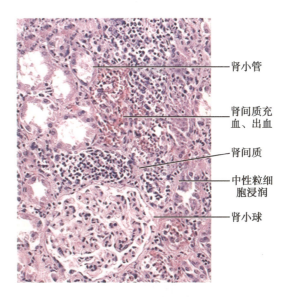

肾小管

肾间质充血、出血

肾间质

中性粒细胞浸润

肾小球

图 18-14　急性肾盂肾炎

2. 主要临床表现　急性肾盂肾炎起病急，出现发热、寒战、白细胞增多、头痛、乏力、食欲减退等全身症状。局部症状有腰部酸痛和肾区叩击痛。尿的改变表现为脓尿、菌尿、蛋白尿、管型尿，也可有血尿。炎症刺激膀胱三角区，可出现尿频、尿急、尿痛等膀胱刺激征。

3. 结局　急性肾盂肾炎如及时彻底的治疗，大多数可痊愈，治疗不彻底或引起尿路阻塞的因素未消除，则反复发作而转为慢性。严重尿路阻塞，伴有糖尿病或免疫功能障碍的患者，可出现肾乳头坏死、肾盂积脓或肾周围脓肿等并发症。

（二）慢性肾盂肾炎

慢性肾盂肾炎（chronic pyelonephritis）多由于急性肾盂肾炎治疗不彻底或尿路梗阻、膀胱输尿管反流，使病变迁延，反复发作而转为慢性。但也有少数患者无明显的急性肾盂肾炎表现，隐性发展至慢性阶段。

1. 病理变化　大体观察：一侧或双侧肾体积缩小、变硬，出现不规则凹陷性瘢痕（图 18-15）。由于病变分布不均，两侧肾大小不等，病变不对称。切面见皮髓质界限不清，肾乳头萎缩，肾盂黏膜粗糙，肾盂、肾盏因瘢痕收缩而变形。

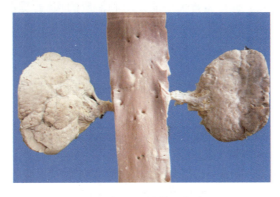

图 18-15　慢性肾盂肾炎

组织学观察：表现为肾小管和肾间质的慢性非特异性炎。部分肾小管和肾小球萎缩，部分肾小管呈代偿性扩张，腔内充以红染均质状的胶样管型，形似甲状腺滤泡。晚期，肾小球纤维化和玻璃样变，其余部分肾小球呈代偿性肥大。肾盂黏膜和黏膜下组织可见慢性炎细胞浸润及纤维组织增生（图 18-16）。慢性肾盂肾炎急性发作时有多量嗜中性粒细胞浸润，甚至形成小脓肿。

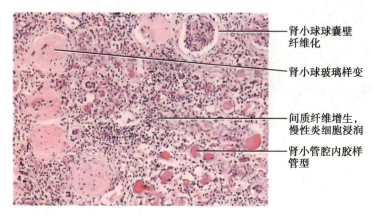

肾小球球囊壁纤维化

肾小球玻璃样变

间质纤维增生，慢性炎细胞浸润

肾小管腔内胶样管型

图 18-16　慢性肾盂肾炎

2. 主要临床表现　病程较长，典型患者有急性肾盂肾炎反复发作史，局部症状有腰酸痛、尿频、尿急等，以后逐渐出现低热、乏力、食欲减退等全身症状。因肾小管浓缩功能障碍导致多尿、夜尿。由于钠、钾及碳酸氢盐丧失过多可出现低钠、低钾和代谢性酸中毒。

3. 结局　慢性肾盂肾炎病程长，反复发作，经过及时治疗和消除各种诱因可控制病变发展。如病变广泛累及两肾，患者可出现高血压、心力衰竭、氮质血症和尿毒症，预后不佳。

三、病理与临床护理联系

1. 病情观察　注意观察体温、有无寒战、头痛、乏力、食欲减退等。尿的改变（脓尿、菌尿、蛋白尿、管型尿）。有无尿频、尿急、尿痛等膀胱刺激征。

2. 用药护理　选择适当的抗菌药，注意服用方法及不良反应。

3. 生活护理　注意保暖、卧床休息、低盐饮食；鼓励多饮水，保持每日液体摄入量达 2500ml 以上。

4. 健康教育　让病人了解肾盂肾炎是能预防和治愈的疾病，提高机体抵抗力。保持外阴部清洁，女性病人忌盆浴，并注意月经期、妊娠期及产褥期卫生。女婴要勤换尿布，避免粪便污染尿道。

第三节　泌尿系统常见恶性肿瘤

一、肾细胞癌

肾细胞癌（renal cell carcinoma），简称肾癌，起源于肾小管上皮细胞，又称肾腺癌（renal adenocarcinoma），是肾脏最常见的恶性肿瘤，约占肾恶性肿瘤的 85%。好发于 60～70 岁老人，男女之比约为 2:1。

（一）病因

肾癌的病因主要是化学致癌物。另外，吸烟、肥胖（尤其是女性）、高血压等也是引起肾癌的重要危险因素。遗传因素和基因改变在肾癌的发生中也有重要意义。

（二）病理变化及主要临床表现

1. 病理变化　大体观察：肿瘤多发于肾的上下两极，尤以上极多见。常发生在单侧肾，为圆形实性肿块，直径多在 3～15cm 之间，边缘常有假包膜，故与周围组织分界清楚。切面观呈淡黄或灰白色，常有灶状出血、坏死、软化或钙化等改变，表现出红、黄、灰、白等多种颜色相交错的色彩（图 18-17）。肿瘤常侵犯肾静脉。

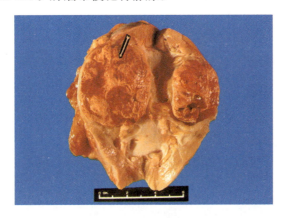

图 18-17　肾透明细胞癌

组织学观察：按组织学分类可将肾癌分为三类：①透明细胞癌：是最常见的类型；肿瘤细胞体积较大呈圆形或多角形，轮廓清楚，胞质丰富呈透明或颗粒状，核小而圆（图 18-18）；间质有丰富的毛细血管和血窦；②乳头状癌：癌细胞呈立方状或矮柱状，以排列形成复杂的乳头状结构为特征；乳头中轴间质内常见砂粒体和泡沫细胞浸润；③嫌色细胞癌：癌细胞胞膜明显，胞质呈淡嗜酸性染色，核周常有空晕。

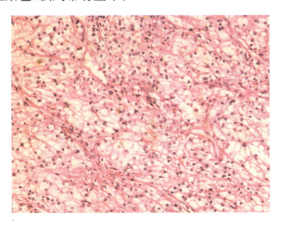

图 18-18　肾透明细胞癌

癌细胞多角形或立方形，轮廓清楚，胞质透明，核居中

2. 主要临床表现　患者早期无明显症状，多在肿瘤体积很大时才发现，表现为三个典型症状，即腰部疼痛、肾区包块和无痛性血尿，其中最具意义的是血尿，常为间歇性。肿瘤产

生异位激素和激素样物质可引起相应临床表现,如产生红细胞生成素时病人可出现红细胞增多症;产生甲状旁腺样激素时引起高钙血症。患者全身症状有发热、乏力、体重减轻等。

3. 转移与预后 肾细胞癌容易转移,且常在无症状和体征前发生。多转移至肺和骨,也可转移至局部淋巴结、肝、肾上腺及脑。患者预后较差,5 年生存率约为 45%。

4. 病理与临床护理联系

(1)病情观察:注意观察尿的变化(血尿的时间、尿量、尿比重等)、尿生化检验、腰痛、肾区包块、体重进行性减轻等全身症状。

(2)生活护理:合理膳食,加强营养,注意休息,增强机体抗肿瘤能力。

(3)心理护理:对病人应有同情心,消除病人的悲观和恐惧心理,鼓励其正确对待疾病,生活保持规律,树立信心,积极配合治疗。

(4)健康教育:指导病人适当活动锻炼,生活保持规律,避免劳累、感冒及其他感染,避免使用对肾有害的药物。

二、膀 胱 癌

膀胱癌(carcinoma of bladder)是泌尿系统最常见的恶性肿瘤,多发于 50～70 岁,男性多于女性。

(一)病因

膀胱癌的发病因素主要是化学性致癌物,如长期从事苯胺染料生产及接触此类物质较多的纺织、印染、橡胶、电缆、制革等行业的人员发病率较高。另外,长期吸烟、病毒感染、膀胱慢性炎症及结石的长期刺激也可诱发膀胱癌。

(二)病理变化及主要临床表现

1. 病理变化 膀胱癌 90% 为移行细胞癌。其次为鳞状细胞癌,腺癌最少见。因此重点介绍膀胱移行细胞癌。

大体观察:肿瘤多发于膀胱侧壁和膀胱三角区近输尿管开口处,单发或多发,大小不等,可呈乳头状或息肉状,也可呈扁平状突起,底部可向深层肌组织及周围浸润。组织学观察:按癌细胞的分化程度分为三级:Ⅰ 级:肿瘤形成典型的乳头状结构,癌细胞有一定异型性,核分裂少见。细胞层次增多,但极性无明显紊乱(图 18-19);Ⅱ 级:肿瘤除有乳头状结构外,常伴有实性癌巢。癌细胞异型性较明显,分裂象多见,可有瘤巨细胞。细胞层次明显增多且极

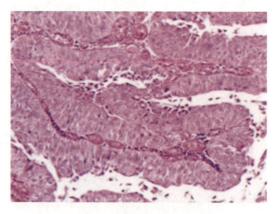

图 18-19　膀胱移形细胞癌Ⅰ级

性消失；Ⅲ级：肿瘤组织乳头状结构消失，癌细胞高度异型性，分裂象多且有病理性分裂象。癌细胞浸润常达膀胱壁深层肌组织，甚至可侵及邻近的器官。

2. 主要临床表现　膀胱癌最常见的临床表现是无痛性血尿，其发生是由于肿瘤的乳头折裂、癌组织坏死、溃疡形成或并发膀胱炎所致。癌组织侵犯膀胱壁，刺激膀胱黏膜或并发感染，可引起尿频、尿急和尿痛等膀胱刺激症状。肿瘤如阻塞输尿管开口可致肾盂输尿管积水、肾盂肾炎或肾盂积脓。

3. 预后　患者预后与肿瘤的组织学分级及浸润深度密切相关，Ⅰ级虽可出现复发但患者 10 年生存率仍可达 90％以上，而Ⅲ级的患者 10 年生存率仅达 40％。

4. 病理与临床护理联系

(1)病情观察：注意观察尿的变化，有无血尿，排尿是否疼痛、困难，有无尿频、尿急及全身贫血、消瘦等。

(2)生活护理：应予以清淡易消化、富有营养的食物，增加病人食欲，满足机体需要。

(3)健康教育：让患者了解膀胱癌的常见原因，树立战胜疾病的信心，消除悲观、恐惧心理。使患者认识到吸烟的危害性。帮助患者养成健康的生活习惯。

思考题

1. 试述急性弥漫性增生性肾小球肾炎的病理变化和主要临床表现。
2. 试述新月体性肾小球肾炎的病理变化和主要临床表现。
3. 试述慢性肾小球肾炎的病理变化和主要临床表现。
4. 什么是肾病综合征，哪些类型的肾小球肾炎可引起肾病综合征？
5. 试说出肾盂肾炎的感染途径，有哪些诱发因素。
6. 试说出肾细胞癌的组织学类型及病理特点。
7. 试述膀胱移形细胞癌的分级及病理特点。

（汪晓庆）

第十九章 肾 衰 竭

掌握急性肾衰竭、慢性肾衰竭、尿毒症的概念、原因;熟悉急性肾衰竭、慢性肾衰竭、尿毒症的功能和代谢变化、病理与临床护理联系;了解发生机制。

肾衰竭(renal failure)是指各种原因导致肾的泌尿功能障碍,代谢终末产物不能充分排出而蓄积在体内,并引起水、电解质和酸、碱平衡失调以及肾内分泌功能障碍,严重时可引起机体各系统发生病理变化,患者可出现高血压、贫血、出血昏迷等一系列综合征。

根据发病急缓和病程长短,分为急、慢性两类,二者发展到严重阶段均会出现明显的自身中毒症状,即尿毒症。肾功能不全与肾衰竭只是程度上差别,没有本质上的区别。

世界国际肾脏病学会与国际肾脏基金联盟联合提议,决定从 2006 年起将每年 3 月份的第二个星期四确定为世界肾脏病日。目前全世界已有 100 多万人靠透析生存,每年平均 8% 的速度增长。不少尿毒症患者年龄仅有 20~30 岁,最小的年龄只有十几岁。

第一节　急性肾衰竭

急性肾衰竭(acute renal failure,ARF)是指各种原因在短时间内引起肾泌尿功能急剧障碍,以致机体内环境发生严重紊乱的病理过程。根据患者尿量的变化分为少尿型和非少尿型急性肾衰竭,以少尿型多见。

一、原因和分类

急性肾衰竭的原因可分为肾前性、肾性、肾后性因素。

1. 肾前性因素　常见于大量失血、外科手术、创伤、烧伤、腹泻、过敏等引起的休克及急性心力衰竭早期,引起有效循环血量减少和肾血液灌注严重不足,肾小球滤过率显著降低,出现尿量减少和氮质血症。但肾小管功能尚属正常,肾没有器质性改变,原因去除后可迅速恢复正常,又称功能性肾衰竭。

2. 肾性因素　由肾实质器质性病变引起的急性肾衰竭,又称为肾性急性肾衰竭。

(1)急性肾小管坏死:①肾缺血性病变:如肾前性的各种因素,早期未及时抢救,持续性的肾缺血导致肾小球和肾小管功能障碍;②毒素:包括重金属(砷、铅、汞等)、细菌内毒素、生物毒素(蛇毒、生鱼胆等)、抗生素(氨基糖甙类、四环素、磺胺类等)、X 线造影剂等,可直接损害肾小管,引起肾小管变性、坏死;③肾小管阻塞:如异型输血、各种溶血性疾病、挤压综合征、剧烈运动等所致的血红蛋白、肌红蛋白对肾小管的阻塞。

(2)急性肾实质性疾病:如肾小球肾炎、急进型高血压、急性肾盂肾炎、肾动脉栓塞等肾小球、肾间质、肾血管的病变。

3. 肾后性因素 常见于结石、肿瘤、坏死组织、前列腺肥大、盆腔肿瘤等引起的尿路阻塞。及时解除原因肾功能可以恢复。

二、发 生 机 制

急性肾衰竭发生机制的中心环节是肾小球滤过率降低。不同的原因引起的发生机制不同,现将主要发生机制归纳如下:

(一)肾小球因素

1. 肾血流量减少 ①肾血管收缩:休克或肾毒物中毒时,引起交感-肾上腺髓质系统兴奋、肾素-血管紧张素-醛固酮系统被激活、内皮素合成增加以及激肽、前列腺素合成减少,导致肾入球小动脉收缩,肾血流量减少;②肾血管内皮细胞肿胀:肾缺血时,肾血管内皮细胞因缺血、缺氧导致"钠-钾泵"失灵,发生肿胀,使血管变窄,肾血流量减少;③肾血管内凝血:部分急性肾小管坏死的患者可出现血液的凝固性增高和微血管内皮细胞损伤,其肾小球毛细血管内可有血栓形成,堵塞血管,使肾血流量减少。

2. 肾小球病变 急性肾小球肾炎等疾病,使肾小球滤过膜受损,滤过面积减少,导致肾小球滤过率下降。

(二)肾小管因素

1. 肾小管阻塞 在溶血、挤压综合征及磺胺类药物等引起的急性肾衰竭时,肾小管被坏死的肾小管上皮、血红蛋白、肌红蛋白及磺胺结晶等阻塞,使肾小管腔内压力增高,引起肾小囊内压增高,导致肾小球有效滤过压下降,出现少尿。

2. 肾小管原尿反漏 持续肾缺血或肾毒素可引起肾小管上皮细胞变性、坏死,基底膜损伤,原尿经损伤的基底膜反流至间质,使间质水肿。而间质水肿又压迫肾小管和肾小管周围的毛细血管,造成肾小管阻塞,血流进一步减少,加重肾缺血和损害,形成恶性循环。

(三)肾细胞损伤

肾缺血、肾中毒等可引起细胞能量代谢障碍和膜转运系统破坏,导致肾各种细胞损伤甚至死亡,如肾小管上皮细胞坏死、肾小球毛细血管内皮细胞肿胀及毛细血管内凝血、系膜细胞收缩等。各种细胞损伤所致的代谢、功能以及形态结构紊乱是肾小球滤过率持续降低和内环境紊乱的基本机制。

三、机体的功能及代谢变化

(一)少尿型急性肾衰竭

1. 少尿期 是病情危重阶段。少尿期尿量平均每天多在 $100\sim200$ ml,可持续数天至数周,一般为 $7\sim14$ 天。持续愈久,预后愈差,肾功能较难恢复。

(1)尿改变:①由于肾小球滤过率下降、肾小管阻塞和原尿回漏等因素可致尿量减少,患者可出现少尿(尿量<400ml/24h)、无尿(尿量<100ml/24h);②肾实质损害,可出现蛋白

尿、血尿、管型尿等；③肾小管重吸收功能障碍，导致尿相对密度降低，尿钠高。

（2）水中毒：发生原因是肾排水减少，体内分解代谢增强引起内生水增多以及饮水过多或输液过多、过快等。体内水潴留，引起稀释性低钠血症，发生细胞水肿。严重者可导致急性肺水肿和脑水肿，甚至死亡。

（3）高钾血症：少尿使肾排钾减少，摄入含钾高的食物或输入陈旧性库存血，以及组织损伤、分解代谢增强、酸中毒等使细胞内钾释出增多等。高钾血症可导致心律失常、严重者可引起心室颤动和心搏骤停，是急性肾衰竭少尿期最重要的死亡原因之一。

（4）代谢性酸中毒：急性肾衰竭时，组织分解代谢增强，酸性代谢产物生成过多，而肾小球滤过率下降引起少尿，酸性物质排出减少，导致体内酸性代谢产物潴留。此外，肾小管产氨泌氢功能障碍，也可引起代谢性酸中毒。酸中毒主要影响心血管系统和中枢神经系统，并促进血钾升高。

（5）氮质血症：血中尿素、肌酐等非蛋白质含氮物质的含量显著增高，称氮质血症。肾不能有效排出体内非蛋白氮和组织分解代谢增强，使血中非蛋白氮增多，引起氮质血症。临床上常用血尿素氮作为氮质血症的指标。

2. 多尿期 尿量进行性增多是肾功能逐渐恢复的信号。当每天的尿量超过 400ml，标志患者进入多尿期，此期尿量甚至可超过 3000ml 以上。

多尿的发生机制：①肾缺血改善，肾血流量和肾小球滤过率功能恢复正常；②尿素等代谢产物潴留引起渗透性利尿；③再生的肾小管上皮细胞的浓缩功能尚未完全恢复；④肾小管腔阻塞及肾间质水肿已解除等。

由于肾功能尚未完全恢复，早期氮质血症、高钾血症、代谢性酸中毒不能立即改善，后期由于多尿可出现脱水、低血钾、低血钠等。如出现感染、胃肠出血和心血管功能障碍，患者可死于多尿期。多尿期持续约 1～2 周即转入恢复期。

3. 恢复期 一般在发病一个月左右进入恢复期，尿量及尿液成分逐渐恢复正常范围，血中非蛋白氮，水、电解质及酸碱平衡紊乱得到纠正，相应症状消失等。肾功能恢复到正常约需 3 个月到 1 年，少数患者可发展为慢性肾衰竭。

（二）非少尿型急性肾衰竭

急性肾衰竭患者尿量达 400～1000ml/天，为非少尿型。此型临床症状较轻，病程短，并发症少，预后较好。机制可能是非少尿型急性肾衰竭的病理损害较轻，肾小管部分功能存在，但尿浓缩功能障碍，尿量较多，尿钠含量低，尿比重降低。尿沉渣检查细胞、管型较少，可存在氮质血症。非少尿型和少尿型急性肾衰竭可以相互转化。

第二节 慢性肾衰竭

慢性肾衰竭（chronic renal failure）是指肾和某些全身性疾病导致肾单位进行性损伤，残存的肾单位不能充分排出代谢废物和维持内环境平衡，使体内逐渐出现代谢废物的潴留、水电解质、酸碱平衡紊乱以及肾内分泌功能障碍，并伴有一系列临床症状的病理过程。

一、原因和发生机制

（一）原因

1. 肾性病变 如慢性肾小球肾炎、慢性肾盂肾炎、肾结核、红斑狼疮等，其中以慢性肾小球肾炎最常见(约占 50%～60%)。

2. 肾血管性病变 如高血压性肾动脉硬化、糖尿病性肾动脉硬化等。

3. 尿路慢性梗阻 如尿路结石、肿瘤、前列腺肥大等。

（二）发生机制

慢性肾衰竭发生机制可能与下列学说有关：

1. 健存肾单位学说 肾疾病使肾单位不断遭受破坏而丧失功能,残余的部分仍然属正常的肾单位或损伤较轻的肾单位称为健存肾单位。这些肾单位发生代偿肥大,加倍工作以进行代偿,从而适应机体的需要。但随着病程的进展,健存肾单位逐渐减少至无法代偿时,机体内环境紊乱,导致肾衰竭。

2. 矫枉失衡学说 是由于肾单位滤过率降低,引起机体适应过程中发生新的失衡,使机体进一步受损伤。慢性肾疾病晚期,体内某些溶质增多,机体通过代偿活动矫正这些溶质使其恢复正常,从而维持内环境的稳定,但机体在矫正适应这一过程中,可引起其他器官功能、代谢的改变,不仅加重内环境的紊乱,而且还引起多器官功能失调,加重慢性肾衰竭。如在慢性肾衰竭时,由于肾小球滤过率极度下降,尿磷排出减少,引起高磷血症。由于血浆[Ca]×[P]为一常数,高血磷导致低血钙,刺激甲状旁腺素(PTH)分泌增多。甲状旁腺素抑制肾小管对磷的重吸收,试图纠正高磷血症。而继发性甲状旁腺功能亢进,动员骨钙游离入血,使血钙回升,但同时引起肾性骨营养不良、皮肤瘙痒与神经传导障碍等。

3. 肾小球过度滤过学说 是指肾功能过度代偿加重肾的损伤,从而促使肾衰竭。多数肾单位被破坏后,健存的肾小球发生过度滤过,长期负荷过重,使肾小球硬化,肾单位出现继发性破坏,最后导致代偿失调,引起内环境紊乱及多器官功能失调。肾小球滤过改变是慢性肾衰竭发展成为尿毒症的主要原因之一。

4. 肾小管-肾间质损害学说 慢性肾衰竭时,健存肾小管代偿亢进、肥大伴囊性变萎缩,肾间质损害的表现为炎性浸润、水肿,最终导致肾间质纤维化。

二、发 展 过 程

慢性肾衰竭的病程呈进行性加重,可分为四个阶段。

1. 肾储备功能降低期(代偿期) 肾具有强大的储备代偿能力,此期肾排泄与调节水电解质、酸碱平衡功能基本正常,尚可维持机体内环境的稳定,因此,肌酐清除率(是判断肾功能的重要指标)为正常值的 50%～80%,可无明显症状。但是在突然增加肾的负荷时(感染、创伤、失血及滥用肾毒性药物等),则可发生内环境紊乱,发展为肾功能失代偿期。

2. 肾功能失代偿期 肾实质损害加重,肌酐清除率下降到正常值的 20%～50%,有轻度的氮质血症。在外环境变化时(如感染、创伤等),较难维持内环境的稳定,常有多尿、夜尿、酸中毒等临床表现。

3. 肾衰竭期 肾功能进一步减退,肌酐清除率下降到正常值的 10%～20%,有较重的氮质血症、酸中毒、夜尿多尿、高磷血症、低钙血症、贫血等临床表现。

4. 尿毒症期 是急性和慢性肾衰竭发展到最严重阶段,内生肌酐清除率下降到正常值的 10% 以下,有明显的水电解质、酸碱平衡紊乱以及多系统功能障碍,临床上出现尿毒症引起的中毒症状。

三、机体的功能及代谢变化

(一) 尿的改变

1. 多尿 每 24 小时尿量超过 2000ml 时称为多尿。形成机制是:①由于多数肾单位破坏,流经残留的肾小球的血量代偿性增加,此时滤过的原尿量超过正常量,使原尿通过肾小管流速快,不能及时重吸收;②原尿溶质多,渗透压增高出现渗透性利尿;③肾髓质组织破坏,不能形成高渗环境,尿浓缩功能障碍。

2. 夜尿 正常人每日尿量约 1500ml,白天尿量约占总尿量的 2/3,夜间尿量占 1/3。早期夜间排尿增多,夜间尿量和白天尿量接近,甚至超过白天尿量,称之为夜尿。发生机制尚不完全清楚。

3. 低渗尿、等渗尿 早期患者,由于肾浓缩能力减退而稀释功能正常,因而出现低相对密度尿,当相对密度最高仅为 1.020 时,称为低渗尿。随着病情发展,肾浓缩和稀释功能均丧失,尿的渗透压接近血浆晶体渗透压,尿相对密度固定在 1.008～1.012,尿渗透压为 266～300mmol/L,称为等渗尿。

4. 少尿 当健存的肾单位极度减少,以至每日尿量可少于 400ml。

5. 蛋白尿、血尿、管型尿 肾小球滤过膜受损,毛细血管通透性增加,蛋白质、红细胞滤过出现蛋白尿、血尿、管型尿。

(二) 水、电解质及酸、碱平衡紊乱

1. 水、钠代谢紊乱 慢性肾衰竭患者,肾对钠水负荷的适应调节能力日益减退。饮水过量时,因不能相应增加水的排泄而发生水潴留,引起皮下水肿或体腔积液,严重者可引起肺水肿、脑水肿和心力衰竭。反之,严格限制水的摄入时,因不能减少水的排泄而出现低血压和脱水。

呕吐、腹泻丢失钠过多或长期限制钠盐等,肾持续丢钠,可导致血钠过低。而过多补充钠盐又可出现钠水潴留,引起高血压,甚至引发充血性心力衰竭。

2. 钾代谢紊乱 体内约 90% 的钾是从肾排泄。慢性肾衰竭时肾小球滤过率严重下降,肾排钾能力逐渐下降,易出现高血钾。尤其在摄钾过多、感染和严重酸中毒时,更易发生高钾血症。而患者摄钾减少、胃肠丢失钾或使用排钾利尿剂时可出现低钾血症。

3. 钙和磷代谢紊乱 可出现高血磷、低血钙,继发性甲状旁腺素分泌增多。发生机制见矫枉失衡学说。

4. 代谢性酸中毒 由于肾小管泌氢、产氨能力下降,碳酸氢钠重吸收减少,特别是硫酸、磷酸等酸性产物不能由尿中排泄而在体内潴留,导致代谢性酸中毒。

(三) 氮质血症

由于肾小球滤过率下降,含氮的代谢终末产物,如尿素、肌酐、尿酸等在体内蓄积,血中非蛋白氮的含量增加($>28.6mmol/L$),出现氮质血症。因内生肌酐清除率与肾小球滤过率呈平行关系,临床上常采用它来判断病变严重程度。

(四) 肾性高血压

肾性高血压是指由各种肾疾病(肾实质病变)引起的高血压。发生机制与下列因素有关:

1. 肾素-血管紧张素系统的活动增强 某些肾疾病,导致肾相对缺血,激活肾素-血管紧张素系统,使血管收缩,外周阻力增加,血压升高,称为肾素依赖性高血压。

2. 钠水潴留　慢性肾衰竭时,由于肾排钠和排水功能降低,加之血管紧张素Ⅱ升高引起醛固酮分泌增加,引起钠水潴留,血容量增加,血压升高,称为钠依赖性高血压。

3. 肾分泌的降压物质减少　肾实质破坏,肾皮质和肾髓质生成的前列腺素 A_2 和前列腺素 E_2、血管紧张素 1~7 等降压物质减少,外周阻力增加,引起血压升高。

（五）肾性贫血

慢性肾衰竭患者常伴有贫血,有时贫血为慢性肾衰竭的最初表现,其发生机制是肾实质破坏,促红细胞生成素合成减少,导致骨髓造血障碍;体内潴留毒性物质可抑制骨髓造血功能和破坏红细胞增多;以及出血、铁的利用障碍等。

（六）肾性骨营养不良

肾性骨营养不良包括幼儿肾性佝偻病、成人的骨软化、骨质疏松等。患者可出现骨痛、行动困难,易发生病理性骨折等。其发生机制是:

1. 高磷低钙血症和继发性甲状旁腺功能亢进　在慢性肾衰竭时由于高血磷,导致低血钙,刺激甲状旁腺素分泌增多,使溶骨活动加强,引起肾性骨营养不良。

2. 维生素 D_3 活化障碍　当肾功能失代偿时,$1,25-(OH)_2VD_3$ 活化障碍,使活性维生素 D_3 生成减少,肠内钙吸收减少,导致低钙血症和骨质钙化障碍,引起肾性骨营养不良。

3. 酸中毒　慢性肾衰竭时,常伴有代谢性酸中毒,而酸中毒可促进骨骼释出可溶性钙盐,导致骨质脱钙,引起肾性骨营养不良。同时酸中毒可干扰 $1,25-(OH)_2VD_3$ 活化,抑制肠对钙吸收。

（七）出血倾向

常见于皮下出血、鼻出血、胃肠出血等。可能与体内蓄积的毒物造成血小板功能障碍有关。

第三节　尿　毒　症

尿毒症(uremia)是急性和慢性肾衰竭发展到最严重阶段,代谢终末产物和内源性毒物在体内潴留,水、电解质和酸、碱平衡紊乱及内分泌功能失调,引起的一系列自体中毒症状。

一、发　生　机　制

尿毒症患者血中已分离出 200 余种代谢产物或毒性物质,常见的尿毒症毒素:①甲状旁腺素:肾衰竭时因矫枉失衡在体内持续性升高;②胍类化合物:肾衰竭晚期,这些产物排泄障碍,在体内过多积聚,如肌酐、胍类等;③尿素:肾排泄障碍在体内潴留;④胺类:包括脂肪族胺、芳香族胺和多胺等。

尿毒症的症状和对全身机体的损害除与体内的尿毒症毒素作用有关外,还与水、电解质和酸、碱平衡紊乱及某些内分泌功能障碍有关。

二、机体的功能及代谢变化

1. 神经系统　中枢神经系统功能紊乱,表现为淡漠、记忆力减退、判断力和定向力障碍,烦躁不安,嗜睡和昏迷。外周神经损害可出现下肢疼痛、无力,甚至麻痹。可能与毒性物质潴留,脑水肿、脑缺氧及神经细胞变性、坏死等有关。

2. 心血管系统　肾性高血压、酸中毒、高钾血症、钠水潴留等可引起心力衰竭和心律失常。毒性物质直接刺激心包引起纤维素性心包炎,听到心包摩擦音。

3. 消化系统 消化系统症状是尿毒症患者最早出现和最突出症状。早期表现为厌食、恶心、呕吐、口腔黏膜溃疡及消化道出血等。可能与消化道排出尿素增多,分解生成氨,刺激胃黏膜产生溃疡有关。

4. 呼吸系统 酸中毒使呼吸加深加快,严重时出现潮式呼吸。由于尿素经唾液酶分解成氨,患者呼出气体有氨味。严重时出现肺水肿,可能与心力衰竭、钠水潴留以及毒性物质导致肺毛细血管通透性增高有关。尿素刺激胸膜可引起纤维素性胸膜炎。

5. 内分泌系统 除肾本身产生的(促红细胞生成素等)内分泌障碍外,性激素也紊乱,性功能障碍,如女性月经不规则或闭经,男性睾丸萎缩,睾酮分泌降低,精子生成减少等。

6. 免疫系统 尿毒症患者常合并感染,是死亡的主要原因之一,可能是免疫功能低下,主要表现为细胞免疫反应明显受到抑制,而体液免疫反应正常或稍减弱,血液中的嗜中性粒细胞吞噬和杀菌能力较弱。

7. 皮肤 因贫血可面色苍白或呈黄褐色。皮肤瘙痒与甲状旁腺功能亢进有关。尿素随汗液排出,在皮肤汗腺开口处有白色尿素结晶存在,称为尿素霜。

8. 代谢紊乱 ①糖代谢障碍:尿毒症患者约 50%～70%伴有葡萄糖耐量降低,表现为尿毒症性假糖尿病。可能与尿毒素引起外周组织对胰岛素的抵抗和血液存在胰岛素拮抗物有关;②蛋白质代谢障碍:尿毒症患者常出现低蛋白血症、负氮平衡。原因是尿毒素使蛋白质合成障碍和分解增加,加之患者呕吐、厌食等使蛋白质摄入减少;③脂质代谢障碍:患者血中甘油三酯含量增高,出现高脂血症。可能是胰岛素拮抗物使肝合成甘油三酯增加。

第四节　病理与临床护理联系

1. 病情观察 注意尿量的变化、水肿部位、程度,监测血肌酐、尿素氮、钾和镁等变化。急性肾衰竭少尿期严格计算 24 小时的出、入液量等。

2. 对症护理 积极治疗原发病,纠正水、电解质和酸、碱平衡紊乱,避免使用肾毒性药物和血管收缩药物,尽早进行透析等。

3. 生活护理 饮食可采取两低(低蛋白、低磷)、两高(高热量、高必需氨基酸)、两适当(适当的矿物质、适当的微量元素)。根据患者的肾小球滤过率来调整蛋白质、水分、钠盐和钾盐的摄入量等。

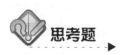

思考题

1. 简述急性肾衰竭少尿期的原因及发生机制,机体的功能代谢变化。
2. 慢性肾衰竭时,水钠代谢的特点是什么?
3. 简述肾性高血压的发生机制。
4. 简述尿毒症的机体功能代谢变化。

(周　洁)

第二十章 生殖系统和乳腺疾病

> 掌握慢性子宫颈炎、子宫内膜增生症、子宫内膜异位症、乳腺腺病的概念及病理变化,子宫颈癌、子宫平滑肌瘤、葡萄胎、侵蚀性葡萄胎、绒毛膜上皮癌、卵巢肿瘤、乳腺癌的病理变化;熟悉子宫颈癌、绒毛膜上皮癌、乳腺癌的扩散方式,前列腺增生及前列腺癌的主要病变特点,慢性子宫颈炎病理与临床护理联系;了解慢性子宫颈炎的病因,子宫内膜增生症、子宫内膜异位症、乳腺腺病的病理与临床护理联系,生殖系统及乳腺肿瘤的病理与临床护理联系,阴茎癌与睾丸肿瘤。

> "试管婴儿"是采用人工方法让卵细胞和精子在体外受精,并进行早期胚胎发育,然后移植到母体子宫内发育而诞生的婴儿。用于治疗由输卵管阻塞、宫内膜异位症、精子异常(数目异常或形态异常)引起的不孕症。被称为人类医学史上的奇迹。

第一节 女性生殖系统和乳腺常见疾病

女性生殖系统和乳腺疾病种类繁多,包括各种炎症性疾病、肿瘤及由内分泌失调引起的疾病等。本章主要介绍子宫、卵巢和乳腺常见的疾病。

一、慢性子宫颈炎

慢性子宫颈炎(chronic cervicitis)是育龄期女性最常见的妇科疾病,多发生于分娩、流产或手术损伤子宫颈后,病原体侵入而引起感染。临床上主要表现为白带增多,有时白带中带有血丝或伴有腹坠、腰酸、腰骶部疼痛等。

(一) 病因

慢性子宫颈炎的病原体多为葡萄球菌、链球菌及肠球菌,少数可为病毒、结核杆菌、衣原体、支原体、寄生虫及放线菌等。常见诱发因素有:①分娩、流产或手术操作等造成的宫颈损伤、宫颈口松弛和宫颈管黏膜外翻;②阴道内酸性环境改变,使环境对细菌的抑制作用减弱;③宫颈分泌物较多及月经过多,有利于病原菌的生长;④产褥期或经期不注意卫生等。

(二) 病理变化及类型

根据临床病理特点分为以下几种类型。

1. 子宫颈糜烂(erosion of the cervix) 是慢性子宫颈炎最常见的一种类型。分为真性

215

糜烂和假性糜烂两种类型。当子宫颈阴道部表面的部分鳞状上皮坏死脱落,形成表浅缺损时,称为真性糜烂。当子宫颈管黏膜的柱状上皮增生,并向子宫颈阴道部鳞状上皮的缺损处延伸,覆盖和取代了原鳞状上皮缺损区域时,由于柱状上皮较薄,黏膜下方毛细血管明显充血,糜烂区似无上皮被覆,称为"假性糜烂"。真性糜烂很少见,临床上所见的子宫颈糜烂大多为假性糜烂。大体观察:宫颈外口病变处的黏膜呈鲜红色、边界清楚的糜烂样区。组织学观察:表面被覆单层柱状上皮,间质充血、水肿伴有淋巴细胞、浆细胞及单核细胞浸润(图20-1)。

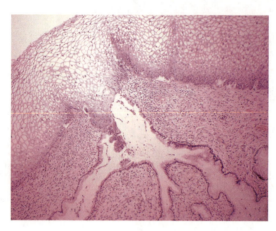

图 20-1 慢性子宫颈炎
子宫颈黏膜腺体增生,间质内可见淋巴细胞、浆细胞浸润

子宫颈糜烂早期不伴有腺体增生,子宫颈表面尚光滑,称单纯性糜烂;子宫颈糜烂病程较长者,柱状上皮向表面呈乳头状增生,并伴有腺体增生,糜烂处高低不平或呈颗粒状,甚至形成乳头状外观,称乳头状糜烂;当病变处的黏膜柱状上皮逐渐被鳞状上皮重新取代,称为糜烂愈合,修复的鳞状上皮多是柱状上皮化生而来。有时鳞状上皮的增生可向黏膜下腺体延伸,并取代部分或整个腺体,称为腺体的鳞状上皮化生。

2. 子宫颈息肉(cervical polyp) 是指子宫颈黏膜上皮、腺体及间质结缔组织呈局限性增生,形成向黏膜表面突出的带蒂的肿块。大体观察:常单个,也可多发,直径数毫米至数厘米,鲜红色,质软湿润,易出血,有细蒂与宫颈内膜相连。组织学观察:息肉由增生的腺体和结缔组织构成,并有充血、水肿和淋巴细胞为主的慢性炎细胞浸润,息肉表面被覆单层柱状上皮或鳞状上皮。

3. 子宫颈腺囊肿(cervical glandular cyst) 是指子宫颈黏膜腺体被增生的纤维组织压迫,或被黏液及化生的鳞状上皮阻塞,使腺腔内黏液潴留,腺体扩大成囊状,又称纳博特囊肿(Nabothian cyst)。大体观察:子宫颈外口可见单个或多个大小不一的灰白色透明囊泡,内含黏稠分泌物。组织学观察:腺体呈囊性扩张,囊壁被覆单层扁平、立方或柱状上皮,腔内充满黏液或黏性脓液。

4. 子宫颈肥大(cervical hypertrophy) 是指由于长期炎症的刺激,子宫颈组织充血、水肿、炎细胞浸润及腺体和间质的增生,使子宫颈体积增大。大体观察:子宫颈体积增大,质地较硬,表面黏膜光滑、苍白色,可达正常宫颈的2～4倍。组织学观察:子宫颈表面鳞状上皮增厚,腺体增生。间质纤维组织增生,血管充血,淋巴细胞浸润。

上述慢性子宫颈炎的各种病变可单独出现,也可两种以上类型同时出现,如子宫颈糜烂常合并有息肉形成。有时鳞状上皮可呈非典型增生,甚至进一步发展为子宫颈癌。

(三)病理与临床护理联系

①病情观察:观察白带量、颜色、性质,有无腹坠、腰酸、下腹疼痛等;②用药护理:可采用物理治疗、药物治疗或手术治疗;③生活护理:保持外阴清洁,注意个人卫生等;④健康教育:解除病人的思想顾虑,指导女性定期作妇科检查,积极治疗宫颈炎症,并进行脱落细胞学检查。

二、子宫内膜增生症

子宫内膜增生症(endometrial hyperplasia)是由于内源性或外源性雌激素增高引起的子宫内膜腺体或间质的增生性病变。临床主要症状为不规则子宫出血、月经量过多、经期延长等,多见于青春期或更年期女性。

(一)病因及发病机制

子宫内膜增生症由雌激素水平相对或绝对增高而孕酮缺乏引起。当青春期少女下丘脑-垂体-卵巢轴调节功能不健全或更年期女性卵巢渐趋衰退,出现下丘脑-垂体对雌激素的反馈调节异常或卵泡对促性腺激素的敏感性降低,造成雌激素分泌过多而孕酮缺乏。体内大量的雌激素一方面引起子宫内膜过度增生,另一方面又反馈抑制垂体前叶促卵泡素的分泌,使卵巢滤泡失去促卵泡素的支持而出现退化,雌激素分泌急剧下降,增生的子宫内膜由于雌激素突然不足而发生坏死脱落,引起不规则子宫出血。此外,子宫内膜增生症也可见于产生雌激素的卵巢肿瘤和使用雌激素药物等情况下,在过劳、精神紧张、惊恐、环境、气候骤变等成为发病的诱因。

(二)病理变化及类型

大体观察:子宫内膜呈弥漫性或局灶性增厚,其厚度可达 1cm 以上,表面光滑或有小息肉状突起,质地柔软。组织学观察:根据腺体结构的变化和细胞形态的不同将子宫内膜增生症分为以下几种类型:

1. 单纯型增生 局部或弥漫的腺体增生,部分腺体扩张。腺上皮细胞呈柱状,排列成单层或假复层,细胞无异型性,细胞形态和排列与增生期子宫内膜相似(图 20-2)。约有 1% 可发展为子宫内膜腺癌。

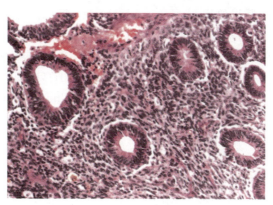

图 20-2 子宫内膜单纯性增生
子宫内膜腺体增多,伴有扩张,上皮细胞复层化,无细胞异型性

2. 复杂性增生 腺体显著增生,腺体形状不规则、拥挤,间质较稀少。增生的腺上皮层次增多,向腺腔凸起,细胞无异型性(图 20-3)。约有 3% 可发展为子宫内膜腺癌。

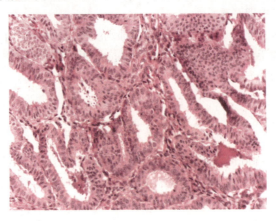

图 20-3　子宫内膜复杂性增生
子宫内膜腺体明显增生,排列拥挤,上皮细胞复层化,细胞无明显异型

3. 非典型增生 表现为复杂性增生伴细胞不典型性。腺体结构复杂,可呈不规则形、乳头状。腺体排列显著拥挤,腺上皮细胞出现异型性,体积增大,核染色深,核仁明显,核浆比例增大,呈复层排列,极性紊乱,常见核分裂。间质明显减少,但腺体之间仍可见少量间质。子宫内膜非典型增生约有 1/3 患者在 5 五年内有可能发展为子宫内膜腺癌。

(三) 病理与临床护理联系

注意观察病人出血的量、时间、颜色、贫血等全身状况;对出现贫血等症状采取对症治疗方法;加强病人的营养,改善全身状况,必要时卧床休息,避免过度疲劳和剧烈运动;做好会阴护理保持局部清洁;帮助病人解除思想顾虑,摆脱焦虑等方法分散病人的注意力。

三、子宫内膜异位症

子宫内膜异位症(endometriosis)是指子宫内膜腺体和间质出现于子宫内膜以外的部位。是生育年龄女性较常见一种妇科疾病,以 30～40 岁多见,其发病率呈上升趋势。分为子宫内和子宫外子宫内膜异位症两类。

(一) 子宫内子宫内膜异位症

子宫内子宫内膜异位症是指子宫壁肌层内出现子宫内膜的腺体及间质。大体观察:可分为局灶型及弥漫型两种。局灶型者异位的子宫内膜在子宫肌层内形成局限性肿块,子宫局部增厚或呈结节状,多见于子宫后壁;弥漫型者异位的子宫内膜弥散于子宫肌层,子宫均匀增大。组织学观察:子宫内膜距基底层以下至少约为 2mm 深处的子宫肌层中出现了子宫内膜的腺体及间质,呈岛状分布,偶尔移位的内膜,只有间质,而无腺体,称为子宫内膜间质移位(图 20-4)。周围有增生肥大的平滑肌纤维,异位的腺体往往呈增生期改变。主要临床表现为子宫增大、痛经、及月经过多。

(二) 子宫外子宫内膜异位症

子宫外子宫内膜异位症是指子宫内膜的腺体和间质出现于子宫以外的组织或器官。最常见于卵巢,依次是子宫直肠窝、输卵管、子宫韧带、直肠、膀胱、子宫颈、阴道、外阴、腹股沟、腹部手术瘢痕、盆腔淋巴结、肺、胸膜和四肢等处。一般好发于青年女性及不孕症女性。大

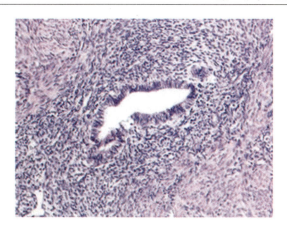

图 20-4　子宫内膜异位症
子宫肌层中出现子宫内膜腺体及间质

体观察：卵巢子宫内膜异位症常见于卵巢表面，且多为双侧性。子宫内膜异位局部纤维组织增生常形成结节状肿物。在局部可形成大小不等的囊腔，腔内充满陈旧的咖啡色血液，称子宫内膜异位囊肿（也称巧克力囊肿）。若囊肿不断增大，易破裂而引起出血并与邻近组织粘连。组织学观察：囊壁内可找到典型的子宫内膜腺体及间质。常见出血、含有含铁血黄素的巨噬细胞及纤维化。主要临床表现为痛经。

（三）病理与临床护理联系

注意观察病人病情，是否出现痛经、月经的量、颜色、下腹部有无肿块是否随月经周期的变化而变化等；采取局部热敷和进热食（如热汤或热茶）的方法来缓解疼痛。必要时可使用镇痛、镇静药；关心和理解病人的不适，讲解有关痛经的基本生理知识，消除恐惧感；注意病人的经期卫生，预防经期感冒，加强经期营养，注意合理休息和充足睡眠。

四、乳腺增生症

乳腺增生症（mazoplasia）又称乳腺腺病（adenosis of breast）或乳腺结构不良，是最常见的乳腺疾病。

（一）乳腺纤维囊性变

乳腺纤维囊性变（fibrocystic change of the breast）是女性最常见的乳腺病变，多见于25～45 岁的女性，绝经前达发病高峰，绝经后一般不再进展，极少在青春期前发病。临床上主要表现为境界不清的乳腺肿块或增厚区，也可为单发性或多发性大小不等的结节，早期可有隐痛或刺痛。其病因可能与雌激素过多有关。根据乳腺纤维囊性变时有无上皮细胞的增生可分为两种类型。

1. 非增生型纤维囊性变　大体观察：常为双侧，多灶小结节性分布，边界不清，囊肿大小不一，多少不等，相互聚集的小囊肿和增生的间质纤维组织相间交错，可产生斑驳不一的外观。大的囊肿因含有半透明的浑浊的液体，外表面呈蓝色，故称作蓝顶囊肿（blue-domed cysts）。组织学观察：非增生型纤维囊性变被覆的上皮可为扁柱状或立方上皮。上皮亦可完全缺如，仅见纤维性囊壁；腔内偶见钙化。囊肿上皮可见顶泌汗腺化生。细胞质顶部可见顶浆分泌小突起。

2. 增生型纤维囊性变　除囊肿形成和间质纤维增生外，增生性纤维囊性变往往伴有末梢导管和腺泡上皮增生。表现为增生上皮层数增多，并形成乳头状突起，乳头顶部互相融合，构成筛状结构（图 20-5）。囊肿伴上皮增生，尤其是上皮出现异型性时，应视为癌前病变。依据上皮增生的程度可分为四个类型：轻度增生、旺炽性增生、非典型性增生、原位癌。

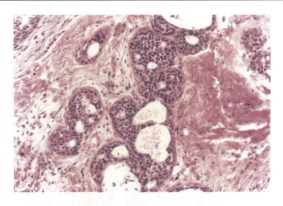

图 20-5　乳腺增生性纤维囊性变
小导管扩张囊状，上皮细胞增生，层次增多，
轻度异型性，局部成筛状结构

（二）硬化性腺病

硬化性腺病（sclerosing adenosis）是增生性纤维囊性病变的一种少见类型。病变以小导管和腺泡增生以及小叶内明显纤维化为特征。大体观察：灰白色、病灶坚实、质如橡皮，与周围乳腺界限不清。组织学观察：纤维组织增生，形成间隔，将增生的小导管和末梢导管分割成腺上皮团块，纤维增生超过腺体增生。易与乳腺硬癌混淆。硬化性腺病广泛存在小叶结构，保存有肌上皮细胞，存在双层结构，上皮细胞缺乏异型性，病灶周围腺泡扩张。通过免疫组织化学证实肌上皮细胞的存在是除外乳腺硬癌的关键。

（三）病理与临床护理联系

注意观察病人乳腺肿块边界情况，乳腺结节的大小、数目，有无隐痛或刺痛；关心和理解病人的不适，讲解有关的基本生理知识，消除恐惧情绪。

五、子宫颈上皮内瘤变和子宫颈癌

子宫颈癌（cervical carcinoma）是女性生殖系统常见的恶性肿瘤之一，是女性肿瘤患者的首要死亡原因。病因和发病机制一般认为与早婚、早育、多产、性生活紊乱、宫颈裂伤、包皮垢刺激等因素有关，是多因素作用的结果。近年来还发现其与某些病毒感染有关系，特别是人类乳头瘤病毒（HPV）感染与子宫颈癌的发生密切相关。

（一）子宫颈上皮内瘤变（cervical intraepithelial neoplasia，CIN）

1. 子宫颈上皮内瘤变　是指子宫颈上皮内瘤变至原位癌的连续演变过程。病变由基底层逐渐向表层发展，依据其病变程度不同分为三级：Ⅰ级，异型细胞局限于上皮层的下 1/3；Ⅱ级，异型细胞累及上皮层的下 1/3 至 2/3；Ⅲ级，异型增生的细胞超过上皮层的下 2/3，但未累及上皮全层。

2. 子宫颈原位癌　异型增生的细胞累及子宫颈黏膜上皮全层，但病变局限于上皮层内，未突破基底膜。原位癌的癌细胞可由表面沿基膜通过宫颈腺口蔓延至子宫颈腺体内，取代部分或全部腺上皮，但未突破腺体的基膜，称为原位癌累及腺体，仍然属于原位癌的范畴。

（二）子宫颈癌

1. 病理变化及类型　大体观察一般可分为四型：①糜烂型：癌组织常环绕子宫颈外口呈糜烂状或颗粒状突起，黏膜面潮红、质脆，触之易出血可有浅表溃疡，与一般子宫颈糜烂外观上不易区别；②外生菜花型：最常见；癌肿突出于宫颈表面和阴道部，呈乳头状或菜花状，质脆易出血；常伴有继发感染、组织坏死和溃疡形成；③内生浸润型：癌组织主要向宫颈管壁浸润生长，早期宫颈前唇或后唇增厚变硬，以后宫颈呈不均匀增大或呈结节状突起（图

20-6),不易早期发现,预后差;④溃疡型:外生型或内生型在发展过程中,癌组织发生坏死脱落形成溃疡,溃疡边缘隆起,似火山口状,底部凹凸不平,易继发大出血和感染。组织学观察:约占90%以上鳞状细胞癌,其次为腺癌。二者在外观上无特殊差别,且均发生在子宫颈阴道部或子宫颈管内。

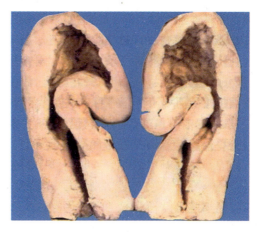

图 20-6　子宫颈癌(内生浸润型)
切面见癌组织为灰白色,呈结节状在
子宫颈管内浸润生长

子宫颈鳞状细胞癌:可分早期浸润癌及浸润癌两种。早期浸润癌是指癌组织突破基底膜向固有层内浸润,浸润深度不超过基底膜下5mm,在固有层中形成一些不规则的条索状或小团块状的癌巢。没有血管浸润也无淋巴结转移。浸润癌指癌组织突破基底膜,向间质内发生明显浸润,浸润深度超过基底膜下5mm。根据癌细胞的分化程度可分三级:高分化、中分化、低分化鳞癌。

子宫颈腺癌:约占子宫颈癌的5%,其中约70%为子宫颈管内膜腺癌。如果腺癌中混有鳞癌成分称腺鳞癌。

2. 扩散与转移　子宫颈癌的主要扩散途径为直接蔓延和淋巴道转移,少数也可经血道转移。

(1)直接蔓延:癌组织呈浸润性生长而直接侵犯邻近组织。向下侵及阴道穹隆部,向上侵犯破坏整个子宫颈,但很少侵犯子宫体;向两侧侵及宫旁及盆壁组织,晚期还可侵犯和压迫输尿管导致输尿管阻塞;向前、向后分别侵犯膀胱、直肠,晚期可形成膀胱阴道瘘或直肠阴道瘘。

(2)淋巴道转移:是子宫颈癌最重要和最常见的转移途径,并且发生较早。可有子宫旁淋巴结、闭孔淋巴结、髂内、外淋巴结、髂总淋巴结、腹股沟及骶前淋巴结、腹主动脉旁淋巴结、锁骨上窝淋巴结转移。

(3)血道转移:较少见,晚期可经血道转移至肺、骨、肝、脑及皮肤等处。

3. 病理与临床护理联系　①病情观察:患者可出现阴道出血,白带增多、下腹部及腰骶部疼痛、排尿困难、血尿、便秘等症状;②生活护理:加强营养,保持个人卫生,注意室内空气流通;③心理护理:向病人介绍有关宫颈癌的医学知识,消除患者的心理恐惧,使病人能以积极的态度接受诊治;④健康教育:大力宣传与宫颈癌发病有关的高危因素,指导病人定期接受妇科普查,做到"三早"。

六、子宫平滑肌瘤

子宫平滑肌瘤(leiomyoma of uterus)是女性生殖系统最常见的肿瘤。多发生于30岁以上女性,20岁以下少见。其发病和生长与遗传及雌激素水平有关,多数子宫平滑肌瘤可在绝经期后逐渐缩小。

1. 病理变化　大体观察:可发生于子宫肌层、黏膜下和浆膜下,大小不等,较小时仅镜下可见,大者直径可超过30cm。可单发或多发,肿瘤表面光滑,界限清楚,无包膜(图20-7)。切面灰白色,质地韧,呈编织状或旋涡状。组织学观察:瘤细胞异型性小,束状或旋涡状排列。

2. 病理与临床护理联系 子宫肌瘤因瘤体的大小、部位的不同可没有症状，或出现出血、尿频、突发性疼痛和不孕等症状；向病人介绍有关子宫肌瘤的医学知识和诊治过程，解除其疑虑，消除患者的心理恐惧，使病人能积极配合治疗。

七、滋养层细胞疾病

(一) 葡萄胎

葡萄胎(hydatidiform mole)是胎盘绒毛的一种疾病，又称水泡状胎块。以 20～40 岁女性多见，病因未明，对葡萄胎染色体研究表明，完全性葡萄胎均为男性遗传起源核型多为 46XX。

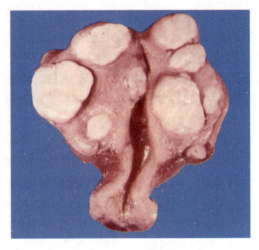

图 20-7 子宫平滑肌瘤
肿瘤位于子宫肌层内，境界清楚，切面灰白色，
挤压子宫腔

1. 病理变化 大体观察：大部或全部纤细分支的绒毛水肿，形成大量成串的半透明水泡，中间有细蒂相连，状似葡萄，故称葡萄胎。水泡大小不一，小者肉眼勉强可见，大者直径可达 1cm 左右(图 20-8)。组织学观察：①绒毛间质高度水肿；②血管减少或消失；③滋养层细胞不同程度的增生，增生的细胞包括合体细胞滋养层细胞(syncytotrophoblast)和细胞滋养层细胞(cytotrophoblast)(图 20-9)。

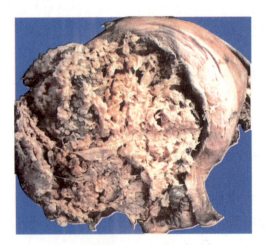

图 20-8 葡萄胎
子宫体积增大，子宫腔内充满大小
不等的透明水泡

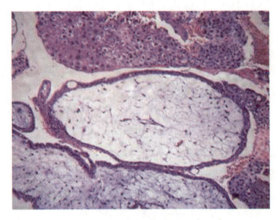

图 20-9 葡萄胎
胎盘绒毛显著肿大，间质水肿，血管消失，
滋养层细胞增生

2. 病理与临床护理联系 ①病情观察：妊娠子宫月数与表现不符、胎动与胎心消失、患者血和尿中绒毛膜促性腺激素(human chorionic gonadotropin，HCG)明显增高，尿妊娠实验强阳性；②向病人介绍有关葡萄胎的有关知识和预后，解除其疑虑，消除患者的心理恐惧，使病人能积极配合诊疗。

(二) 侵蚀性葡萄胎

侵蚀性葡萄胎(Invasive mole)又称侵袭性水泡状胎块,属交界性肿瘤。侵蚀性葡萄胎表现为水泡状绒毛侵入子宫肌层内形成紫蓝色出血坏死结节,可发生阴道、肺、脑等远处部位的转移。组织学观察:滋养层细胞增生程度和异型性较良性葡萄胎显著,并可有出血、坏死。侵蚀性葡萄胎对化疗敏感,转移灶内的瘤组织有可能自然消退。

(三) 绒毛膜癌

绒毛膜癌(Choriocarcinoma)是起源于绒毛滋养层上皮细胞的恶性程度很高的肿瘤,也称绒毛膜上皮癌,简称绒癌。多与妊娠有关,可发生于葡萄胎后、流产后、早产或正常分娩后。发病年龄以 30 岁左右为最多。病因不清。

1. 病理变化 大体观察:肿瘤多位于子宫底的前、后壁,呈血肿样,突入宫腔或向肌层浸润,甚至穿透浆膜(图 20-10)。组织学观察:由两种细胞组成,一种为类似细胞滋养层细胞,另一种似合体细胞滋养层细胞,两种细胞常混合排列成团块状或条索状,坏死、出血明显,无绒毛结构。

2. 扩散 向下浸润至宫颈,亦可向子宫体两侧扩展。血道转移为最常见的转移方式。以肺和阴道转移最为常见,其次为脑、肝、肾及肠等。

3. 病理与临床护理联系 病情观察:可表现为阴道不规则流血,子宫增大,血或尿中 HCG 持续升高及转移灶症状;与病人及时沟通,介绍相关的医学知识和治疗手段,消除病人顾虑,积极配合医生治疗。

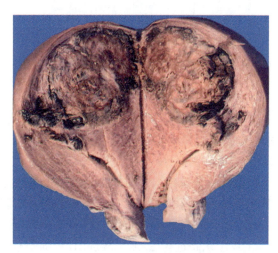

图 20-10 子宫绒毛膜癌
癌组织位于子宫底部,呈暗紫红色,结节状,
可见出血坏死

八、卵巢肿瘤

卵巢肿瘤种类繁多,按组织发生可分为上皮性肿瘤、生殖细胞肿瘤和性索间质肿瘤三大类。上皮肿瘤最常见,主要包括浆液性肿瘤和黏液性肿瘤,各型又都可分为良性、交界性及恶性。

(一) 浆液性肿瘤

1. 浆液性囊腺瘤(serious cystadenoma) 是卵巢最常见的肿瘤,以单侧居多,也可双侧发生。占所有卵巢肿瘤的 90%,常见于 30~40 岁的女性。大体观察:常为圆形或卵圆形囊性肿物,肿瘤大小不一,表面光滑,囊壁较薄,多为单房或多房囊性,囊内充满清亮的浆液。若囊内壁或囊表面有多少不等的乳头形成(图 20-11),称浆液性乳头状囊腺瘤。组织学观察:囊壁被覆单层立方或低柱状上皮,可有纤毛,也可呈单层立方,与输卵管上皮相似,上皮细胞排列整齐。囊壁和乳头间质由含血管的纤维结缔组织构成,细胞无异型性(图 20-12)。有时在囊壁和乳头间质内可见钙盐沉着,形成圆形层状结构,称砂粒体。

2. 交界性浆液性囊腺瘤 是卵巢潜在低度恶性浆液性肿瘤,形态介于良性和恶性肿瘤之间。大体观察:与浆液性乳头状囊腺瘤相似,但乳头状突起比良性者丰富而广泛,常布满

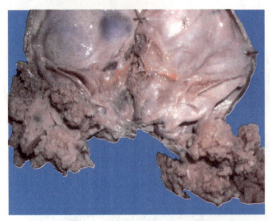

图 20-11　卵巢浆液性乳头状囊腺瘤
肿瘤囊壁部分区域增生,呈乳头状向囊内突起

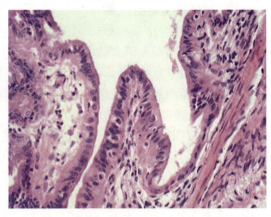

图 20-12　卵巢浆液性乳头状囊腺瘤
肿瘤呈乳头状生长,表面被覆单层立方上皮,
形态一致,无异型性

整个囊壁内面,双侧发生率较高。组织学观察:乳头明显增多且复杂,乳头上皮 2～3 层,细胞出现轻到中度异型性,核异型和核分裂象易见,无包膜和间质浸润。约占浆液性肿瘤的10%,预后比浸润癌好。

3. 浆液性囊腺癌　为卵巢恶性肿瘤中最常见的类型,约半数为双侧性。大体观察:常为多囊性,也可为囊实性。大部分囊内或囊外有乳头状突起,乳头细而脆,囊内多含混浊液体。实性区呈灰白色,细颗粒状,常有出血和坏死。组织学观察:乳头较细,分支复杂,间质稀少,上皮层次超过 3 层,或呈实性团块;细胞有重度异型性,可见瘤巨细胞,核分裂象多;有明显的包膜和间质浸润或血管内有瘤栓;间质可见砂粒体(图 20-13)。卵巢浆液性囊腺癌多经种植性转移至腹腔、盆腔浆膜层引起癌性腹水。一部分经淋巴道可转移到腹股沟淋巴结、纵隔淋巴结和锁骨上淋巴结。少数晚期患者转移到肝、胰、肺、骨等处。

(二)黏液性肿瘤

黏液性肿瘤的好发年龄与浆液性肿瘤相同,多数肿瘤体积较大,多房,囊内含黏液,很少有乳头,约 8% 为良性,10% 为交界性,其余为恶性。

1. 黏液性囊腺瘤(mucinous tumors)是较常见的卵巢肿瘤,单侧为多,双侧少见。大体观察:肿瘤大小不等,常为单房或多房性囊性肿物,表面光滑,内含浓稠黏液。囊内壁光滑,很少有乳头。组织学观察:囊壁上皮似单层黏液柱状上皮,多呈单层排列,胞质含清亮黏液,核位于基底部,大小形状较一致,无核分裂,间质为纤维结缔组织(图 20-14)。

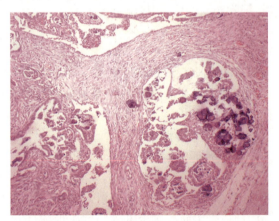

图 20-13　卵巢浆液性乳头状囊腺癌
瘤细胞层次增多,异型性明显,向卵巢间质内浸润,
并可见砂粒体

2. 交界性黏液性囊腺瘤　其形态结构介于良、恶性黏液性囊腺瘤之间,属低度恶性。大体观察:与黏液性囊腺瘤无明显区别,约半数病例囊内壁可见乳头状突起。组织学观察:

上皮呈高柱状,与宫颈内膜上皮细胞或肠上皮细胞相似,增生成 2～3 层,并失去极性,有轻或中度异型性,核分裂可见。间质少,但无间质浸润。

3. 黏液性囊腺癌　多为单侧,20％为双侧性。大体观察:肿瘤体积较大,表面光滑,呈囊性或囊实性,囊内含血性混浊液体,囊内壁出现较多乳头或实心区域或实性结节,有出血坏死。组织学观察:腺体及乳头较复杂,可呈生芽状或搭桥样,细胞层次明显增加超过 3 层,具有明显的异型性,包膜和间质浸润,一般无砂粒体形成(图 20-15)。卵巢黏液性囊腺癌的癌细胞浸透包膜时,可向腹腔内脱落或经淋巴道转移至盆腔、腹腔及各器官浆膜层。癌组织也可直接蔓延至阔韧带、输卵管和子宫等。

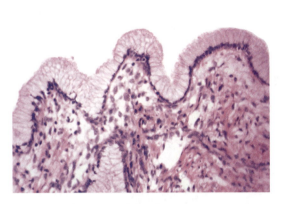

图 20-14　卵巢黏液性囊腺瘤
肿瘤囊腔被覆单层高柱状上皮,细胞核位于基底部,
胞质内充满黏液

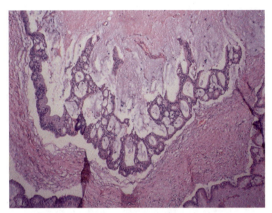

图 20-15　卵巢黏液性囊腺癌
癌细胞呈高柱状,多层排列,异型性明显,
富含黏液

(三) 病理与临床护理联系

注意观察患者的腹部有无肿块及肿块的部位、活动度、有无疼痛、尿频、便秘、心悸等。高危女性应定期进行妇科检查,预防性口服避孕药,加强高蛋白、富含维生素 A 的饮食,避免高胆固醇饮食。

九、乳　腺　癌

乳腺癌(carcinoma of the breast)是女性常见的恶性肿瘤之一。其发病率呈上升趋势,居女性恶性肿瘤的首位。常发生于乳腺外上象限。乳腺癌偶尔发生于男性,预后较差。其发病机制与雌激素的长期作用、遗传因素、环境因素及长时间大剂量接触放射线有关。

(一) 类型及病理变化

1. 非浸润性癌(non-invasive cacinnoma)　指癌细胞的生长局限于基底膜以内,又称原位癌。依其形态结构可分为导管内原位癌和小叶原位癌。

(1)导管内原位癌:大多数发生于大、中、小导管,远较小叶原位癌多见。大体观察:大小不等的肿块,边界清楚,与皮肤无粘连,多位于乳头下乳晕周围。切面可见扩张的导管内为灰白色或灰黄色、条索状或小结节状的癌组织,有的可挤压出粉刺样坏死物。组织学观察:癌细胞位于扩张的导管内,导管基底膜完整。根据癌细胞的形态和排列分为以下两型:①粉刺型导管内癌:形成实体性的癌细胞集团,中央区有变性、坏死及钙化,挤压导管可见粉刺样物被挤出(图 20-16),癌细胞异型性明显;②非粉刺型导管内癌:癌细胞小,有异型性。导管内原位癌预后一般较其他类型为好,约 6％～18％可发展为浸润性导管癌。

(2)小叶原位癌:少见,主要累及乳腺小叶。临床上一般无明显肿块及症状,不易早期发现和早期诊断。小叶原位癌如能及时治疗,预后良好。约 25％～30％可发展为浸润性小叶癌。

2. 浸润性癌 占乳腺癌的 85％以上。

(1)浸润性导管癌:导管内原位癌突破管壁基底膜向间质浸润,约占乳腺癌的 50％～80％。以 40～60 岁女性多见。大体观察:肿块直径一般为 2～4cm,质硬,与周围组织界限不清。切面可见灰白色或灰黄色的癌组织呈蟹足状或星状侵入邻近的纤维脂肪组织内,可有出血或坏死。乳腺皮肤可呈橘皮样外观,同时有乳头回缩、下陷,晚期可穿破皮肤形成溃疡。组织学观察:癌组织形态多样,癌细胞排列成不规则的条索、巢状或腺管样结构,核分裂象多见,常有灶性坏死或钙化(图 20-17),多为腺癌。若癌组织主要由实性癌细胞条索或团块组成,称为实性癌。分为三型单纯癌、硬癌、髓样癌。

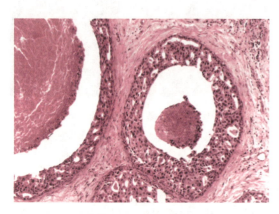

图 20-16 乳腺粉刺癌
导管内癌细胞排列紧密,大小不一,胞质丰富、
嗜酸,中央有大片坏死

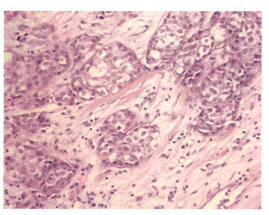

图 20-17 乳腺浸润性导管癌
癌组织呈条索状或岛屿状分布,
在间质内浸润性生长

(2)浸润性小叶癌:是指小叶原位癌的癌细胞突破了基底膜向间质浸润性生长,多见于绝经期后的老年女性,约 20％可累及双侧乳房。大体观察:肿块大小不等,呈圆形、盘状或不规则状,质地坚硬,边界不清。切面灰白色。组织学观察:癌细胞排列松散,常呈单行条索状或线状浸润于致密的纤维间质中,有时癌细胞可沿腺管周围结缔组织呈同心圆状绕管排列。癌细胞较小,大小染色较一致,呈圆形、卵圆形或梭形,胞质很少,核大小也较一致,核仁不明显,核分裂象少(图 20-18)。

(3)特殊类型癌:种类很多,如髓样癌、

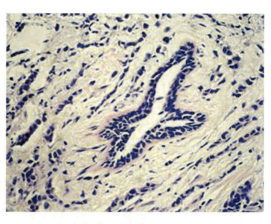

图 20-18 乳腺浸润性小叶癌
癌细胞呈列兵样排列,浸润于纤维间质中,
部分围绕乳腺小导管环形排列

胶样(黏液)癌、Paget 病、乳腺炎性癌等。

(二) 扩散和转移

①直接蔓延:癌组织可直接浸润乳腺实质、乳头、皮肤、筋膜、胸肌及胸壁等;②淋巴道转移:是乳腺癌最常见的转移途径,发生也较早。可有同侧腋窝淋巴结、乳腺内淋巴结、胸骨旁淋巴结和纵隔淋巴结转移。晚期可转移至锁骨上、下淋巴结,偶尔可通过胸壁深筋膜淋巴管转移至对侧腋窝淋巴结;③血道转移:晚期乳腺癌可经血道转移至肺、肝、脑、骨、肾上腺等远处器官。

(三) 病理与临床护理联系

①病情观察:注意观察乳房的形状、乳头溢液、有无包块及与周围组织的关系,观察乳头有无凹陷、皮肤橘皮样外观,乳头及周围皮肤有无红肿、痒、痛、脱屑、糜烂,呈湿疹样改变等;②心理护理:与患者交流思想,消除恐惧和紧张情绪,增强信心;③健康教育:指导病人合理饮食,保证充足的睡眠和休息。

第二节　男性生殖系统疾病及肿瘤

一、前列腺增生症

良性前列腺增生症(benign prostatic hyperplasia)又称前列腺肥大,好发于 50 岁以上男性,随年龄增长发病率逐步升高,以前列腺腺体和间质增生为特征。病因与体内雄激素与雌激素的平衡失调有关。

1. 病理变化　大体观察:增生的前列腺为灰白色结节状。切面呈灰白色、灰黄色蜂窝状、质韧、指压可有白色混浊液体溢出(图 20-19)。组织学观察:可见增生的前列腺由不同程度增生的腺体、平滑肌和纤维结缔组织组成。腺体腺泡数目增多,体积扩大。腺泡腔内有脱落的上皮细胞及分泌物,并可见淀粉样小体。增生的腺体之间有纤维及平滑肌细胞围绕,形成宽窄不一的间隔(图 20-20)。间质中常有淋巴细胞浸润。

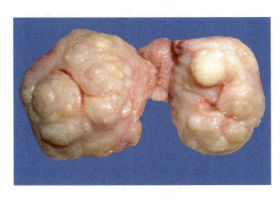

图 20-19　前列腺增生
前列腺明显增大,切面呈结节状,部分区域
可见扩张或小囊的腔隙

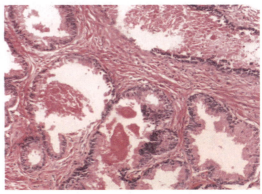

图 20-20　前列腺增生
腺体数目增多,囊腔扩张,上皮细胞双层排列,
腺腔内可见淀粉小体

2. 病理与临床护理联系 尿频是前列腺增生症患者最初出现的症状,夜间较显著。逐渐表现为进行性排尿困难,射程缩短,终呈滴沥状,甚至出现尿潴留及尿失禁;应避免受凉、劳累、饮酒、便秘以防急性尿潴留。应向病人介绍有关前列腺增生的医学知识和诊治过程,解除其疑虑,缓解不安情绪,消除患者的心理恐惧,使病人能以积极的态度配合诊治。

二、前 列 腺 癌

前列腺癌(prostatic carcinoma)是源自前列腺上皮的恶性肿瘤。多发生于 50 岁以后,并且随年龄的增长发病率显著提高。病因可能与环境因素、生活方式、遗传因素相关。雄激素在前列腺癌的发生和发展中起着重要作用。

1. 病理变化 大体观察:常好发于前列腺外周区,以后叶包膜下区多见,其次是两侧及前叶的包膜下,中叶者较少见。肿瘤常为单个结节状,与周围正常组织界限不清,切面实性、质硬,灰白乃至橙黄色。组织学观察:多为腺癌,少数为移行细胞癌和鳞状细胞癌(图 20-21)。

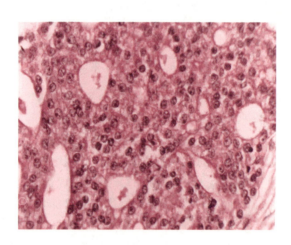

图 20-21 前列腺癌
癌细胞筛状排列,细胞轻至中度导型,核仁明显

2. 病理与临床护理联系 病人可表现为尿频、尿流变细、排尿困难及尿潴留等症状,可出现会阴部疼痛、失禁,晚期可出现转移灶症状。向病人介绍有关前列腺癌的诊治过程,解除其疑虑,缓解不安情绪和恐惧心理,使病人能以积极的态度接受诊治。

三、阴 茎 癌

阴茎癌好发于 40~70 岁的男性,其发生与 HPV 感染有关。阴茎癌多发生于阴茎龟头或包皮内接近冠状沟的区域。肉眼观察为菜花状或形似尖锐湿疣,可坏死破溃形成溃疡。组织学观察:起源于鳞状细胞,分化程度不一,一般分化较好。

四、睾 丸 肿 瘤

睾丸肿瘤与卵巢性索间质及生殖细胞肿瘤类型相同,其肉眼形态、组织学观察及生物学行为与卵巢肿瘤无明显区别,但睾丸极少发生囊腺瘤。

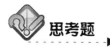 **思考题**

1. 简述慢性子宫颈炎的病理变化。
2. 子宫内膜增生症病因发病机制如何？有哪些病变特点？
3. 子宫颈癌的肉眼形态分哪几种？各有什么特征？
4. 简述子宫颈上皮内瘤变特点，并说明它在宫颈癌的发生发展过程的意义。
5. 葡萄胎、恶性葡萄胎、绒毛膜上皮癌的病理变化各有什么特点？
6. 简述完全性和部分性葡萄胎的特点和区别。
7. 乳腺癌的扩散和转移有什么特点？
8. 描述前列腺癌的肉眼和镜下形态。

（马　越）

第二十一章　内分泌系统疾病

掌握原发性糖尿病的分类、特点,胰岛及体内主要器官组织的病理变化;毒性及非毒性甲状腺肿的病理变化及甲状腺肿瘤的常见类型、病理变化特点。熟悉糖尿病、毒性及非毒性甲状腺肿的病因及主要临床表现。了解糖尿病、毒性及非毒性甲状腺肿的发病机制,慢性甲状腺炎的分类及病理变化。

内分泌系统由内分泌腺(下丘脑、垂体、肾上腺、性腺、甲状腺、甲状旁腺等)、内分泌组织(如胰岛)及散在于各器官组织中的内分泌细胞构成。内分泌系统疾病较多,本章仅介绍最常见的糖尿病和甲状腺疾病。

第一节　糖　尿　病

糖尿病(diabetes mellitus)是由于体内胰岛素分泌相对或绝对不足或靶细胞对胰岛素敏感性减弱,或胰岛素结构上存在缺陷而引起糖类、脂肪和蛋白质代谢紊乱的一种慢性疾病,主要特点是持续性血糖升高并出现糖尿。本病发病率日益升高,已成为世界性的常见病、多发病。

(一) 分类、病因及发病机制

糖尿病依病因可分为原发性和继发性两类,以原发性糖尿病常见。原发性糖尿病(即日常所俗称的糖尿病)又称特发性糖尿病,病因及发病机制尚不十分清楚,根据其遗传特征及胰岛素的反应不同又分为胰岛素依赖型糖尿病和非胰岛素依赖型糖尿病。

1. 胰岛素依赖型糖尿病　又称Ⅰ型糖尿病或幼年型糖尿病,约占糖尿病的10%左右。以青少年多见,主要特点是起病急,病情重,进展快,胰岛 B 细胞因严重受损明显减少,导致胰岛素分泌绝对不足,血中胰岛素降低,易出现酮症酸中毒,治疗依赖胰岛素。目前认为此型是在遗传易感性基础上,胰岛感染了病毒或受某些化学毒物的影响,而诱发的针对 B 细胞的一种自身免疫性疾病,有90%患者患病后一年内血中可查到抗胰岛细胞的自身抗体。

2. 非胰岛素依赖型糖尿病　又称Ⅱ型糖尿病,约占糖尿病的90%。多见于中老年,主要特点是起病缓慢,病程较长,病情较轻。胰岛数目正常或轻度减少,血中胰岛素正常、增多或减少,肥胖者多见,很少出现酮症,可以不依赖胰岛素治疗。此型病因及发病机制也不清楚,一般认为与肥胖有关的胰岛素相对不足及组织对胰岛素不敏感所致。此外,缺乏运动、营养过剩、感染、手术、精神刺激等都可成为本病诱因。

（二）病理变化

1. 胰岛病变 Ⅰ型糖尿病早期为非特异性胰岛炎,大量淋巴细胞浸润,继而出现胰岛B细胞颗粒脱落、空泡变性、坏死,胰岛变小、数目减少,纤维组织增生、玻璃样变;Ⅱ型糖尿病早期病变不明显,后期B细胞减少,常见胰岛淀粉样变性(图21-1)。

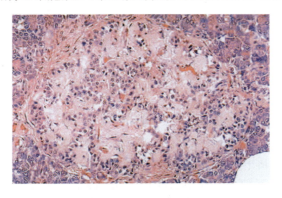

图 21-1 糖尿病胰岛

胰岛内见粉染的淀粉样变性物质

2. 血管病变 血管病变最具有特征性,病变累及所有血管。主要表现为毛细血管及细、小动脉内皮细胞增生、基底膜增厚,管壁玻璃样变性;血管壁可发生纤维素样坏死;出现血栓形成导致管腔狭窄、血液循环障碍;大血管呈动脉粥样硬化。以视网膜、肾小球、皮肤、骨骼肌等处毛细血管基底膜增厚最明显。

3. 肾病变 表现为:①肾小球硬化:肾小球内玻璃样物质沉积,毛细血管基底膜增厚,管腔狭窄或闭塞,最终导致肾小球玻璃样变性;②肾小管-间质损害:肾小管上皮细胞内糖原沉积,晚期肾小管萎缩;肾间质损害包括纤维化、水肿和炎细胞浸润;③肾动脉及细动脉硬化;④急、慢性肾盂肾炎。

4. 视网膜病变 早期表现为视网膜处毛细血管基底膜增厚、玻璃样变,常伴有微小动脉瘤,继而出现渗出、出血、水肿等非增生性视网膜病变;血管病变引起缺氧,刺激纤维组织增生、新生血管形成导致增生性视网膜病变。此外,糖尿病易合并白内障。

5. 神经系统病变 以周围神经为主,因血管病变而引起缺血性损伤,引起感觉或运动障碍,表现为肢体疼痛、麻木、感觉丧失等。

（三）主要临床表现

糖尿病患者临床上主要表现为多饮、多食、多尿和体重减轻(即"三多一少"),并出现多种并发症症状,如酮症酸中毒、肢体坏疽、失明、多发性神经炎和肾衰竭等。晚期患者常因并发心肌梗死、脑出血及感染等死亡。

（四）病理与临床护理联系

1. 饮食护理 合理计算饮食量,严格控制总入量和各种甜食,并根据血糖、体重及时调整饮食。

2. 用药护理 选择合适的降糖药物,注意用药与饮食、运动的关系。应用胰岛素治疗时应严密观察有无低血糖反应。

3. 健康教育 让病人认识到糖尿病是一种终生性疾病,预后与血糖控制效果和有无并发症有关;教会病人自我检测血糖及识别低血糖反应等。

糖尿病是一个病程伴随终身的慢性疾病,要遏制其流行,减轻它对患者、家庭和社会造成的危害,必须遵循 WHO 倡导的慢性病防治策略,大力开展以人群为基础的糖尿病三级预防。一级预防:树立正确的饮食观并采取合理的生活方式,降低糖尿病的发生率。如宣传低糖、低盐、低脂、高纤维、高维生素的饮食习惯,加强科学的运动,对体重进行定期监测,维持体重在正常水平。二级预防:定期检测血糖,尽早发现无症状性糖尿病。三级预防:预防或延缓糖尿病并发症的发生和发展,加强糖尿病并发症的监测,做到糖尿病并发症的早期发现、早期诊断和早期治疗,减少伤残和死亡率。

第二节　甲状腺疾病

甲状腺疾病主要包括甲状腺炎、甲状腺肿和甲状腺肿瘤。甲状腺炎(thyroiditis)主要分为急性、亚急性、慢性三种。急性甲状腺炎是由细菌感染引起的急性间质性炎或化脓性炎,由于甲状腺对细菌感染有较强的抵抗力,故很少见;亚急性甲状腺炎一般认为是与病毒感染有关的炎症;慢性甲状腺炎最常见,包括慢性淋巴细胞性甲状腺炎和慢性纤维性甲状腺炎。

一、慢性甲状腺炎

(一) 慢性淋巴细胞性甲状腺炎

慢性淋巴细胞性甲状腺炎(chronic lymphocytic thyroiditis)亦称桥本甲状腺炎(Hashimoto's thyroiditis)或自身免疫性甲状腺炎(autoimmune thyroiditis),是一种自身免疫性疾病。临床上表现为甲状腺弥漫性肿大,晚期甲状腺功能减退,血中可检出抗甲状腺抗体,多见于中年女性。

大体观察:双侧甲状腺呈弥漫性对称性肿大,质韧,包膜完整,很少与周围组织粘连,切面呈灰黄色或灰白色,分叶状。组织学观察:病变主要为甲状腺实质广泛性破坏,间质有大量淋巴细胞浸润及不等量嗜酸性粒细胞浸润,并形成淋巴滤泡。晚期间质可有明显纤维组织增生,可出现多核巨细胞(图 21-2)。

(二) 慢性纤维性甲状腺炎

慢性纤维性甲状腺炎(fibrous thyroiditis)又称 Riedel 甲状腺肿或慢性木样甲状腺炎(chronic woody thyroiditis),极少见。以中年女性多见,病因尚不明。

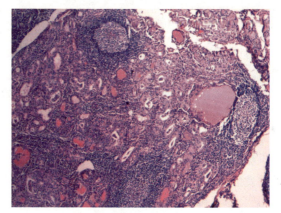

图 21-2　慢性淋巴细胞性甲状腺炎

大体观察:病变可累及一侧或部分甲状腺,表面呈结节状,质硬似木样,与周围组织明显粘连,切面灰白致密。组织学观察:甲状腺滤泡萎缩、消失、间质纤维组织明显增生和玻璃样变,少量淋巴细胞浸润,严重者可形成瘢痕(图 21-3)。

二、甲状腺肿

（一）弥漫性毒性甲状腺肿

弥漫性毒性甲状腺肿（diffuse toxic goiter）是指甲状腺肿大并伴有功能亢进,临床上又称为甲状腺功能亢进症（hyperthyroidism）,简称甲亢。本病是由多种原因引起甲状腺素分泌过多,作用于全身组织所引起的临床综合征。以 20～40 岁女性最多见。约 1/3 患者伴有眼球突出,又称突眼性甲状腺肿（exophthalmic goiter）。

1. 病因及发病机制 一般认为与自身免疫有关,依据是:①血中球蛋白增多,并有多种抗甲状腺的自身抗体,且常与其他一些自身免疫性疾病并存;②血中存在与 TSH 受体结合的抗体,具有类似 TSH 的作用。另外,本病有家族性倾向,提示本病可能与遗传因素有关。

2. 病理变化 大体观察:双侧甲状腺呈对称性弥漫性肿大,表面光滑,质地较软,切面红褐色,呈分叶状,胶质含量较少。组织学观察:滤泡增生,大小不等,其上皮细胞呈高柱状,部分呈乳头状增生,突入腔内。滤泡腔内胶质少而稀薄,靠近滤泡上皮处的胶质出现许多大小不等的上皮细胞的吸收空泡。间质血管丰富,充血显著,有淋巴细胞浸润和生发中心形成（图 21-4）。甲亢的甲状腺组织形态常受药物的影响,如经碘治疗后,甲状腺滤泡内胶质明显增多,血管减少;经硫脲嘧啶治疗后,滤泡上皮细胞增生更明显,胶质更稀少甚至消失。

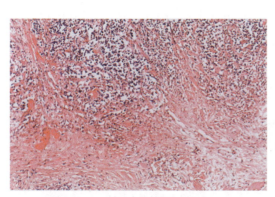

图 21-3 慢性纤维性甲状腺炎

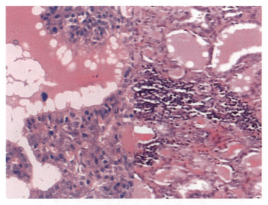

图 21-4 弥漫性毒性甲状腺肿
滤泡腔内有上皮细胞的吸收空泡,间质纤维组织增生

本病除甲状腺改变外,还可出现全身淋巴组织增生、胸腺肥大和脾脏肿大;因循环加快,可使心脏肥大扩张,心肌细胞及肝细胞可有坏死和纤维化。部分病例伴有突眼,是由于眼球外肌水肿及淋巴细胞浸润,球后脂肪纤维组织增生,淋巴细胞浸润及黏液水肿所致。

3. 主要临床表现 临床上主要表现为甲状腺肿大,基础代谢率及神经兴奋性升高,患者可出现怕热、多汗、心悸、多虑、易激动、手震颤等表现;因能量不足患者常有多食、消瘦表现。

（二）弥漫性非毒性甲状腺肿

弥漫性非毒性甲状腺肿（diffuse nontoxic goiter）是由于缺碘导致甲状腺素分泌不足,促使促甲状腺激素（TSH）分泌增多,甲状腺滤泡上皮增生,滤泡内胶质堆积引起的甲状腺肿大,一般不伴甲状腺功能异常,故又称单纯性甲状腺肿。根据流行病学可将其分为地方性（endemic）和散发性（sporadic）两种,由于本型甲状腺肿常呈地域性分布,故又称地方性甲状腺肿(endemic goiter)。地方性甲状腺肿是由食物中缺碘引起,在我国以远离海岸的内陆区和半山区多见。

1. 病因及发病机制 地方性甲状腺肿的主要原因是土壤、水和食物中缺碘,导致甲状腺素合成和分泌减少,通过反馈作用刺激垂体前叶 TSH 分泌增多,使甲状腺滤泡上皮细胞增生肥大,导致甲状腺肿大。如果长期持续缺碘,甲状腺滤泡上皮持续增生,合成的甲状腺球蛋白不能充分碘化、被上皮细胞吸收,则堆积在滤泡腔内,使滤泡腔显著扩大,导致甲状腺进一步肿大。此外,在机体青春期、妊娠、哺乳或精神刺激时,由于对甲状腺素需求增加也可造成相对缺碘;有些天然食物如甘蓝、卷心菜等含有一些化学物质,可阻止碘向甲状腺聚积,致使甲状腺素合成减少,这些都是导致散发性甲状腺肿的原因。食用碘化食盐和其他富含碘的食物可预防和治疗本病。

2. 病理变化 按其发生、发展过程和病变特点,可分为三个时期:

(1)增生期(stage of hyperplasia):又称弥漫性增生性甲状腺肿(diffuse hyperplastic goiter)。大体观察,甲状腺呈弥漫性对称性肿大,表面光滑,质地较软。组织学观察:滤泡上皮增生活跃,呈立方形或矮柱状,伴有小滤泡形成,胶质含量较少,间质充血。

(2)胶质贮积期(stage of stored colloid):大体观察:甲状腺弥漫性肿大,可达 200～300g(正常 20～40g),表面光滑,切面呈淡褐色,半透明胶冻状。组织学观察:部分上皮增生,大部分滤泡上皮反复增生、复旧,滤泡腔变大,腔内充满胶质,使上皮细胞受压呈扁平状(图 21-5)。此期又称弥漫性胶样甲状腺肿(diffuse colloid goiter)。

(3)结节期(stage of nodule):随着病变的发展,甲状腺滤泡上皮的增生与复旧反复交替,逐渐形成不规则的结节。大体观察:甲状腺不对称性肿大,表面有许多不规则的结节,结节周围无包膜或包膜不完整;切面常发生出血、坏死、囊性变,也可伴有钙化。组织学观察:部分滤泡上皮呈柱状或乳头状增生,小滤泡形成;部分上皮复旧或萎缩,胶质贮积。间质纤维组织增生、间隔包绕形成大小不一的结节状病灶(图 21-6)。此期又称结节性甲状腺肿(nodular goiter)。需与甲状腺腺瘤鉴别(表 21-1)。

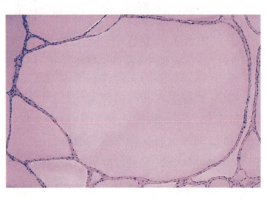

图 21-5 弥漫性非毒性甲状腺肿(胶质贮积期)

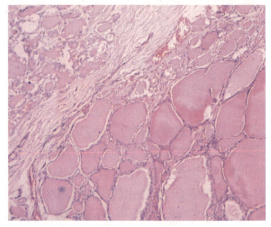

图 21-6 结节性甲状腺肿
可见纤维分割,形成结节

3. 主要临床表现 甲状腺显著肿大时可产生压迫症状,如引起呼吸困难和声音嘶哑,很少伴有甲状腺功能亢进。

表 21-1　结节性甲状腺肿与甲状腺腺瘤的鉴别

	结节性甲状腺肿	甲状腺腺瘤
包膜	不完整	完整
滤泡	大小不一致,且比正常大	大小基本一致
数量	多个结节	多为单个
邻近甲状腺组织	邻近甲状腺组织与结节内相似	邻近甲状腺组织较正常
边缘甲状腺组织	无挤压现象	有挤压现象,使滤泡萎缩变小

三、甲状腺肿瘤

(一)甲状腺腺瘤

甲状腺腺瘤(thyroid adenoma)是甲状腺滤泡上皮发生的一种常见的良性肿瘤。多见于青、中年女性,临床上表现为颈前区无痛性肿块,随吞咽而上下移动,生长缓慢,病程长。少数患者伴有甲状腺功能亢进,又称为毒性腺瘤。

大体观察:肿瘤边界清楚,呈圆形或椭圆形,包膜完整,多为单发,直径约 3～4cm,切面多为实性、灰白色、红褐色或棕黄色,可并发出血、坏死、囊性变、钙化、纤维化等。组织学上可分为滤泡性腺瘤(follicular adenoma)和乳头状腺瘤(papillary adenoma)两种(图 21-7)。其中滤泡性腺瘤根据肿瘤组织中滤泡的分化程度和特征,又可分为单纯型腺瘤、胎儿型腺瘤、胚胎型腺瘤、胶样腺瘤、嗜酸性细胞腺瘤等五种亚型。

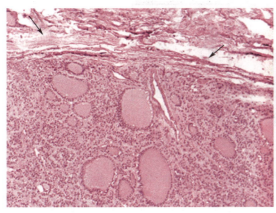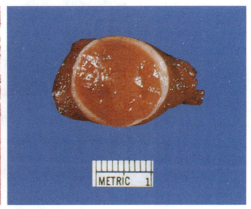

图 21-7　甲状腺腺瘤

(二)甲状腺癌

甲状腺癌(carcinoma of thyroid)是一种较常见的恶性肿瘤,任何年龄均可发生,但以40～50 岁多见,男女之比约为 2∶3。主要组织学类型有以下四种:

1. 乳头状癌(papillary carcinoma)　是甲状腺癌中最常见的类型,以青少年女性多见。大体观察:肿瘤多呈单发的圆形肿块,无完整包膜,与周围组织界限不清,切面呈灰色或灰棕色,质地较硬,部分病例切面有囊腔形成,囊内可见乳头,故称为乳头状囊腺癌(papillary cystadenocarcinoma)(图 21-8)。组织学观察:癌细胞排列成乳头状结构,乳头中心为纤维血管间质。间质中常见有呈同心层状结构的钙化小体,称砂粒体(psammoma bodies)

（图 21-9），此结构具有诊断意义。癌细胞呈立方形或柱状，核呈透明或毛玻璃样，无核仁，可见核沟。

乳头状癌生长缓慢，但局部淋巴结转移率较高，发生早。约 50％的患者在发现原发灶时，已有颈部淋巴结转移。此癌恶性程度低，预后较好。

2. 滤泡型腺癌（follicular adenocarcinoma） 较常见，仅次于甲状腺乳头状癌。以 40 岁以上女性多见。大体观察：肿瘤多为单个，结节状，一般无包膜，或有不完整包膜，切面灰白色，质地较软。组织学观察：癌组织由不同分化程度的滤泡构成。高分化者，滤泡结构规整，细胞异型性小；低分化者，滤泡结构少而小，有的呈实性细胞巢，细胞异型性明显，核分裂象多见。

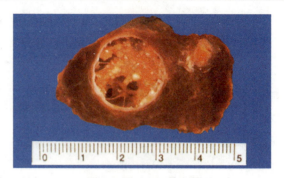

图 21-8 甲状腺乳头状囊腺癌
肿瘤呈囊状，囊内癌组织形成许多乳头状结构

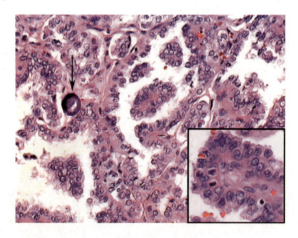

图 21-9 甲状腺乳头状癌
有砂粒体（箭头所示）形成，癌细胞核呈毛玻璃状或有核沟

滤泡型腺癌比乳头状癌恶性程度高，早期易血道转移，以肺、骨多见，预后较差。

3. 未分化癌（undifferentiated carcinoma） 较少见。多发生于 50 岁以上女性。大体观察：肿瘤体积较大，形状不规则，灰白色，质硬，常伴有出血、坏死，并向周围组织广泛浸润。组织学观察：癌细胞形态多样化，染色深浅不一，核分裂象多见。组织学上可分为小细胞型、梭形细胞型、巨细胞型及混合型。此型恶性程度高，早期即可发生浸润和转移，预后差。

4. 髓样癌（medullary carcinoma） 又称 C 细胞癌（C-cell carcinoma），是由滤泡旁细胞（C 细胞）发生的恶性肿瘤，是 APUD 肿瘤的一种。约占甲状腺癌的 5％～10％。以 50 岁以上年龄多见，有的具有家族性，女性略高于男性。大体观察：肿物单发或多发，大小不一，质软、灰白色，可有假包膜，故与周围组织分界较清楚。组织学观察：癌细胞呈圆形、多角形或梭形，核圆或卵圆形；癌细胞排列成乳头状或巢状。间质内有大量淀粉样物质沉积，此为本癌的特征性病变（图 21-10）。

此型癌细胞可产生多种激素，如前列腺素、血清素、降钙素和 ACTH 等，从而引起异位

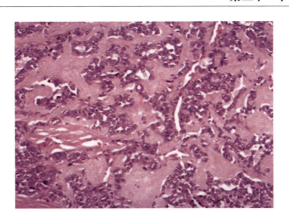

图 21-10　甲状腺髓样癌
间质内有淀粉样物质沉积

激素综合征。多由淋巴道转移，也可经血道转移到肝、肺、肾上腺和骨髓等处。

四、病理与临床护理联系

1. 病情观察　观察患者甲状腺肿大的程度，有无结节和压痛，局部淋巴结情况；观察患者精神神志状态，注意体温、呼吸、脉搏、血压、体重变化、手指震颤等情况。

2. 对症护理　如甲亢患者给予抗甲状腺药物治疗，观察药物治疗效果及不良反应；防治甲状腺危象等。

3. 健康教育　如缺碘地区居民应食用碘盐，并多进食含碘丰富的食物；甲亢患者应注意身心休息，避免过度劳累和精神刺激等。

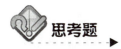
思考题

1. 请从年龄、发病情况、病因、病变特点、治疗等方面说出Ⅰ型糖尿病和Ⅱ型糖尿病的区别。

2. 弥漫性非毒性甲状腺肿的发展过程分为哪几期？每期特点是什么？

3. 试述结节性甲状腺肿与甲状腺腺瘤的区别。

4. 试述甲状腺癌的组织学类型及每型的病理特点。

（汪晓庆）

第二十二章 传 染 病

掌握结核病、病毒性肝炎、细菌性痢疾、伤寒、流行性脑脊髓膜炎的病因、发病机制、病理变化及主要临床表现，淋病、尖锐湿疣、梅毒、艾滋病的病理变化和主要临床表现；熟悉肺结核病的各型病理特点、病毒性肝炎的临床病理类型，淋病、尖锐湿疣、梅毒、艾滋病的病因和发病机制；了解结核病的转归，病毒性肝炎、细菌性痢疾的结局和并发症、流行性乙型脑炎的病因、病理变化，狂犬病、手足口病的病因、发病机制、基本病理变化和主要临床表现，各种传染病的临床护理原则。

传染病是由某些病原微生物通过传染途径侵入人体后引起的一类疾病。具有传染性，传染病具备传染源、传染途径和易感人群三个基本环节。本章主要介绍结核病、病毒性肝炎、伤寒、细菌性痢疾、流行性脑脊髓膜炎、血吸虫病、性传播疾病等。

"世界防治结核病日"：1882 年 3 月 24 日德国著名科学家郭霍在柏林宣读发现结核杆菌论文，当时结核病正在欧洲和美洲猖獗流行，后来至少又有约 2 亿人被结核病夺去生命。1995 年年底，世界卫生组织（WHO）将每年的 3 月 24 日作为"世界防治结核病日"，以提醒公众加深对结核病的认识。

第一节 结 核 病

一、概 述

结核病（tuberculosis）是由结核分枝杆菌引起的一种常见慢性传染病，全身各器官、组织均可累及，但以肺部结核病最为多见。典型的病变为结核结节形成和干酪样坏死。临床上病人可有发热、乏力、食欲减退、消瘦、盗汗等全身中毒症状和受累器官的相应表现。

（一）病因及发病机制

结核病的病原菌是结核分枝杆菌，对人有致病作用的主要是人型，少数是牛型。结核病以呼吸道传染为主，其次是消化道感染，经皮肤、黏膜伤口感染者极少。结核病的发病机制与菌体所含的类脂、蛋白质复合物、多糖三种成分有关。脂质、糖、蛋白质三者结合成为糖脂

(索状因子)和糖肽脂(蜡质 D)。对组织和细胞有强烈的损伤作用引起剧烈的变态反应,形成典型的结核性肉芽肿病变。结核杆菌感染后机体可以产生免疫力,接种卡介苗是预防结核病的有效方法。

(二) 基本病理变化

1. 以渗出为主的病变　当侵入机体的细菌数量多、毒力强、机体的免疫力低下和变态反应比较强时,常以渗出性病变为主,多发生在结核病的早期或病变恶化进展时。好发于肺、浆膜、滑膜、脑膜等部位。病变主要表现为血管充血、浆液、纤维素渗出及炎细胞浸润,渗出性病变可完全吸收痊愈,亦可转变为增生性病变或变质性病变。

2. 以增生为主的病变　当侵入机体的细菌数量少、毒力低、机体免疫力强和变态反应比较弱时,以增生性病变为主,形成具有诊断价值的结核结节。典型的结核结节中央为干酪样坏死,周围有大量上皮样细胞和一些朗汉斯(Langhans)巨细胞(图 22-1),最外围有大量淋巴细胞聚集及少量成纤维细胞围绕。大体观单个结核结节比较小,直径约 0.1mm,不易看到,多个结节融合成较大结节时,才能见到,呈灰白色或微黄色,常隆起于器官表面。增生性病变可通过纤维化的形式好转。

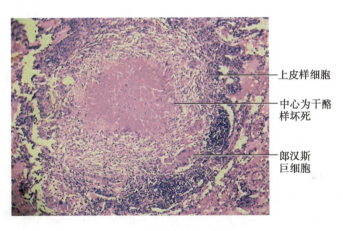

　　上皮样细胞

　　中心为干酪
样坏死

　　郎汉斯
巨细胞

图 22-1　结核结节

3. 以变质为主的病变　当细菌数量多、毒力强、机体免疫力低下和变态反应强烈时,则以变质性病变为主。增生、渗出为主的病变均可恶化为变质性病变。其病变表现为干酪样坏死,在溶菌酶或水解酶的作用之下,干酪样坏死可发生液化,是结核分枝杆菌播散、病变恶化的原因之一。

以上三种基本病理变化往往同时存在或以某种病变为主,因治疗是否及时或机体免疫力强弱,三种基本病理变化可互相转化。

(三) 转归

1. 好转、愈合　当机体抵抗力增强,经过适当治疗后结核病变可好转、愈合。主要表现为:①吸收、消散,临床上称吸收好转期;②纤维化、纤维包裹及钙化,临床上称硬结钙化期。被包裹或钙化的干酪样坏死灶中,可有少量结核菌存活,当机体免疫力下降时,可再复发。

2. 恶化进展　当机体抵抗力下降,治疗不及时,结核病变可恶化:①浸润进展,表现为原有病灶不断扩大,并继发干酪样坏死,肺部 X 线检查,病灶周围出现模糊的絮状阴影,临床上称浸润进展期;②溶解播散:干酪样坏死液化后可形成空洞,并沿自然管道播散,形成新的病灶,临床上称溶解播散期。若液化灶内的结核分枝杆菌通过淋巴管、血道播散可至全身。

二、肺 结 核 病

结核病中最常见的是肺结核病,根据机体初次感染和再次感染结核菌,将肺结核病分为原发性和继发性两大类。

(一) 原发性肺结核病

原发性肺结核病(primary pulmonary tuberculosis)是指机体第一次感染结核分枝杆菌所引起的肺结核病,多见于儿童,故又称儿童型肺结核病,但偶见于青少年或成人。

1. 病理变化　原发性肺结核病的病理形态特征是形成原发综合征,即肺的原发病灶、结核性淋巴管炎和肺门淋巴结结核。原发灶多见于右肺上叶下部、下叶的上部,靠近胸膜处。X线检查呈哑铃状阴影,临床症状和体征多不明显(图 22-2)。

2. 病变的转归

(1)愈合:95%的原发性肺结核患者因机体的特异性免疫逐渐增强而通过纤维化、纤维包裹或钙化而吸收或愈合。少数患者由于抵抗力低下或合并麻疹、百日咳、肺炎等疾病使病情恶化。

(2)恶化:少数患者肺内和肺门的病灶恶化,并通过淋巴道、血道或支气管播散。临床上出现发热、咳嗽、盗汗、食欲减退、消瘦等中毒症状。①淋巴道播散:可播及气管、支气管旁、纵隔、锁骨上下和颈部等处淋巴结,并形成窦道;②血道播散:当机体免疫力较差,大量细菌短期内入血可发生全身粟粒性结核病。临床上病情危重,有高热、寒战等中毒症状。如果结核菌少量

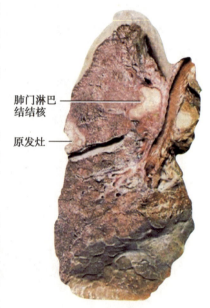

肺门淋巴结结核

原发灶

图 22-2　肺原发综合征

多次进入体循环,可表现为慢性全身粟粒性结核病。如肺粟粒性结核病(图 22-3)。X线检查,两肺可见分布均匀、大小一致的粟粒状阴影;③支气管播散:肺内结核病也可经支气管播散于肺内,甚至形成干酪性肺炎。

(二) 继发性肺结核病

继发性肺结核病(secondary pulmonary tuberculosis)是指人体再次感染结核分枝杆菌而发生的肺结核病。因多见于成年人,故又称成人型肺结核病。其感染来源:①内源性再感染,结核分枝杆菌潜伏在体内的原有病灶中,当免疫力下降时,病变复发成继发性肺结核病;②外源性再感染,结核分枝杆菌由外界再次侵入体内而发病。

继发性肺结核病时,机体对结核分枝杆菌已产生一定的免疫力,故病变一般易局限,肺门淋巴结一般不受累;很少发生血道播散,病程长、病情时好时坏。原发性和继发性肺结核病的比较(表 22-1)。

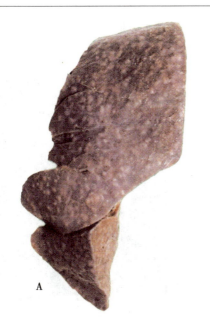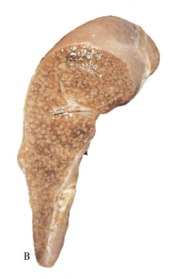

图 22-3 全身粟粒性结核病

A. 肺粟粒性结核病 B. 脾粟粒性结核病

表 22-1 原发性和继发性肺结核病的比较

	原发性肺结核病	继发性肺结核病
感染次数	初次感染结核分枝杆菌	再次感染结核分枝杆菌
好发年龄	儿童	成人
特异性免疫力	低	一般较高
早期病变	肺原发综合征	肺尖或锁骨下局限性病变
病变特点	早期出现渗出性病变和干酪样坏死,病变易扩散	病变复杂,常新旧交替,病变不易局限
病程	较短、大多数能自愈	较长、时好时坏,需要治疗
播散方式	淋巴道、血道为主	支气管播散为主
常见类型	支气管淋巴结结核,粟粒性结核病	浸润型肺结核,慢性纤维空洞型肺结核,肺结核球

继发性肺结核病根据病理变化特点及病程经过,分为以下几种类型。

1. 局灶型肺结核 此型是继发性肺结核病的早期改变,病变位于肺尖部,常见右肺尖,X 线检查,肺尖部有单个或多个境界清楚的结节状阴影,直径大小为 0.5～1cm。病变以增生为主,中央可有干酪样坏死,周围有纤维性包裹。临床上患者多无自觉症状,少数病人免疫力下降时可发展为浸润型肺结核。

2. 浸润型肺结核 临床上最常见的类型,多由局灶型肺结核病发展而来。X 线检查,锁骨下区可见边缘模糊的絮状阴影。病变以渗出为主,中央有不同程度的干酪样坏死、周围有炎细胞浸润。临床上患者常有低热、盗汗、疲乏、咳嗽、咯血等表现。本型如早期合理治疗,渗出性病变多可转变为增生性病变,发生纤维化、纤维包裹、钙化而痊愈。如病人免疫力下降或治疗不及时,可引起干酪性肺炎、形成急性空洞,如果急性空洞经久不愈,将发展为慢性纤维空洞型肺结核。

3. 慢性纤维空洞型肺结核 病变特点:①肺内有一个或多个厚壁空洞;多位于肺上叶,大小不等,形状不规则,壁厚可达 1cm 以上(图 22-4);②同侧或对侧肺组织内可形成新旧不一、大小不等,病变类型不同的病灶。空洞与支气管相通,结核分枝杆菌可通过咳痰的形式而成为传染源,故又称为开放性肺结核。如血管被侵蚀,可咯血;③严重的慢性纤维空洞型肺结核可导致肺源性心脏病。

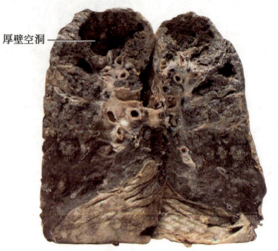

厚壁空洞 ———

图 22-4 慢性纤维空洞型肺结核

4. 干酪性肺炎 多由浸润型肺结核恶化、进展或急、慢性空洞内的结核分枝杆菌经支气管播散所致。肺泡腔内有大量浆液纤维素性渗出物、巨噬细胞及炎细胞,并见广泛的干酪样坏死,临床上病情危重。

5. 结核球(结核瘤) 继发于浸润型肺结核,呈球形,多位于肺的上叶,直径 2~5cm,一般为单个,也可多个,常无临床症状。结核球临床上多采用局部手术切除治疗。当机体免疫力下降时,病灶还可恶化,造成播散。X 线检查需与肺部肿瘤鉴别。

6. 结核性胸膜炎 结核性胸膜炎包括渗出性结核性胸膜炎和增生性结核性胸膜炎两种类型,渗出性胸膜炎多见于青年,以浆液、少量纤维素渗出为主,常形成胸腔积液,若纤维素渗出过多可造成胸膜增厚和粘连。增生性结核性胸膜炎以胸膜上形成结核性肉芽组织为主,常位于肺尖或肺内病灶邻近的胸膜,可使胸膜增厚、粘连。

三、肺外器官结核病

肺外器官的结核病多为原发性肺结核病的结核分枝杆菌,经血道和淋巴道播散到肺外器官引起。以淋巴结、骨、关节、肾、脑膜、生殖系统器官为常见。

1. 肠结核病 大多数肠结核病多继发于活动性肺结核病少数为食入含菌的食物引起感染,可由肠的原发性结核性溃疡、结核性淋巴管炎和肠系膜淋巴结炎构成肠原发综合征,病变多发生在回盲部。溃疡型肠结核较多见,形成黏膜溃疡,溃疡常有多个,边缘不整齐,长径与肠腔长轴垂直,愈合后可致肠狭窄。临床上可有腹痛、腹泻、营养障碍和结核中毒症状。增生型肠结核较少见,病变特征是结核性肉芽组织增生并引起肠壁纤维化,致肠壁高度增厚、肠腔狭窄。临床表现慢性不完全性低位肠梗阻。右下腹部可触及包块者,应与肠道肿瘤鉴别。

2. 结核性腹膜炎 多见于青少年,根据病理特征可分为干性、湿性和混合性,以后者多见。其共同特点为腹膜上密布无数个结核结节。湿性结核性腹膜炎大量浆液和纤维素渗出引起腹水。病人多有腹痛、腹泻、腹胀,触诊时腹壁柔韧感等。干性结核性腹膜炎大量纤维素渗出物机化后引起腹腔器官粘连,导致粘连性肠梗阻。

3. 结核性脑膜炎 多见于儿童,由机体其他部位病变的结核分枝杆菌经血道播散引起,病变以脑底部最明显。蛛网膜下腔内可见纤维素、巨噬细胞、淋巴细胞和少量中性粒细胞渗出,渗出物为灰黄色,混浊胶冻样。当渗出物压迫、损害颅底脑神经(视神经、动眼神经等)时,则引起相应的颅神经损害症状。渗出物机化后影响脑脊液循环,可引起脑积水。临床上可有头痛、喷射性呕吐等颅内高压的症状。

4. 肾结核病 结核菌主要通过血道播散。病变大多始于肾皮质和髓质交界处或肾乳头内,最初为局灶性结核性肉芽肿,继而发生干酪样坏死,坏死物破入肾盂而形成空洞。干酪样坏死经尿排出,可引起输尿管、膀胱结核,造成输尿管黏膜破坏,纤维组织增生致管腔狭窄,甚至阻塞,引起肾盂积水,使肾功能严重损害(图 22-5)。

5. 生殖系统结核病 男性生殖系统结核病多由泌尿系统结核直接蔓延而来。主要发生在附睾,也可累及到输精管等处。睾丸结核可穿破阴囊皮肤形成窦道;输卵管结核为女性不孕症的常见原因之一。

6. 骨与关节结核 骨结核以儿童和青年多见,病变多累及脊椎骨、长骨的骨骺端等处。病变分为:①干酪样坏死型:以骨质破坏形成干酪样坏死及死骨为特征,坏死液化后可在局部形成结核性脓肿,没有红、痛、热,故称为"冷脓肿",也可穿破皮肤形成窦道、瘘管;②增生型:较少见,主要以形成结核性肉芽组织为主要特征。

脊椎骨结核病最常见,常侵犯第 10 胸椎至第 2 腰椎,可造成椎体破坏而发生脊柱后凸畸形(驼背),进而压迫脊髓,引起截瘫(图 22-6)。椎体的干酪样坏死可沿软组织往下流注,如腰椎结核可在腹股沟韧带处形成"冷脓肿"。关节结核多继发于骨结核,发生于长骨骨骺或干骺端结核再累及附近关节软骨和滑膜而引起关节结核,可使关节明显肿胀,甚至于关节强直。

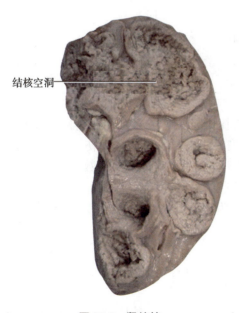
结核空洞

图 22-5 肾结核

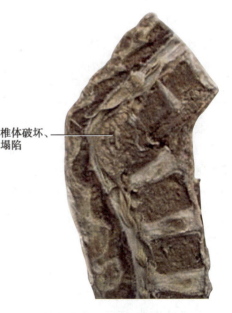
椎体破坏、塌陷

图 22-6 脊椎结核

7. 淋巴结结核病 多见于儿童和青年。以颈部淋巴结最多见,其次是肺门、支气管旁和肠系膜的淋巴结。颈淋巴结结核俗称瘰疬,结核性坏死物液化后可穿破颈部皮肤,形成窦道。

四、病理与临床护理联系

观察肺结核病人的咳嗽、咳痰性质,有无发热、乏力、盗汗、咯血等症状;用药上应注意有效抗结核药的应用基础上慎用糖皮质激素控制症状,预防或及时发现药物的不良反应等。让病人应注意休息,加强营养,给予高蛋白、高热量、高维生素的食物,以增强机体的抗结核病的能力。给予心理安慰,树立治疗信心等。教育病人了解结核病的传播途径,机体在抵抗结核病中的重要作用,控制传染源、切断传染途径。

第二节 病毒性肝炎

病毒性肝炎(viral hepatitis)是由肝炎病毒引起的以肝细胞变性、坏死为主要病变的一种传染病。肝炎病毒分为甲型、乙型、丙型、丁型、戊型及己型等多种类型,分别可引起各型肝炎。其中以乙型肝炎在我国最多见。肝炎在世界各地均有流行,发病率有不断上升趋势,各种年龄均可发病,无性别差异。

(一)病因及发病机制

甲型、乙型、丙型、丁型、戊型及己型六型肝炎病毒特点(表22-2)。

表22-2　各类型肝炎病毒特点

肝炎病毒	病毒类型	潜伏期	传播途径	转为慢性肝炎
甲型(HAV)	RNA	2~6周	肠道	无
乙型(HBV)	DNA	4~26周	接触、输血、注射	5%~10%
丙型(HCV)	RNA	2~26周	同上	>50%
丁型(HDV)	RNA	4~7周	同上	<5%
戊型(HEV)	RNA	2~8周	肠道	无
己型(HGV)	RNA	不详	输血、注射	无

一般认为甲型肝炎是 HAV 在肝内繁殖直接损伤肝细胞,一般不引起病毒携带者状态,极少成为慢性。乙型肝炎是 HBV 通过细胞免疫反应引起肝细胞的损伤,多为慢性肝炎。机体细胞免疫强弱决定肝炎病变程度,而表现出不同类型的肝炎。同样数量和毒力的病毒感染机体,若机体细胞免疫功能缺陷,则成为无症状的病毒携带者;若机体免疫反应正常,则发展为普通型肝炎;若机体免疫反应过强,则发展为重型肝炎;当机体免疫功能不足者则为慢性肝炎。

(二)基本病理变化

各型肝炎的基本病理变化,为肝细胞的变性、坏死,伴有炎细胞浸润、肝细胞的再生和纤维组织增生,不同类型其病变表现轻重而异。

1. 肝细胞变性、坏死　肝细胞变性:①肝细胞质疏松化和气球样变性:由于细胞内水分增多,体积肿大,胞质疏松呈网状、半透明,称胞质疏松化。若肝细胞肿大呈球形,胞质几乎完全透明,称气球样变(图22-7);②肝细胞质嗜酸性变:多累及单个或几个肝细胞,胞质浓缩,嗜酸性染色增强,颗粒消失,称嗜酸性变。脂肪变性常见于丙型肝炎。

肝细胞坏死:①溶解性坏死:最常见,是因肝细胞高度气球样变发展而来,胞核固缩、溶

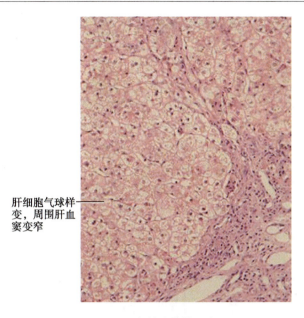

肝细胞气球样变，周围肝血窦变窄

图 22-7 急性病毒性肝炎

解、消失，最后细胞解体；②嗜酸性坏死：嗜酸性变进一步发展，细胞核固缩甚至消失，最后形成一个深红色浓染的小体，称嗜酸性小体（图 22-8）；③点状坏死：肝小叶散在的单个或几个肝细胞坏死；④碎片状坏死：坏死的肝细胞呈片状，发生于肝小叶周边的肝细胞界板处；⑤桥接坏死：为肝细胞的带状融合性坏死，位于中央静脉与汇管区之间，或两个中央静脉之间出现的肝细胞坏死带；⑥大块坏死：是指几乎累及整个肝小叶的肝细胞坏死。

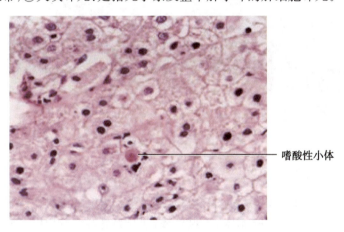

嗜酸性小体

图 22-8 急性病毒性肝炎

2. 炎细胞浸润 在汇管区和小叶内有不同程度的炎细胞浸润，主要为淋巴细胞、单核细胞、浆细胞及少量中性粒细胞浸润。

3. 间质纤维组织增生和肝细胞再生 ①肝窦的库普弗（Kupffer）细胞增生：是单核巨噬细胞系统的炎症性反应；②肝细胞再生：肝细胞体积较大，核大、深染、可见双核，胞质略呈嗜碱性；③间叶细胞及成纤维细胞增生：参与炎症的修复，成纤维细胞增生可发展为肝纤维化及肝硬化。

（三）常见病理类型及其与临床护理联系

各型病毒性肝炎引起的病理变化和临床表现基本相同。常把病毒性肝炎按病理临床角度分类如下：普通型：急性肝炎（黄疸型、无黄疸型）、慢性肝炎（轻度、中度、重度）；重型：（急性、亚急性）。

1. 急性（普通型）**肝炎**　最多见，临床上分为黄疸型和无黄疸型。黄疸型较无黄疸型肝炎病变略重，病程较短，多见于甲型、丁型、戊型肝炎，无黄疸型多为乙型肝炎，部分见于丙型肝炎。二者病理变化基本相同，一并叙述。

大体观察，肝体积增大，表面光滑，被膜紧张。组织学观察，肝细胞胞质广泛的疏松化，气球样变，嗜酸性变，而坏死轻微，可见嗜酸小体。在坏死区内及汇管区内有炎细胞浸润。黄疸型肝炎可见明显淤胆，在毛细胆管内有胆栓形成。临床上，患者表现肝大、肝区疼痛，转氨酶增高，肝功能障碍，黄疸等。急性（普通型）肝炎大多数半年可逐渐恢复，一部分病例可发展为慢性肝炎。

2. 慢性（普通型）**肝炎**　急性普通型肝炎持续半年以上者，称慢性肝炎（国内定为 1 年），5％～10％乙型肝炎，50％丙型肝炎转变为慢性。根据炎症变性、坏死及纤维组织增生的程度分三型。

（1）轻度慢性肝炎：肝细胞轻度变性、坏死，主要为嗜酸性坏死和点状坏死；汇管区周围有少量纤维组织增生及炎细胞浸润，肝小叶结构完整。

（2）中度慢性肝炎：肝细胞变性、坏死较明显，可见桥接坏死；小叶内及汇管区纤维组织增生及炎细胞浸润，多数肝小叶结构完整（图 22-9）。

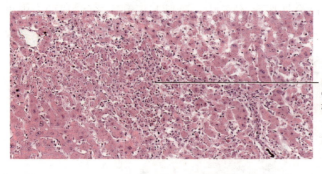

中央静脉和汇管区之间形成桥接坏死

图 22-9　中度慢性肝炎

（3）重度慢性肝炎：肝细胞坏死广泛、严重，大片的肝细胞坏死带及桥接坏死。小叶内及汇管区中纤维组织增生及多量淋巴细胞、单核细胞浸润，增生的纤维组织将小叶分隔。

慢性（普通型）肝炎患者表现肝大、肝区疼痛，消化系统症状，肝功能障碍等，如不及时治疗，可转变为肝硬化。

3. 重型肝炎　本型病情严重，根据发病急缓及病变程度分急性重型和亚急性重型肝炎。

（1）急性重型肝炎：比较少见，起病急骤，病情凶险，死亡率高。临床上又称爆发型或电击型。肉眼观，肝体积明显缩小，质软，被膜皱缩，切面呈黄色或红褐色，又称急性黄色（或红色）肝萎缩（图 22-10）。镜下观，肝细胞大片坏死，肝窦明显扩张充血，Kupffer 细胞增生、肥大，并吞噬细胞碎屑及色素；肝细胞再生不明显；小叶及汇管区内有多量淋巴细胞及巨噬细胞浸润。

急性重型肝炎由于肝细胞弥漫性大片坏死可导致患者肝性脑病、黄疸,鼻出血、呕血、便血、牙龈出血及皮肤瘀点、瘀斑、消化道出血等,弥散性血管内凝血,急性肾功能不全等。患者死亡率比较高,部分如能度过急性期,可发展为亚急性重型肝炎。

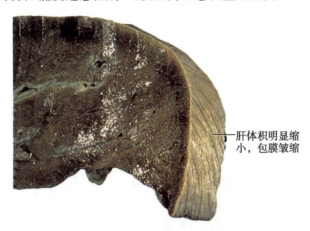

肝体积明显缩小,包膜皱缩

图 22-10 急性重型肝炎

(2)亚急性重型肝炎:多由急性重型肝炎迁延而来或一开始起病就较缓慢。病情可达一至数月。肉眼观,肝体积不同程度缩小,被膜皱缩,呈黄绿色,又称亚急性黄色肝萎缩。镜下观,大量肝细胞坏死,又有肝细胞结节状再生,坏死区的小叶结构破坏。小叶内外炎细胞浸润明显,小叶周边的小胆管增生、淤胆。患者表现较急性重型肝炎轻。病程长者可发展为坏死后性肝硬化。

(四)病理与临床护理联系

密切观察病人的神志、出血、黄疸、尿及大便颜色、肝浊音界等。合理应用保肝药物,特别禁用损伤肝的药物。病人有出血,要密切观察出血的表现,根据出血的程度,早期发现、及时处理。让病人休息,合理营养、适宜的饮食,如低盐、低脂、多吃水果、蔬菜等含维生素多的食物,禁饮酒。给予心理安慰,树立治疗信心,保持乐观情绪等。

第三节 细菌性痢疾

细菌性痢疾(bacillary dysentery)是由痢疾杆菌引起的一种肠道传染病,简称菌痢。以夏、秋季最为多见,多为散发性,有时也可引起流行。儿童发病率较高。患者表现腹痛、腹泻、里急后重、黏液脓血便,头痛、发热、乏力、食欲减退等全身中毒症状。

(一)病因及发病机制

痢疾杆菌是革兰阴性菌,依据其抗原结构不同分福氏菌、鲍氏菌、宋内菌和志贺菌四种,我国主要是福氏和宋内痢疾杆菌。细菌性痢疾患者和健康带菌者是其传染源。痢疾杆菌随粪便排出后,直接或间接(苍蝇为媒介)污染水源、食物、日常用品等,经消化系统传染给健康人群。痢疾杆菌经口进入胃,大部分被胃酸杀灭,仅少部分进入肠道,是否发病,主要取决于机体的抵抗力的强弱、细菌数量和毒力大小。当受凉、暴饮、暴食等使机体抵抗力降低时而致病。

(二)病理变化及主要临床表现

细菌性痢疾主要病变在直肠和乙状结肠。根据肠道炎症的特征和临床经过分三种类型。

1. 急性细菌性痢疾 初期为肠黏膜急性卡他性炎，黏液腺分泌亢进，黏膜充血、水肿、中性粒细胞和巨噬细胞浸润。病变进一步发展成假膜性炎，坏死组织与纤维素、红细胞、炎细胞及细菌凝集成灰白色假膜(图 22-11)。肉眼观，假膜呈糠皮样，灰白色，假膜溶解脱落，形成大小不等，形状不一的溃疡，很少累及黏膜肌，严重者融合成较大溃疡，深达肌层。

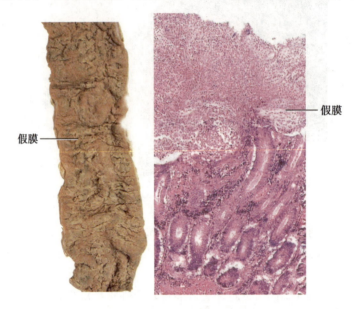

图 22-11 细菌性痢疾

临床上，初期由于肠黏膜的急性卡他性炎症，患者表现水样便、黏液便，后转为黏液脓血便；炎症刺激直肠壁内的神经末梢及肛门括约肌，患者表现里急后重和腹痛；细菌毒素的吸收，出现头痛、发热、乏力食欲减退等全身中毒症状。大约发病一周左右，黏膜上皮再生修复，不形成明显瘢痕，少数大而深的溃疡愈合后可形成瘢痕，但很少引起肠狭窄。经适当治疗，多数痊愈，少数病人持续二个月以上转为慢性细菌性痢疾。

2. 慢性细菌性痢疾 多由急性菌痢转变而来，肠道病变为可表现为溃疡愈合，扩大或形成新的溃疡，新旧病变常交替出现。溃疡边缘的黏膜过度增生形成息肉，肠壁由于肉芽组织和纤维瘢痕形成，可增厚、变硬，甚至引起肠狭窄。患者表现腹痛、腹泻或便秘，常带有黏液或少量脓血。在急性发作期，则出现急性痢疾的症状。少数病人可无明显的临床症状和体征，成为细菌性痢疾的传染源。

3. 中毒性细菌性痢疾 是最严重的类型。多见于 2～7 岁儿童，发病急骤，肠道病变和症状不明显，出现严重的全身中毒症状。发病后数小时可出现中毒性休克或呼吸衰竭。常由毒力较低的福氏或宋氏痢疾杆菌引起。

（三）病理与临床护理联系

密切观察患者大便次数、性质及量，体温、血压、神志、脉搏、呼吸等；合理应用抗生素，观察药物不良反应等。如高热，可给予物理降温，如乙醇擦浴等。中毒性菌痢及时纠正酸碱平衡紊乱、补充血容量等。让病人卧床休息，合理营养、适宜饮食，鼓励病人多饮水。教育病人了解细菌性痢疾的发病及传播途径，注意饮食及个人卫生等。

第四节　流行性脑脊髓膜炎

流行性脑脊髓膜炎(epidemic cerebrospinal meningitis)是由脑膜炎双球菌引起的脑脊髓膜的急性化脓性炎症,简称流脑。常流行于冬、春季节,好发于儿童及青少年。发病急,传播迅速,易引起流行。临床表现为高热、寒战、头痛、呕吐、颈项强直及皮肤瘀点等。

(一) 病因及发病机制

脑膜炎双球菌存在于病人或带菌者的鼻咽部,借飞沫经呼吸道传染。病菌进入上呼吸道后,大多数感染者只引起局限性的上呼吸道炎症而不发病,成为带菌者。仅少数人由于机体抵抗力低下,细菌从上呼吸道黏膜侵入血流并生长繁殖,引起菌血症或败血症,约2%～3%脑膜炎双球菌到达脑脊髓膜、蛛网膜下隙、软脑膜引起化脓性炎症。

(二) 病理变化及主要临床表现

1. 病理变化　大体观察:蛛网膜下腔充满灰黄色脓性渗出物,覆盖于脑回、脑沟。严重时,由于脓性渗出物阻塞,使脑脊液循环障碍,脑室扩张并有混浊液体。组织学观察:脑脊髓膜、蛛网膜血管扩张、充血,蛛网膜下腔增宽,其内有大量中性粒细胞、少量单核细胞、淋巴细胞和纤维素渗出(图22-12)。脑实质一般不受累。

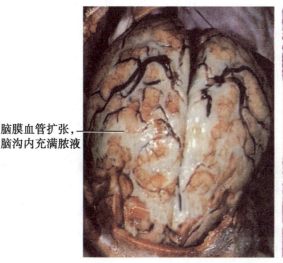
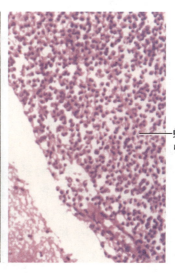

脑膜血管扩张,脑沟内充满脓液

蛛网膜下腔大量中性粒细胞渗出

图 22-12　流行性脑髓膜炎

2. 主要临床表现　①颅内压升高症状:患者表现头痛、喷射性呕吐,小儿前囟门饱满等;②脑膜刺激征:患者表现为颈项强直、"角弓反张"、屈髋伸膝试验(Kernig sign)阳性等;③脑脊液变化:表现压力升高,混浊不清,含有大量脓细胞,蛋白含量增加,糖含量减少,经涂片和培养检查可找到细菌。脑脊液检查是本病诊断的一个重要依据;④败血症:患者表现寒战、高热及皮肤黏膜瘀点、瘀斑等;由于细菌栓塞或细菌毒素对血管壁损伤所致。用瘀点的血液直接涂片,可找到脑膜炎双球菌。

(三) 结局及并发症

本病及时应用抗生素治疗,大多数患者均能痊愈。少数如治疗不当,由于蛛网膜下隙渗出物的机化,致脑膜粘连,脑脊液循环障碍,可发生脑积水;颅神经受损出现耳聋、视力障碍、斜视及面神经麻痹等。暴发型脑膜炎：多见于儿童，起病急，病情凶险，脑膜病变轻微，患者以周围循环衰竭、休克、皮肤出现大片紫癜、两侧肾上腺皮质严重出血，肾上腺皮质功能障碍，称为沃-弗综合征（Waterhouse-Friederichsen），常在短期内死亡。

（四）病理与临床护理联系

密切观察体温、呼吸、血压、脉搏、神志、意识、头痛程度、呕吐性质、皮肤变化、肢体运动、颅神经反射等。合理应用抗生素类药物。注意密切药物的疗效及不良反应等。病人如果有高热时，应遵照医嘱给予降温，呕吐严重者应注意纠正水、电解质紊乱。让病人早期卧床休息，保持室内空气流通，合理营养、适宜饮食，如食入流质，高热量、高蛋白、高维生素食物。教育病人了解流脑的发病及传播途径，在流行季节前进行预防接种，必要时可用药物预防。

第五节　流行性乙型脑炎

流行性乙型脑炎（epidemic encephalitis B）是由乙型脑炎病毒引起的急性传染病，简称乙脑，多在夏、秋季流行。尤其以 10 岁以下儿童多见，本病起病急，病情重，死亡率高。临床表现高热、抽搐、嗜睡、昏迷等。

（一）病因及发病机制

乙型脑炎病毒为嗜神经性（RNA）病毒。蚊子为其传播媒介（我国主要是三节吻库蚊）和长期贮存宿主。在牛、马、猪等家畜中隐性感染成为人类乙型脑炎的传染源和中间宿主。蚊虫叮咬带病毒的家畜，然后再叮咬人引起感染。病毒侵入人体，先在局部血管的内皮细胞中及全身单核吞噬细胞系统繁殖。然后侵入血流，引起短暂性的病毒血症。若机体免疫功能强，血-脑屏障功能正常，病毒则不易进入脑组织致病，成为隐性感染。在免疫功能低下时，血-脑屏障功能不健全者，病毒则可侵入中枢神经系统引起发病。

（二）病理变化及主要临床表现

1. 病理变化　病变累及中枢神经系统灰质，以大脑皮质、基底核、视丘最为严重；小脑皮质、脑桥及延髓次之；脊髓病变较轻。大体观察：脑膜血管充血，脑水肿明显，脑回变宽，脑沟变窄。切面见皮质深层、基底核、视丘等处部分有粟粒大小的软化灶，半透明状、界限清楚、呈弥漫或灶性分布。组织学观察：脑内血管扩张充血，血管周围间隙增宽，以淋巴细胞、单核细胞、浆细胞为主的炎细胞围绕血管周围呈袖套状浸润，称血管套（图 22-13）；病毒在神经细胞内生长繁殖造成细胞结构破坏，神经细胞肿胀，尼氏小体消失，胞质出现空泡、核偏位等。严重时，神经细胞核固缩、溶解、消失，导致神经细胞变性、坏死。变性、坏死的神经细胞周围，增生的少突胶质细胞围绕，称为神经细胞卫星现象。小胶质细胞、中性粒细胞侵入神经细胞内，称为噬神经细胞现象；局灶性神经组织坏死或液化，形成染色较浅，质地疏松，边界清楚的筛网状病灶，称为筛状软化灶；小胶质细胞增生明显，形成小胶质细胞结节（图 22-13）。

2. 主要临床表现　病毒血症导致患者出现高热，全身不适等症状。脑内血管的扩张、充血，血管内皮细胞受损，使血管壁的通透性升高，导致脑水肿，颅内压升高，神经细胞变性、坏死等，引起中枢神经系统功能障碍，患者出现头痛、呕吐、嗜睡、抽搐甚至昏迷等。脑膜刺激症状较轻，脑脊液检查呈透明或微混浊，细胞轻度增加，以淋巴细胞为主。严重者颅内压升高可形成脑疝，如枕骨大孔疝，压迫延髓呼吸中枢导致中枢性呼吸衰竭。

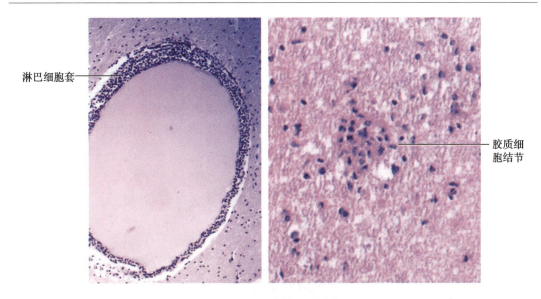

淋巴细胞套

胶质细胞结节

图 22-13　流行性乙型脑炎

（三）结局及并发症

本病经过适当治疗,多数病人在急性期后痊愈,脑部病变逐渐消失;部分重症病人,可出现语言障碍、痴呆、肢体瘫痪、中枢性面瘫等;少数病人可因病变不能恢复而留下后遗症。

（四）病理与临床护理联系

观察病人体温、呼吸、心率、神志、意识、颅神经反射等。应遵照医嘱,头疼严重者给予止痛药或脱水剂,保持呼吸道畅通等。让病人早期卧床休息、安静,保持室内空气流通。大力宣传预防知识,积极开展防蚊、灭蚊工作,提倡接种乙脑疫苗,以降低发病率。指导病人坚持康复治疗。

第六节　伤　寒

伤寒(typhoid fever)是由伤寒杆菌引起的一种急性传染病。病变的主要特点为全身单核巨噬细胞系统增生。临床表现持续高热、相对缓脉、脾大、嗜中性粒细胞减少和皮肤玫瑰疹等。好发于夏、秋季,儿童及青壮年多见,病后可获得稳固的免疫力,一般不再感染。

（一）病因及发病机制

伤寒杆菌是属于沙门菌属,革兰阴性杆菌。含有菌体"O"抗原,鞭毛"H"抗原和表面"Vi"抗原都可使人体产生相应的抗体,其中以"O"和"H"抗原性较强,故常用血清凝集试验肥达反应(Widal reaction)来测定血清中抗体,以协助临床诊断。

伤寒病患者和健康带菌者为主要传染源。细菌随粪便和尿液排出后,污染食物、水源,经消化道感染,苍蝇是本病的传播媒介。伤寒杆菌进入消化道后,大部分被胃酸杀灭,当感染的菌量较多时,未被杀灭的细菌进入小肠,可穿过小肠黏膜上皮细胞侵入回肠末段的集合淋巴小结和孤立淋巴小结,淋巴组织中的伤寒杆菌被巨噬细胞不完全吞噬并在其中生长繁殖;部分伤寒杆菌经胸导管进入血液,引起菌血症,并很快被全身单核巨噬细胞系统的细胞吞噬,在其中大量繁殖致使肝、脾、淋巴结增大。此时期临床上无明显症状,称为潜伏期,约10天左右。此后,大量繁殖的伤寒杆菌释放内毒素,再次入血而引起败血症,出现明显全身中毒症状。伤寒杆菌在胆囊中大量繁殖并随胆汁再次进入小肠,使已致敏的肠黏膜淋巴组织坏死、脱落形成溃疡。

(二)病理变化及主要临床表现

伤寒病变特征为全身单核巨噬细胞增生为主的急性增生性炎症。病变主要分布在肠道淋巴组织、肠系膜淋巴结、肝、脾和骨髓等处。巨噬细胞吞噬伤寒杆菌、红细胞、淋巴细胞和坏死细胞碎片,称为伤寒细胞。伤寒细胞常聚集成结节状,称为伤寒小结或伤寒肉芽肿(图22-14),是伤寒病的特征性病变,具有重要的诊断价值。

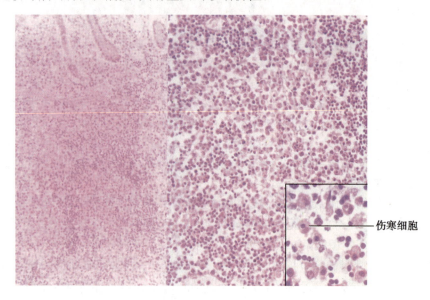

伤寒细胞

图 22-14 伤寒肉芽肿

1. 肠道病变 伤寒肠道病变主要以回肠末段的集合淋巴小结和孤立淋巴小结最明显,按病变发展过程分为四期,每期约一周。

(1)髓样肿胀期:发病的第一周,回肠下段的淋巴组织明显增生、肿胀,突出于黏膜表面,呈圆形或椭圆形,灰白色,质软,表面凹凸不平,状似脑回,故称为"髓样肿胀"。肠壁淋巴组织内形成伤寒肉芽肿。患者表现为体温梯形上升,至第一周末体温可达40℃,并伴有头痛、食欲减退、全身乏力,肝、脾大,相对缓脉和中性粒细胞减少等。血液及骨髓细菌培养阳性。

(2)坏死期:发病的第二周。由于肠壁内淋巴组织的明显增生,使局部组织内血管受压而缺血,以及细菌毒素作用,使肿胀的淋巴组织发生小灶性坏死,呈一片红染无结构物质,周围和底部可见典型的伤寒肉芽肿。临床上患者中毒症状更加明显,体温可持续在39~40℃之间,多呈稽留热。伤寒杆菌栓塞皮肤毛细血管,伤寒杆菌及其毒素刺激皮肤毛细血管扩张、充血,皮肤表现为玫瑰疹,直径2~4mm,压之退色,胸腹壁皮肤较明显,一般在数日内消失。此期肥达反应阳性。

(3)溃疡期:发病的第三周。坏死的肠黏膜脱落而形成溃疡,呈圆或椭圆形,边缘隆起。其溃疡外形与淋巴小结的分布及形态一致,溃疡的长轴与肠管长轴平行,此为伤寒溃疡的特点(图22-15)。溃疡深浅不一,常达黏膜下层,严重者可穿透肌层和浆膜,引起肠穿孔。如累及血管,可引起肠出血。临床患者表现与坏死期大致相同。

(4)愈合期:发病的第四周。溃疡由于肉芽组织的增生将其填充,溃疡边缘由肠黏膜上

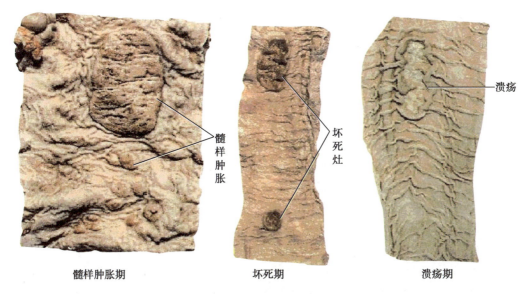

髓样肿胀期　　　　　坏死期　　　　　溃疡期

图 22-15　伤寒肠道病变

皮再生而愈合,一般不留瘢痕。临床患者表现体温逐渐下降,并伴有出汗,其他症状及体征也随之消失。

2. 其他组织病变　①肠系膜淋巴结、脾、肝及骨髓内巨噬细胞增生活跃而致使相应组织器官增大,伤寒肉芽肿形成,严重者可有灶状坏死;②心:心肌纤维水变性,严重者可发生心肌坏死及中毒性心肌炎,心肌收缩力减弱,毒素作用使迷走神经兴奋性增高,临床上出现相对缓脉等;③中枢神经系统:细菌毒素可引起脑小血管内膜炎,脑神经细胞变性、坏死以及胶质细胞增生;④肾小管上皮细胞水样变性,皮肤出现玫瑰疹,膈肌、腹直肌及股内收肌常发生凝固性坏死(蜡样变性),临床患者出现肌痛和皮肤知觉过敏。

(三) 结局及并发症

伤寒一般经过 4～5 周即可痊愈,严重的毒血症、肠出血和肠穿孔是本病的主要死亡原因。①肠穿孔,是伤寒最严重的并发症。多发生于溃疡期,穿孔后常引起急性弥漫性腹膜炎;②肠出血,是伤寒常见的并发症。常发生于坏死期或溃疡期,严重患者可发生出血性休克;③支气管肺炎,以小儿患者多见,常由于抵抗力低下,继发肺炎球菌或其他上呼吸道细菌感染所致。

(四) 病理与临床护理联系

密切观察病人的生命体征、如神志、脉搏、体温的变化,全身淋巴结、肝、脾的大小等。合理应用抗生素类药物,密切观察疗效和不良反应。让病人早期卧床休息、合理营养、适宜饮食,如食入流质、防止肠穿孔。教育病人了解带菌者是伤寒病的传染源,有效切断伤寒传播途径等。

第七节　狂　犬　病

狂犬病(Rabies)是由狂犬病病毒(Rabies Virus)侵害中枢神经系统引起的一种人兽共患性传染病。因临床患者有恐水症状,又称"恐水症"。人类患者多数会发病身亡,但被狂犬咬伤后,及时预防治疗,可避免其发病。

（一）病因及发病机制

狂犬病病毒是 RNA 病毒，属弹状病毒科，一端钝圆，一端扁平，形同子弹。病毒的抵抗力不强，在 56℃30 分钟或 100℃2 分钟条件下即可灭活，一般消毒方法，如日晒、紫外线、甲醛以及季铵类消毒剂（苯扎溴铵等）均能将其杀灭。病犬是主要传染源，其次猫、牛、马等家畜也可为传染源。病毒主要通过咬伤的伤口进入人体。

（二）病理变化及主要临床表现

1. 病理变化 狂犬病病毒进入人体后首先侵入肌细胞，通过肌细胞和神经细胞之间的乙酰胆碱受体进入神经细胞，沿着相同的通路进入脊髓，病毒不进入血液。进入脑内感染海马区、小脑、脑干等部位。最具有诊断意义的病理变化是存在于神经细胞胞质内的内基小体（Negri），尤以浦肯野细胞内多见，即一种嗜酸性包涵体，呈圆形或椭圆形，大小约 $3\sim10\mu m$，HE 染色呈红色，周围有空晕。甲苯胺蓝染色呈淡蓝色，内有 $1\sim2$ 个状似细胞核的小点。

2. 主要临床表现 狂犬病潜伏期从几天到几年不等，一般 $1\sim2$ 个月。潜伏期中感染者没有任何症状。狂犬病的临床表现可分为三期：①前驱期（沉郁期）：患者出现全身不适、发烧、疲倦、不安、被咬部位疼痛、发痒、感觉异常等症状；②兴奋期（狂暴期）：患者各种症状达到顶峰，出现精神紧张、全身肌肉痉挛、幻觉、谵妄、怕光、怕声、怕水、怕风等症状，常因咽喉部肌肉痉挛而窒息身亡；③麻痹期（昏迷期）：患者深度昏迷，狂犬病的各种症状均不再明显，大多数进入此期的患者最终衰竭而死。

（三）结局及并发症

患者主要并发症有颅内压增高、下丘脑受累引起抗利尿激素分泌过多或过少（引起尿崩症）、自主神经功能紊乱引起高血压、低血压、心律失常，如室上性心动过速、心动过缓，甚至停搏。可并发充血性心力衰竭、急性肾衰及胃肠道出血等。

（四）病理与临床护理联系

注意观察病人的精神、血压、呼吸、肌肉痉挛等症状和体征。合理应用抗病毒等药物，对症治疗，保持呼吸道畅通等。给予心理安慰，解除病人恐惧感，减少恐惧等心理障碍。宣传狂犬病的预防知识，让人们了解传染源、传染途径，加强犬和猫的管理，了解自我保护措施。

第八节 手 足 口 病

手足口病（Hand, foot and mouth disease, HFMD）是由肠道病毒引起的传染病。好发于夏、秋季节。常发生于学龄前儿童，3 岁以下婴幼儿多发，成人也可感染。潜伏期一般 3 至 7 天，多数病人突然发病。

（一）病因及发病机制

病因是肠道病毒，有 20 多种（型）。其中以柯萨奇病毒 A16 型（Cox A16）和肠道病毒 71 型最常见。手足口病患者、隐性感染者是主要传染源。传播途径主要是通过空气飞沫和密切接触传播，如唾液、疱疹液、粪便污染的手、毛巾、手绢、牙杯、玩具、食具、奶具以及床上用品、内衣等。

（二）病理变化及主要临床表现

1. 病理变化 病变主要侵犯手、足、口、臀四个部位；口腔溃疡，口腔黏膜疹，初为粟米样斑丘疹或水疱，呈圆形或椭圆形扁平凸起，周围红晕，位于舌、两颊部及唇齿侧。手、足等远端部位出现平、凸的斑丘疹或疱疹，疱疹内有混浊液体，黄豆大小不等，斑丘疹在 5 天左右由红变暗,然后消退,愈合后不留痕迹,水疱常在一周后消退。

2. 主要临床表现 发病急,发热,除口腔黏膜、手掌或脚掌部出现、疱疹外,病毒会侵犯心、脑、肾等重要器官,引起暴发性心肌炎、无菌性脑膜炎时,表现为发烧、头痛、颈部僵硬、呕吐、易烦躁、睡眠不安稳等。部分患儿可伴有咳嗽、流涕、食欲减退、恶心、呕吐、头疼等症状。临床上斑丘疹或疱疹为不痛、不痒、不结痂、不结疤"四不特征"。该病属自限性疾病,多数预后良好,不留后遗症。

(三)病理与临床护理联系

注意观察病人的精神、血压、呼吸等症状和体征。合理应用药物,预防继发性感染。教育病人要树立治疗信心,给予心理安慰等。宣传手足口病的预防知识,让人们了解传染源、传染途径及自我保护措施。

第九节 性传播性疾病

性传播性疾病(sexually transmitted diseases,STD)是指以性接触为主要传播途径的一类传染病。本节主要叙述尖锐湿疣、淋病、梅毒和艾滋病等。

一、尖 锐 湿 疣

尖锐湿疣(condyloma acuminatum)是由人乳头瘤病毒(HPV)感染引起的性传播疾病。发病年龄高峰在 20～40 岁。

1. 病因及发病机制 本病主要由 HPV(6、11 型)引起。HPV 属 DNA 病毒,只侵袭人体皮肤和黏膜。主要通过性接触传播,也可通过间接途径,如浴巾、浴盆传染,潜伏期通常 3 个月。

2. 病理变化及主要临床表现 男性常见于阴茎冠状沟、龟头、尿道口或肛门附近。女性常发生在阴蒂、阴唇、会阴、尿道口、宫颈和肛门周围。大体观察:早期形成散在、小而尖的乳头,逐渐增大、增多,呈淡红色或灰白色,质较软,湿润;晚期表面凸凹不平,互相融合形成鸡冠状或菜花状突起,呈暗红色,顶端可因感染而溃烂,根部有蒂,触之易出血(图 22-16)。组织学观察:表皮呈疣状或乳头状增生,上皮脚延长、呈假上皮瘤样改变。表皮角化层细胞增生并角化不全,棘层细胞层次增厚。最具有诊断价值的是颗粒层和棘层出现大量核增大、染色质深染、核边缘不整齐、核周有空晕、整个细胞呈空泡状的凹空细胞(挖空细胞)。真皮层毛细血管扩张、有不等量的慢性炎细胞浸润。临床表现局部瘙痒、烧灼痛等。

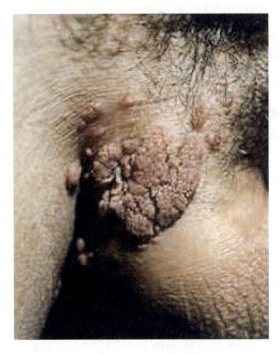

图 22-16 尖锐湿疣

二、淋 病

淋病(gonorrhea)是由淋球菌引起的一种常见的性传播性疾病,主要病变为泌尿生殖系统的化脓性炎症。临床表现尿痛、尿道口溢脓等,男女均可患病。

1. 病因及发病机制 淋球菌通过性行为直接传染,也可能经污染的物品而间接传染。胎儿受母亲产道分泌物感染,引起新生儿的眼结膜炎。淋球菌主要侵犯泌尿生殖系统,对柱状上皮和移行上皮有特别的亲和力,与淋球菌菌体成分以及分泌 IgA 蛋白酶、内毒素和抑制中性粒细胞、补体等有关。

2. 病理变化及主要临床表现 泌尿生殖系统黏膜的化脓性炎。男性感染开始于前尿道,可逆行蔓延至后尿道,前列腺、精囊和附睾。尿道外口充血、水肿,有脓性分泌物流出;黏膜下有中性粒细胞浸润,脓液涂片,经革兰染色,在中性粒细胞内找到淋球菌为主要诊断依据。临床上患者表现尿频、尿急、尿痛等急性尿道炎症状,局部有疼痛及烧灼感。女性累及外阴和阴道腺体,子宫颈内膜和输卵管等处的化脓性炎。1%~3%病例可经血行播散引起全身其他部位病变。以女性多见,常发生于月经期。

三、梅 毒

梅毒(syphilis)是由梅毒螺旋体感染引起的一种慢性传染病。世界各地均有流行,我国解放后曾基本消灭,近年来,梅毒有新病例发现。

(一)病因及发病机制

梅毒患者是唯一的传染源,梅毒螺旋体 95%以上通过性交传染。其体外生活力低,对四环素、青霉素类药物敏感。机体在感染梅毒后 6 周可产生特异性抗体,具有血清学诊断价值。早期梅毒病变可有不治自愈倾向。然而未经治疗或治疗不彻底者,播散在全身的螺旋体常难以完全消灭,是复发梅毒及晚期梅毒发生的原因。梅毒可分为先天性和后天性两种:先天性梅毒是由患病母体血液经胎盘传染给胎儿所致;后天性梅毒主要是性交传播,少数可因输血、接吻、医务人员不慎受染等传染。

(二)基本病理变化及主要临床表现

病变为闭塞性动脉炎,指小动脉内皮细胞及纤维细胞增生使管壁增厚、血管腔狭窄闭塞。小血管周围炎是指围血管性单核细胞、淋巴细胞、浆细胞浸润。浆细胞恒定出现是本病特点之一。此病变可见于各期梅毒。树胶样肿:病灶灰白色,大小不等,质韧而有弹性,似树胶,故称树胶样肿,又称梅毒瘤;镜下结构颇似结核结节,中央为凝固性坏死,形态类似干酪样坏死,但不如干酪样坏死彻底,弹力纤维尚保存。

1. 后天性梅毒 按病程经过分为三期,一、二期梅毒称早期梅毒,具有传染性,三期梅毒称晚期梅毒,因累及内脏,又称内脏梅毒。

第一期梅毒:梅毒螺旋体侵入机体后,约 3 周的潜伏期,然后引起侵入部位损害,如外生殖器(阴茎头、阴唇、子宫颈和阴道后穹隆等),少数发生于生殖器以外(唇、舌、肛周等)。大体观察:局部微红,圆形和椭圆形,边界清楚,无痛性硬结。继而硬结表面出现水泡,破溃后形成质硬、底部清洁、边缘隆起的溃疡,称为硬下疳(图 22-17),常为单个,直径约 1~2cm。组织学观察:溃疡底部可见闭塞性小动脉内膜炎及血管周围炎。此期临床症状不明显,若能及时治疗,梅毒螺旋体可被彻底杀灭,不发展为二期梅毒。

第二期梅毒:病变特点是梅毒疹形成。在下疳发生 7~8 周后,梅毒螺旋体大量繁殖,并

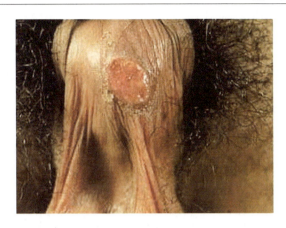

图 22-17　梅毒硬下疳

入血引起全身广泛性皮肤、黏膜暗红色小丘疹,称梅毒疹。全身性非特异性淋巴结增大。镜下见典型的闭塞性血管内膜炎和血管周围炎病变,病灶内可找到梅毒螺旋体,梅毒疹可自行消退,此期传染性强,多年后可发展为三期梅毒。

第三期梅毒(又称晚期梅毒):病变特点是内脏受累,并形成树胶样肿。常发生于感染后4～5年,受累脏器是心血管和中枢神经系统,形成特征性树胶样肿,可引起组织器官破坏和功能障碍。

病变侵犯主动脉可引起梅毒性主动脉炎,损害主动脉中层弹力纤维,引起主动脉瓣关闭不全及主动脉瘤,主动脉瘤破裂出血可造成猝死。神经系统病变主要累及中枢神经及脑脊髓膜,导致麻痹性痴呆。肝的树胶肿使肝组织呈结节状增大,继发纤维化,瘢痕收缩,肝脏呈分叶状。骨和关节损害主要累及颅骨、鼻、股骨及胸骨。鼻骨受累时,常损坏鼻中隔致鼻梁塌陷,鼻孔向前,形成所谓"马鞍鼻"。

2. 先天性梅毒　因孕妇患有梅毒,梅毒螺旋体经血液通过胎盘感染胎儿而引起的梅毒。根据被感染胎儿发病的早晚分早发性和晚发性先天性梅毒两种。①早发性先天性梅毒:是胎儿或婴儿期发病。可形成大片剥脱性皮炎,内脏病变可有淋巴细胞及浆细胞浸润、动脉内膜炎、弥漫性纤维化和发育不全等。肝、肺、胰、肾及脾等器官也有类似病变;②晚发性先天性梅毒:一般为2岁后发病,患儿发育不良,智力低下。

四、获得性免疫缺陷综合征

获得性免疫缺陷综合征(acquired immunodeficiency syndrome, AIDS)又简称艾滋病(英语 AIDS 译音)。是由人类免疫缺陷病毒(human immunodeficiency virus, HIV)感染引起的严重免疫缺陷为主要特征的致死性传染病。本病传染性强,遍及世界各地,尚无有效治疗药物,死亡率100％。因此,实施预防措施,对防止艾滋病流行至关重要。

(一) 病因及发病机制

AIDS 患者主要通过性接触传染,其次是通过血液传播及母婴垂直传播。其潜伏期长,一般为5年甚至更长时间。HIV 是一种反转录病毒。已经在艾滋病病人中分离出 HIV-1和 HIV-2 两种类型病毒。HIV 由皮肤、黏膜的创口及针孔进入人体血液,与 CD_4^+T 细胞表面的 CD_4 分子(受体)结合,病毒外壳蛋白留在 CD_4^+T 细胞膜上,核心进入细胞。在反转录酶的作用下,HIV 的 RNA 反转录成前病毒 DNA,然后整合入宿主基因组,产生新的病毒颗粒。新的病毒颗粒以出芽方式逸出 CD_4^+T 细胞,同时引起该细胞的溶解和坏死。逸出的病毒再感染其他 CD_4^+T 细胞,造成 CD_4^+T 细胞的大量破坏,HIV 还可以侵袭单核巨噬细胞系统的细胞和其他组织细胞,在单核细胞内复制储存在细胞质内,引起单核细胞破坏。单核细胞游走,可导致 HIV 的扩散。

(二)病理变化及主要临床表现

AIDS 的主要病理改变为免疫学损害、混合性机会感染、恶性肿瘤。

1. 免疫学损害 淋巴结病变:早期滤泡明显增生,生发中心活跃,有"满天星"现象,与其他原因引起的反应性淋巴结炎相似。有时滤泡间区可见 Warthin-Finkeldey 型多核巨细胞,该巨细胞出现对明确 HIV 相关淋巴结病有很大帮助。随着病变的发展,滤泡网状带开始破坏,有血管增生。副皮质区 CD_4^+ 细胞减少,CD_4^+/CD_8^+ 细胞比值进行性下降,浆细胞浸润。以后网状带消失,滤泡界限不清。晚期淋巴结内淋巴细胞明显减少,几乎消失殆尽,无淋巴细胞和副皮质区之分,呈现"一片荒芜"的景象。最后淋巴结结构完全消失,主要为巨噬细胞和浆细胞。有些区域纤维组织增生,甚至玻璃样变。胸腺、消化道和脾淋巴组织萎缩。

2. 混合性机会感染 是指在人体免疫功能遭到严重破坏,发生免疫缺陷的特定条件下引起的感染。感染可累及多器官,其中以中枢神经系统、肺、消化道最常见,一般常有两种以上病原体同时感染。病原种类有卡氏肺囊虫、刚地弓形虫、白色念珠菌、新型隐球菌、病毒、细菌、真菌等。卡氏肺囊虫性肺炎,是艾滋病最常见死亡原因之一。可导致肺组织广泛实变,肺间质及肺泡腔内充满泡沫状渗出物,有较多巨噬细胞及浆细胞浸润,可找到卡氏肺囊虫。播散性弓浆虫或隐球菌感染引起脑炎或脑膜炎。

3. 恶性肿瘤 常伴有 Kaposi 肉瘤,该肿瘤起源于血管内皮,广泛累及内脏,以下肢多见。肿瘤呈暗蓝色或紫棕色结节。镜下见成片的梭形细胞构成的毛细血管样腔隙,其中可见含铁血黄素及红细胞。少数患者还可伴有非霍奇金淋巴瘤和中枢神经系统肿瘤等。

4. AIDS 时中枢神经系统改变 约 60% AIDS 患者有神经系统症状,90% 的病例尸检有神经病理学改变。

临床上常表现为发热,体重下降,腹泻和神经系统症状等。

五、病理与临床护理联系

1. 病情观察 不同的性病患者、注意观察病人的病情不同,如淋病应注意观察病人尿道口溢脓、尿频、尿急、尿痛等急性尿道炎的症状。梅毒患者观察主动脉瓣关闭不全、马鞍鼻、梅毒疹等。AIDS 患者观察有无发热、疲乏无力、消瘦、机会感染及继发性肿瘤等症状和体征。

2. 护理措施 合理应用抗生素及抗病毒等药物,注意给药剂量、次数、间隔时间、疗效、不良反应等。病人如果有发热、咳嗽、呕吐、腹痛、腹泻等,加强口腔和皮肤护理,保持呼吸道畅通等,预防继发性感染。

3. 健康教育 教育病人要树立治疗信心,给予心理安慰,解除病人的孤独、恐惧感,减少恐惧、抑郁等心理障碍等。大力宣传性病尤其是 AIDS 的预防知识,让病人了解传染源、传染途径,认识性病对个人、家庭及社会造成的危害,了解自我保护措施。

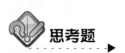 **思考题**

1. 简述原发性肺结核和继发性肺结核的特点区别,继发性肺结核的类型及病变特点。

2. 简述肠伤寒的病变分期和各期特点,急性细菌性痢疾的病理变化及病理临床联系。

3. 简述流行性脑脊髓膜炎和流行性乙型脑炎区别。

4. 简述流行性出血热的临床分期及临床表现。

5. 简述梅毒、艾滋病、狂犬病、流行性感冒、手足口病的基本病理变化及病理临床联系。

(丁运良)

第二十三章　寄生虫病

掌握肠阿米巴病的病变特点，血吸虫病的基本病变及病变特征；熟悉阿米巴肝脓肿、血吸虫病肠和血吸虫病肝的主要病变；了解阿米巴病以及血吸虫病的病因及发病机制。

寄生虫病（parasitosis）是寄生虫作为病原体而引起的疾病。人体寄生虫病的发生与传染源（被人体寄生虫感染的人、动物、水或土壤）、传播途径和人体的易感性（对寄生虫病原体缺乏免疫力或免疫力低下）等有关。寄生虫侵入人体后，可通过夺取营养；机械性损伤；毒性作用；变应原作用等方式造成人体全身或局部的损害。本章仅介绍阿米巴病和血吸虫病。

分子寄生虫学是应用生物化学、分子生物学、遗传学、免疫学和细胞学等学科的理论和技术，从分子水平研究寄生虫与宿主及环境的关系，从而阐明寄生虫生长、发育、繁殖、致病和传播规律的一门科学。

第一节　阿米巴病

阿米巴病（amoebiasis）是由溶组织内阿米巴原虫感染所引起的一种寄生虫病。病原体多通过消化道感染而引起肠阿米巴病，肠道内的病原体亦可通过血液运行或直接侵袭肝、肺、脑等其他部位，引起肠外阿米巴病。我国常见于南方和北方的夏季。农村成年男性发病率相对较高。

一、肠阿米巴病

肠阿米巴病（intestinal amoebiasis）是侵袭型溶组织内阿米巴经消化道感染入侵结肠壁引起的疾病，以腹泻、腹痛及黏液血便等痢疾样症状为主要表现，又称阿米巴痢疾。

（一）病因及发病机制

溶组织内阿米巴分包囊期和滋养体期。滋养体为阿米巴的致病阶段，无传染性。而包囊（直径 $5\sim20\mu m$）为阿米巴的传染阶段，存在于患者或包囊携带者的大便中。一旦包囊随污染的水或食物进入人体消化道，它能耐受胃酸的消化作用，在回肠下段经碱性消化液作用脱囊，发育成小滋养体。小滋养体（肠腔型滋养体）常寄生在结肠表面，一般不侵入肠壁而又形成包囊排出体外。但当宿主肠道功能紊乱、黏膜损伤、并发感染和机体免疫功能低下时,小滋养体能黏附于结肠上皮,并凭借其伪足运动及溶组织酶的溶解破坏作用而侵入肠壁,随即转变为大滋养体(组织型滋养体)且大量增殖,造成局部肠黏膜溶解坏死和溃疡形成。大滋养体可随坏死组织进入肠腔,排出体外后死亡,或在肠腔中转变为小滋养体,再形成包囊。

溶组织内阿米巴的发病机制:①机械性损伤和吞噬作用:滋养体特别是大滋养体能在组织中进行伪足运动及吞噬作用而破坏组织、细胞;②溶细胞作用:溶组织内阿米巴所产生的凝集素、溶血性卵磷脂以及溶酶体所产生的胰蛋白酶、透明质酸酶及胶原酶等溶组织酶均有溶解宿主细胞作用;③细胞毒性作用:溶组织内阿米巴所含的细胞毒素(肠毒素),能损伤肠黏膜并引起腹泻;④免疫抑制与逃避:溶组织内阿米巴能产生抗补体物质,以逃避宿主的免疫攻击而增强致病作用。此外,宿主对病原体的易感性增强、免疫功能降低及合并肠道细菌感染等因素亦可促进本病的发生。

(二)病理变化

病变主要位于盲肠和升结肠,其次为乙状结肠和直肠,严重者整个结肠及回肠下段均可受累。根据病程可分为急性期和慢性期。

1. 急性期病变 大体观察:早期肠黏膜表面可见散在的灰黄色针帽大斑点状坏死灶及浅表溃疡形成,周围可见充血、水肿。此病变系阿米巴滋养体侵入肠黏膜所致。随着滋养体向肠壁纵深侵入,可穿过黏膜肌层到达黏膜下层。由于黏膜下层组织疏松,滋养体易于向四周蔓延,引起大片组织坏死和出血。坏死组织液化排出后,局部形成口小底大、边缘呈潜行状的烧瓶状溃疡,此为肠阿米巴病的特征性病变(图 23-1,23-2)。而溃疡间的肠黏膜无明显病变。严重者病变继续扩大,溃疡底部互相沟通呈隧道状,表层黏膜可大片脱落而形成巨大溃疡。

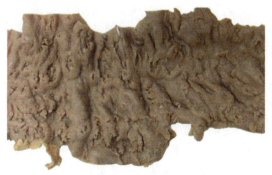

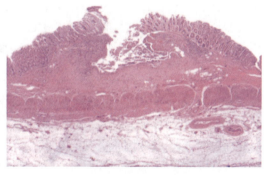

图 23-1　结肠阿米巴病,肠黏膜上可见大小不等的溃疡,边缘略隆起

图 23-2　结肠阿米巴病,溃疡呈"烧瓶状"

组织学观察:阿米巴引起的液化性坏死为无结构的淡红染病灶,周围组织炎症反应轻微,仅见充血、出血及少量淋巴细胞和浆细胞浸润。在溃疡边缘与正常组织交界处及肠壁小静脉内,可见到阿米巴滋养体。滋养体一般呈圆形,体积较巨噬细胞大,核小而圆,隐约可见;胞质略嗜碱性,胞质中可见糖原空泡及吞噬的红细胞或组织碎片。在滋养体周围常有一空隙,可能系组织溶解所致(图 23-3)。

临床上,炎症使肠蠕动增强,黏液分泌增多,患者常出现腹痛、腹泻、大便次数及量增多等表现。大便因含黏液、大量血液及坏死组织而呈暗红色果酱样，伴腥臭。粪检时易找到阿米巴滋养体。与细菌性痢疾比较，本病的直肠及肛门病变较轻，里急后重症状不明显，全身中毒症状也较轻微，二者区别（表23-1）。

急性期多能治愈。但也可因溃疡过深而并发肠穿孔。由于本病病变发展较缓，往往在穿孔前溃疡底的浆膜已与邻近组织粘连，以致穿孔时多形成局限性脓肿，很少引起弥漫性腹膜炎。少数病例因治疗不当而转入慢性期。

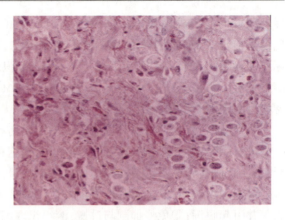

图23-3 溶组织内阿米巴滋养体

表23-1 肠阿米巴病和细菌性痢疾的鉴别

	肠阿米巴病	细菌性痢疾
病原体	溶组织内阿米巴	痢疾杆菌
好发部位	盲肠、升结肠	乙状结肠、直肠
病变性质	变质性炎症	纤维素性炎症（假膜性炎）
溃疡特点	一般较深，烧瓶状	浅表，地图状
溃疡边缘	潜行性、挖掘状	不呈挖掘状
溃疡间黏膜	较为正常	炎性假膜
全身表现	轻	全身中毒症状
肠道症状	腹痛（左下腹为重）、腹泻（次数少/天，量较多/次），里急后重不明显	腹痛（右下腹为重）、腹泻（次数多/天，量较少/次），里急后重明显
大便特点	腥臭，暗红色，果酱样，镜检找到阿米巴滋养体	脓血黏液便，镜检脓细胞多

2. 慢性期病变 由于肠黏膜坏死，溃疡形成，肉芽组织增生和纤维组织增生等病变反复发生，可致肠壁增厚，肠腔狭窄及黏膜息肉形成。肠壁因局部上皮和肉芽组织大量增生可形成局限性包块，称为阿米巴肿（amoeboma），多见于盲肠，临床上易误诊为大肠癌。慢性期患者可有轻度腹痛、腹胀、腹泻与便秘交替出现等肠道功能紊乱症状。

（三）病理与临床护理联系

1. 病情观察 观察腹痛、腹泻等消化道症状。注意观察大便性状和次数。

2. 护理措施 急性期病人卧床休息，合理膳食，如食入流质或半流质易消化的食物；加强药物治疗的合理护理等。

3. 健康教育 向患者及其家属宣讲加强饮食管理和注意个人卫生对预防阿米巴病的意义。讲解疾病相关知识及注意事项，如原因、传播途径、主要症状、饮食、用药等有关知识。

二、肠外阿米巴病

肠外阿米巴病（extraintestinal amoebiasis）可见于许多组织和器官，但以肝、肺、脑最为常见。

（一）阿米巴肝脓肿

阿米巴肝脓肿是肠外阿米巴病中最常见者。大多发生于肠阿米巴病后1～3个月，但也可见于肠道症状消失数年之后。发病多因滋养体侵入肠壁小静脉，再经肠系膜上静脉、门静脉而到达肝脏所致。除能引起静脉炎和静脉周围炎外，其主要病变为大片肝组织液化性坏死和出血。

大体观察：可为单个或多个，80%位于肝右叶。其原因可能与肝右叶占全肝五分之四，接纳原虫机会较多，以及肠阿米巴病好发部位盲肠和升结肠的血液是由肠系膜上静脉至门静脉进入肝右叶有关。脓腔内并非真正的脓液，而是由液化性坏死物与陈旧性血液混合而成的棕红色或咖啡色果酱样物。脓肿边缘附有未彻底液化坏死的门管区结缔组织、血管及毛细胆管等，外观呈破棉絮状（图23-4）。慢性脓肿周围则有较多纤维组织包绕形成脓肿壁。

组织学观察：坏死组织与正常组织交界处可查见阿米巴滋养体，周围炎症反应较轻。慢性阿米巴肝脓肿周围可见肉芽组织及纤维组织增生。

患者可出现长期发热、肝大、右上腹痛及全身消瘦等临床表现。如不及时治疗，病灶可进一步扩大，并向周围组织穿破，引起膈下脓肿、腹膜炎、肺脓肿、脓胸、胸膜-气管瘘和阿米巴性心包炎等并发症。

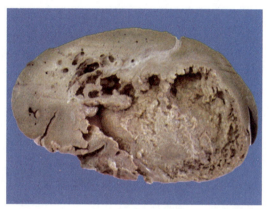

图23-4　阿米巴肝脓肿，肝右叶为一巨大脓肿，脓肿壁呈破棉絮状

（二）阿米巴肺脓肿

阿米巴肺脓肿较少见，多由阿米巴肝脓肿穿破横膈直接蔓延到肺所致。常在右肺下叶形成单个病灶，有时肺脓肿与肝脓肿相通。肺脓腔内棕褐色坏死液化物质可破入支气管、气管排出体外，形成肺空洞。临床上病人可出现发热、胸痛、咳嗽、咯血等类似肺结核的症状，所咳出的褐色脓样痰中可查见阿米巴滋养体。

（三）阿米巴脑脓肿

阿米巴脑脓肿极少见，多为肠、肝、肺病灶内的滋养体随血流侵入脑所致。临床上可出现发热、头痛、昏迷等症状。

第二节　血吸虫病

血吸虫病（schistosomiasis）是由血吸虫寄生于人体所致的一种寄生虫病。常见病原体有日本血吸虫、曼氏血吸虫和埃及血吸虫三种。在我国仅有日本血吸虫病，多流行于长江中下游十三个省市的水稻作物区。临床主要表现有发热、腹泻、肝大，晚期可引起血吸虫性肝硬化、巨脾、腹水、侏儒症等而导致劳动力丧失，甚至死亡。

一、病因及感染途径

血吸虫病人是主要传染源，人或家畜因接触血吸虫尾蚴污染的疫水而被感染。血吸虫包括虫卵、毛蚴、母包蚴、子包蚴、尾蚴、童虫及成虫等发育阶段。血吸虫虫卵随病人或病畜粪便进入水中后,在适当条件下孵出毛蚴;毛蚴钻入中间宿主钉螺体内,经过 40～60 天母胞蚴和子胞蚴阶段,发育成尾蚴,然后离开钉螺再次入水(疫水)。当人、畜接触疫水时,尾蚴可借其头腺分泌的溶组织酶和机械性运动钻入其皮肤或黏膜并脱去尾部变为童虫;童虫穿入小静脉及淋巴管后随血流到达右心,经肺循环入左心,再经体循环而播散到全身。一般只有抵达肠系膜静脉的童虫才能发育为成虫。在肠系膜静脉内雌雄成虫交配后产卵,虫卵随门静脉血流入肝,或逆流入肠壁组织内,发育为成熟虫卵(内含毛蚴)后可破坏肠黏膜进入肠腔,随粪便排出体外,重复上述生活周期。

考古发现,在 1973 年湖南长沙马王堆出土的汉墓女尸和 1975 年湖北江陵纪南凤凰山出土的西汉墓男尸中,直肠和肝组织内均有典型的日本血吸虫虫卵。这说明在 2000 多年前长江流域就有日本血吸虫病的流行。

二、基本病理变化及发病机制

血吸虫发育的不同阶段,尾蚴、童虫、成虫和虫卵均可对宿主产生不同的损害和复杂的病理反应。其中虫卵引起的病变最严重,对人体的危害最大(图 23-5)。

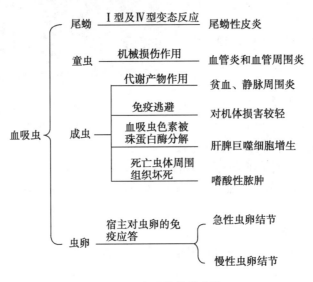

图 23-5　血吸虫的致病性

1. 尾蚴引起的损害　当人体接触疫水时,尾蚴钻入皮肤,其头腺分泌的毒素和溶组织酶等引起尾蚴性皮炎。局部真皮血管充血、水肿及点状出血,嗜酸性粒细胞和巨噬细胞浸润。临床表现为入侵部位出现红色小丘疹,奇痒,数日后可自然消退。

2. 童虫引起的损害　童虫在体内移行可引起血管炎和血管周围炎,尤其对肺组织损害最为明显。表现为肺组织充血、水肿、点状出血及白细胞浸润,但病变一般较轻微且短暂。

3. 成虫引起的损害　成虫对机体损害较轻。大量成虫寄生在静脉内可引起贫血、肝大、脾大、嗜酸性粒细胞增多、静脉炎及静脉周围炎以及肝、脾单核巨噬细胞增生。成虫吞食红细胞后,红细胞能被分解为血红素样色素(血吸虫色素 schistosomal pigment),可被肝、脾、肠内增生的单核巨噬细胞所吞噬。死亡成虫可引起大量嗜酸性粒细胞浸润及嗜酸性脓肿形成。

4. 虫卵引起的损害 多累及肠、肝及肺等处。沉着的虫卵包括成熟虫卵和未成熟虫卵。未成熟虫卵因其中的毛蚴不成熟,无毒性分泌物,所致病变轻微。成熟虫卵中的毛蚴可分泌虫卵抗原,能引起局部形成特征性的虫卵结节病变(血吸虫性肉芽肿)。其病变发展过程可分为急性虫卵结节和慢性虫卵结节。

(1)急性虫卵结节:由成熟虫卵引起的一种急性变质、渗出性炎症。结节呈灰黄色、粟粒至绿豆大小,中央常见1~2个成熟虫卵,虫卵表面可见附有放射状嗜酸性棒状体(称 Hoeppli 现象),免疫荧光法证明其为虫卵抗原抗体复合物。虫卵周围见无结构颗粒状的坏死物质和大量嗜酸性粒细胞浸润,状似脓肿,故称为嗜酸性脓肿。随着病程发展,虫卵周围肉芽组织增生并逐渐向结节中央生长,浸润的嗜酸性粒细胞也逐渐被巨噬细胞、淋巴细胞所代替,类上皮细胞围绕结节呈放射状排列等病变形成了晚期急性虫卵结节,并逐渐向慢性虫卵结节过渡。

(2)慢性虫卵结节:急性虫卵结节约10天左右,虫卵内毛蚴死亡,虫卵及结节内坏死物质被清除、吸收或钙化。病灶内巨噬细胞衍变为类上皮细胞和多核异物巨细胞,伴有淋巴细胞浸润,其形态类似结核结节,故称为假结核结节(图23-6)。结节内出现大量成纤维细胞,逐渐将结节纤维化。但其中虫卵卵壳碎片及钙化的死虫卵可长期存留。

三、主要器官的病变及后果

1. 肠道 病变可累及整个结肠,但以乙状结肠和直肠最为显著。虫卵沉积于肠黏膜下层和固有层,引起急性虫卵结节形成。大体观察:肠黏膜充血、水肿及灰黄色细颗粒状稍隆起的斑片状病灶,病灶中央可坏死脱落形成大小不一、边缘不整齐的浅表溃疡。虫卵可随坏死物质排入肠腔,在粪检时呈阳性。临床上可出现腹痛、腹泻和脓血便等痢疾样症状。

随着病变的发展,虫卵结节发生纤维化,虫卵也逐渐死亡及钙化。慢性期,肠壁因反复虫卵沉积、溃疡形成和纤维组织增生而增厚,变硬,肠腔狭窄。部分肠黏膜可呈息肉状增生(图23-7),少数病例可并发腺瘤甚至腺癌。

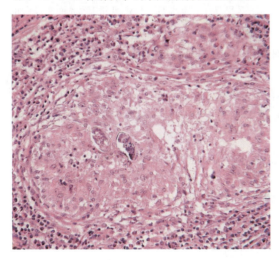

图 23-6 慢性虫卵结节(假结核结节)

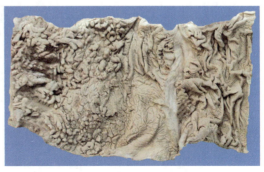

图 23-7 慢性血吸虫病的结肠
肠壁增厚、变硬,肠腔狭窄,可见息肉和溃疡形成

2. 肝 虫卵可随血流栓塞门管区门静脉末梢分支,尤以肝左叶为明显。早期可见肝轻度增大,表面及切面呈粟粒状灰白或灰黄色结节。镜下见门管区有较多急性虫卵结节,邻近肝窦充血,肝细胞变性及小灶状坏死,肝巨噬细胞增生,并在胞质内可见吞噬的血吸虫色素。

慢性期,因门管区大量慢性虫卵结节形成及纤维组织增生,可导致血吸虫性肝硬化。大体见肝质地变硬,表面不平,其浅沟纹使肝呈分叶状(图 23-8)。增生的纤维组织沿门静脉分支呈树枝状分布,故又称干线型或管道型肝硬化。因病变主要在门管区,肝小叶破坏不严重,不形成明显的假小叶。但虫卵栓塞门静脉分支而引起门脉高压症,临床上出现腹水、巨脾和食管下段静脉曲张等体征。

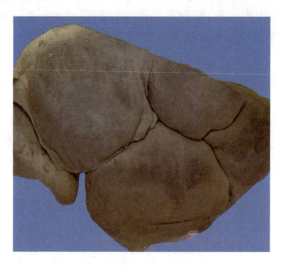

图 23-8 血吸虫性肝硬化
肝质地变硬,表面不平,浅沟纹使肝呈分叶状

3. 脾 早期可轻度增大,主要由成虫代谢产物引起单核巨噬细胞增生所致。晚期脾进行性增大,可形成巨脾,重量可达 4000g。这主要是因门脉高压引起脾重度淤血和纤维组织增生所致。脾质地坚硬,包膜增厚,切面暗红色,可见散在黄褐色含铁结节。脾窦高度扩张淤血,窦壁纤维组织增生,单核巨噬细胞增生并吞噬血吸虫色素。临床上可出现贫血、白细胞减少和血小板减少等。

4. 肺 虫卵多经门-腔静脉交通支而入体静脉,再经右心到肺。大量虫卵沉积于肺时,可形成急性虫卵结节,周围有明显炎症反应,X线下颇似支气管肺炎或粟粒性结核。临床上可出现咳嗽、气促、哮喘等表现。

5. 其他器官 脑病变主要在大脑顶叶、颞叶和枕叶。表现为虫卵结节形成和胶质细胞增生。临床上可出现脑炎,癫痫发作和疑似脑内肿瘤等占位性病变的症状。此外,在肠系膜及腹膜后淋巴结、胃、胰、胆囊、皮肤、心包、肾、膀胱及子宫颈等处,亦偶见有少数血吸虫虫卵沉积。

四、病理与临床护理联系

1. 病情观察 观察病人腹痛、腹泻及大便次数、大便的颜色,有无胸痛、咳嗽等血吸虫病的症状;观察腹水、巨脾和食管下段静脉曲张的进展情况。

2. 护理措施 肺血吸虫病人咳嗽、咯血时,要保持呼吸道畅通等。在生活护理方面,要让病人卧床休息,保持安静,加强药物治疗的合理护理。

3. 健康教育 让病人了解血吸虫病的传染源,传染途径以及血吸虫在人体内、体外的生活史。宣传饮水卫生,消灭疫水,降低血吸虫病的发病率。

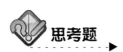 思考题

1. 本学期所学过的哪些疾病能导致肠道溃疡?请分别描述溃疡特征。
2. 本学期所学过哪些肉芽肿性疾病?请分别描述它们的病变特征。
3. 描述血吸虫性肝硬化与门脉性肝硬化引起门脉高压的发生机制。

(杨 红)

病理学与病理生理学教学大纲

一、课 程 任 务

病理学与病理生理学是研究人体疾病发生、发展规律的科学。病理学主要从形态学角度来揭示疾病的本质，病理生理学主要从功能和代谢角度阐明疾病发生、发展的规律，二者存在有机联系。病理学与病理生理学的任务是按照现代医学模式应用各种方法来研究疾病的病因、发病机制、患病机体的功能代谢和形态结构的变化，为疾病诊断、治疗和临床护理提供科学的理论基础。

二、课 程 目 标

病理学与病理生理学围绕护理专业培养目标，紧扣 2011 年执业护士考试大纲，立足服务于护理学专业的后继课程，为国家培养德、智、体全面发展的适应岗位群需要的大专水平的复合型、应用型护理人才。通过本课程的学习，使学生掌握疾病发生发展规律、基本病理过程、各系统常见疾病的病理改变和重要器官功能衰竭的基本知识，同时了解本学科的新进展，为疾病的防治和护理提供科学的理论依据，为后续课程的学习打下坚实的基础。

（一）知识培养目标

1. 掌握病理学与病理生理学的基本概念、疾病的基本病理过程。

2. 熟悉常见病的形态、功能、代谢的变化及其病理与临床护理联系。

3. 了解引起疾病的常见原因、发病机制。

（二）技能培养目标

1. 学会病理标本、切片的观察方法及动物实验的基本方法，有较强的基本技能，并能理论联系实际，培养分析问题和解决问题的能力。

2. 能够利用运动发展的观点认识局部病变与整体之间的联系，疾病发生发展的普遍和特殊规律。

3. 学会识别基本病理过程和常见疾病的病变特点。

（三）职业素质与道德培养目标

1. 运用辩证唯物主义的思想方法，解释疾病过程局部与整体、形态与功能、心理与生理、损伤与抗损伤的辩证关系，为临床护理工作提供科学的思维方法。

2. 具有实事求是的工作作风和科学的工作态度。

3. 树立良好的职业道德。

三、教学时间分配

序号	内容	学时分配		
		理论	实验	小计
1	绪论	1	0	1
2	第一章　疾病概论	2	0	2
3	第二章　细胞和组织的适应、损伤与修复	4	2	6
4	第三章　局部血液循环障碍	4	2	6
5	第四章　水和电解质代谢紊乱	4	0	4
6	第五章　酸碱平衡紊乱	4	0	4
7	第六章　炎症	4	2	6
8	第七章　发热	2	0	2
9	第八章　休克	3	2	5
10	第九章　弥漫性血管内凝血	2	0	2
11	第十章　肿瘤	6	4	10
12	第十一章　缺氧	2	2	4
13	第十二章　呼吸系统疾病	4	1	5
14	第十三章　呼吸衰竭	2	0	2
15	第十四章　心血管系统疾病	4	1	5
16	第十五章　心力衰竭	2	2	4
17	第十六章　消化系统疾病	6	2	8
18	第十七章　肝性脑病	2	0	2
19	第十八章　泌尿系统疾病	4	1	5
20	第十九章　肾衰竭	2	0	2
21	第二十章　生殖系统和乳腺疾病	4	1	5
22	第二十一章　内分泌系统疾病	2	1	3
23	第二十二章　传染病	8	2	10
24	第二十三章　寄生虫病	2	1	3
	合计	80	26	106

四、教学内容和要求

教学内容	教学要求					
	认知			能力		
	掌握	熟悉	了解	学会	熟练	掌握
绪论						
（一）概述		√				
（二）研究方法及临床应用	√					
（三）学习方法			√			
（四）发展简史			√			
第一章　疾病概论						
（一）健康、亚健康和疾病	√					
（二）病因学		√				
（三）发病学		√				
（四）疾病的经过	√					
第二章　细胞和组织的适应、损伤与修复						
第一节　细胞、组织的适应						
（一）萎缩		√				
（二）肥大		√				
（三）增生		√				
（四）化生		√				
第二节　细胞、组织的损伤						
（一）变性	√					
（二）细胞死亡	√					
第三节　损伤的修复						
（一）再生	√					
（二）纤维性修复	√					
（三）创伤愈合		√				
（四）影响再生修复的因素			√			
实践一　细胞和组织的适应、损伤与修复				√		
第三章　局部血液循环障碍						
第一节　充血和淤血						
一、充血	√					
二、淤血	√					
第二节　出血						

教学内容	教学要求					
	认知			能力		
	掌握	熟悉	了解	学会	熟练	掌握
（一）原因及类型			√			
（二）病理变化	√					
（三）后果			√			
第三节　血栓形成						
一、血栓形成的条件和机制	√					
二、血栓形成的过程及血栓的类型		√				
三、血栓的转归		√				
四、血栓对机体的影响			√			
第四节　栓塞						
一、栓子运行的途径	√					
二、栓塞的类型及对机体的影响		√				
第五节　梗死						
一、梗死的原因和条件		√				
二、梗死的类型	√					
三、梗死的结局			√			
第六节　病理与临床护理联系			√			
实践二　局部血液循环障碍				√		
第四章　水和电解质代谢紊乱						
第一节　水、钠代谢紊乱						
一、脱水	√					
二、水肿	√					
三、水中毒			√			
第二节　钾代谢紊乱						
一、低钾血症		√				
二、高钾血症		√				
第五章　酸碱平衡紊乱						
第一节　单纯性酸碱平衡紊乱						
一、代谢性酸中毒		√				
二、呼吸性酸中毒		√				
三、代谢性碱中毒		√				

教学内容	教学要求					
	认知			能力		
	掌握	熟悉	了解	学会	熟练	掌握
四、呼吸性碱中毒		√				
第二节 混合性酸碱平衡紊乱						
(一)双重性酸碱平衡紊乱			√			
(二)三重性酸碱平衡紊乱			√			
第六章 炎症						
第一节 炎症的原因			√			
第二节 炎症局部基本病理变化						
一、变质		√				
二、渗出	√					
三、增生		√				
第三节 炎症的局部临床表现和全身反应						
一、炎症的局部临床表现		√				
二、炎症的全身反应		√				
第四节 炎症的类型						
一、炎症的临床类型			√			
二、炎症的病理类型	√					
第五节 炎症的结局						
(一)痊愈		√				
(二)迁延不愈		√				
(三)蔓延扩散		√				
第六节 病理与临床护理联系			√			
实践三 炎症				√		
第七章 发热						
第一节 发热的原因和发生机制						
一、发热的原因			√			
二、发热的发生机制	√					
第二节 发热的分期		√				
第三节 发热时机体的代谢和功能变化						
一、代谢变化		√				
二、功能变化		√				

教学内容	认知			能力		
	掌握	熟悉	了解	学会	熟练	掌握
第四节　病理与临床护理联系			√			
第八章　休克						
一、休克的原因与分类			√			
二、休克的分期与发生机制	√					
三、休克时机体代谢与各器官系统功能的变化			√			
四、病理生理与临床护理联系			√			
实践四　失血性休克				√		
第九章　弥散性血管内凝血						
一、DIC 的原因和发生机制	√					
二、影响 DIC 的发生、发展的因素		√				
三、DIC 的分期和分型		√				
四、DIC 的主要临床表现			√			
五、病理生理与临床护理联系			√			
第十章　肿瘤						
第一节　肿瘤的概述		√				
第二节　肿瘤的特征						
一、肿瘤的大体形态和组织结构	√					
二、肿瘤的生长		√				
三、肿瘤的代谢			√			
四、肿瘤的扩散		√				
五、肿瘤的复发			√			
六、肿瘤的分级与分期		√				
七、肿瘤对机体的影响		√				
第三节　良性肿瘤与恶性肿瘤的区别	√					
第四节　肿瘤的命名与分类						
一、肿瘤的命名		√				
二、肿瘤的分类			√			
第五节　癌前病变、上皮内瘤变与原位癌						
一、癌前病变	√					
二、上皮内瘤变	√					

续表

教学内容	教学要求					
	认知			能力		
	掌握	熟悉	了解	学会	熟练	掌握
三、原位癌	√					
第六节　肿瘤的病因、发病机制和防治原则						
一、肿瘤的病因			√			
二、肿瘤的发病机制			√			
三、肿瘤的防治原则			√			
第七节　常见肿瘤举例						
一、上皮组织肿瘤			√			
二、间叶组织肿瘤			√			
三、淋巴造血组织肿瘤			√			
四、常见神经系统肿瘤			√			
五、其他肿瘤			√			
实践五　肿瘤				√		
第十一章　缺氧						
一、常用的血氧指标及其意义		√				
二、缺氧的原因和类型	√					
三、缺氧时机体的功能代谢变化			√			
四、影响机体缺氧耐受性的因素和病理生理与临床护理联系			√			
实践六　缺氧				√		
第十二章　呼吸系统疾病						
第一节　慢性阻塞性肺疾病						
一、慢性支气管炎	√					
二、支气管哮喘		√				
三、支气管扩张症		√				
四、肺气肿		√				
第二节　肺炎						
一、大叶性肺炎	√					
二、小叶性肺炎	√					
三、间质性肺炎			√			
第三节　硅沉着病						
（一）病因及发病机制			√			

教学内容	教学要求					
	认知			能力		
	掌握	熟悉	了解	学会	熟练	掌握
（二）病理变化		√				
（三）并发症		√				
（四）病理与临床护理联系			√			
第四节　慢性肺源性心脏病						
（一）病因及发病机制			√			
（二）病理变化	√					
（三）主要临床表现		√				
（四）病理与临床护理联系			√			
第五节　呼吸系统常见肿瘤						
一、肺癌		√				
二、鼻咽癌		√				
三、喉癌		√				
实践七　呼吸系统疾病				√		
第十三章　呼吸衰竭						
一、原因及发生机制			√			
二、机体的功能、代谢变化		√				
三、病理生理与临床护理联系			√			
第十四章　心血管系统疾病						
第一节　动脉粥样硬化						
（一）病因及发病机制			√			
（二）基本病理变化	√					
（三）重要器官的病变及后果		√				
（四）病理与临床护理联系			√			
第二节　原发性高血压						
（一）病因及发病机制			√			
（二）类型和病理变化	√					
（三）病理与临床护理联系			√			
第三节　风湿病						
（一）病因及发病机制			√			
（二）基本病理变化	√					
（三）各器官的病变		√				
（四）病理与临床护理联系			√			

教学内容	教学要求					
	认知			能力		
	掌握	熟悉	了解	学会	熟练	掌握
第四节　心瓣膜病						
（一）二尖瓣狭窄		√				
（二）二尖瓣关闭不全		√				
（三）主动脉瓣狭窄		√				
（四）主动脉瓣关闭不全		√				
第五节　感染性心内膜炎						
（一）急性感染性心内膜炎			√			
（二）亚急性感染性心内膜炎			√			
第六节　心肌病						
一、扩张性心肌病			√			
二、肥厚性心肌病			√			
三、限制性心肌病			√			
实践八　心血管系统疾病				√		
第十五章　心力衰竭						
一、原因、诱因和分类			√			
二、发生过程中机体的代偿功能		√				
三、发生的基本机制	√					
四、机体的代谢和功能变化		√				
五、防治和护理的病理生理学基础			√			
第十六章　消化系统疾病						
第一节　慢性胃炎						
一、慢性浅表性胃炎			√			
二、慢性萎缩性胃炎			√			
三、慢性肥厚性胃炎			√			
第二节　溃疡病						
一、病因及发病机制			√			
二、病理变化及主要临床表现	√					
三、结局与并发症		√				
四、病理与临床护理联系			√			
第三节　肝硬化						
一、门脉性肝硬化	√					
二、坏死后性肝硬化		√				

教学内容	教学要求					
	认知			能力		
	掌握	熟悉	了解	学会	熟练	掌握
三、胆汁性肝硬化		√				
四、病理与临床护理联系			√			
第四节 消化系统常见恶性肿瘤						
一、食管癌		√				
二、胃癌		√				
三、大肠癌		√				
四、原发性肝癌		√				
五、病理与临床护理联系			√			
实践九 消化系统疾病				√		
第十七章 肝性脑病						
一、肝性脑病的原因与分类			√			
二、肝性脑病的发生机制	√					
三、肝性脑病的诱发因素		√				
四、病理生理与临床护理联系			√			
第十八章 泌尿系统疾病						
第一节 肾小球肾炎						
一、病因及发病机制		√				
二、常见肾小球肾炎的类型	√					
三、病理与临床护理联系			√			
第二节 肾盂肾炎						
一、病因及发病机制			√			
二、病理变化及主要临床表现	√					
三、病理及临床护理联系			√			
第三节 泌尿系统常见恶性肿瘤						
一、肾细胞癌		√				
二、膀胱癌		√				
实践十 泌尿系统疾病						
第十九章 肾衰竭						
第一节 急性肾衰竭						
一、原因和分类			√			
二、发生机制	√					
三、机体的功能和代谢变化		√				

续表

教学内容	教学要求					
	认知			能力		
	掌握	熟悉	了解	学会	熟练	掌握
第二节 慢性肾衰竭						
一、原因和发生机制			√			
二、发展过程	√					
三、机体的功能及代谢变化		√				
第三节 尿毒症						
一、发生机制		√				
二、机体的功能和代谢变化		√				
第四节 病理与临床护理联系			√			
第二十章 生殖系统和乳腺疾病						
第一节 女性生殖系统和乳腺常见疾病						
一、慢性子宫颈炎		√				
二、子宫内膜增生症		√				
三、子宫内膜异位症		√				
四、乳腺增生症		√				
五、子宫颈上皮内瘤变和子宫颈癌		√				
六、子宫平滑肌瘤		√				
七、滋养层细胞疾病			√			
八、卵巢肿瘤			√			
九、乳腺癌		√				
第二节 男性生殖系统疾病及肿瘤						
一、前列腺增生症		√				
二、前列腺癌			√			
三、阴茎癌			√			
四、睾丸肿瘤			√			
实践十一 生殖系统和乳腺疾病				√		
第二十一章 内分泌系统疾病						
第一节 糖尿病						
(一)分类、病因及发病机制			√			
(二)病理变化	√					
(三)主要临床表现		√				
(四)病理与临床护理联系			√			
第二节 甲状腺疾病						

续表

教学内容	教学要求					
	认知			能力		
	掌握	熟悉	了解	学会	熟练	掌握
一、慢性甲状腺炎			√			
二、甲状腺肿		√				
三、甲状腺肿瘤		√				
四、病理与临床护理联系			√			
实践十二 内分泌系统疾病				√		
第二十二章 传染病						
第一节 结核病						
一、概述		√				
二、肺结核病	√					
三、肺外器官结核病		√				
四、病理与临床护理联系			√			
第二节 病毒性肝炎						
(一)病因及发病机制			√			
(二)基本病理变化	√					
(三)常见病理类型及其与临床护理联系		√				
(四)病理与临床护理联系			√			
第三节 细菌性痢疾						
(一)病因及发病机制			√			
(二)病理变化及主要临床表现	√					
(三)病理与临床护理联系			√			
第四节 流行性脑脊髓膜炎						
(一)病因及发病机制			√			
(二)病理变化及主要临床表现	√					
(三)结局及并发症		√				
(四)病理与临床护理联系			√			
第五节 流行性乙型脑炎						
(一)病因及发病机制			√			
(二)病理变化及主要临床表现	√					
(三)结局及并发症		√				
(四)病理与临床护理联系			√			
第六节 伤寒						
(一)病因及发病机制			√			

教学内容	教学要求					
	认知			能力		
	掌握	熟悉	了解	学会	熟练	掌握
(二)病理变化及主要临床表现	√					
(三)结局及并发症		√				
(四)病理与临床护理联系			√			
第七节　狂犬病						
(一)病因及发病机制			√			
(二)病理变化及主要临床表现	√					
(三)结局及并发症		√				
(四)病理与临床护理联系			√			
第八节　手足口病						
(一)病因及发病机制			√			
(二)病理变化及主要临床表现	√					
(三)病理与临床护理联系			√			
第九节　性传播性疾病						
一、尖锐湿疣		√				
二、淋病		√				
三、梅毒		√				
四、获得性免疫缺陷综合征		√				
五、病理与临床护理联系			√			
实践十三　传染病				√		
第二十三章　寄生虫病						
第一节　阿米巴病						
一、肠阿米巴病		√				
二、肠外阿米巴病			√			
第二节　血吸虫病						
一、病因及感染途径			√			
二、基本病理变化及发病机制	√					
三、主要器官的病变及后果		√				
四、病理与临床护理联系			√			
实践十四　寄生虫病				√		

五、大 纲 说 明

（一）本大纲应用范围和使用方法

1. 适用于五年一贯制高职高专护理专业。

2. 病理学与病理生理学的内容有机融合，突出系统的完整性。

3. 课程内容包括理论和实践两部分，建议安排 106 学时。

（二）教学建议

1. 病理学与病理生理学是一门实践性强的学科，通过实践教学注重培养学生观察问题分析问题的能力。

2. 教学过程中应该紧密结合临床实际，不仅增加学生的感性认识，提高学习积极性，而且为后续的教学奠定基础。

3. 有条件的学校可将动物实验纳入功能实验统一安排。

4. 教学时数和内容的取舍根据各个学校的特点自行掌握。

中英文名词对照索引

282

参考文献

1. 陈命家. 病理学. 北京：人民卫生出版社，2004

2. 丁运良. 病理学. 北京：人民卫生出版社，2010

3. 李玉林. 病理学. 第 7 版. 北京：人民卫生出版社，2008

4. 陈杰. 病理学. 北京：人民卫生出版社，2008

5. 王斌，陈命家. 病理学与病理生理学. 第 6 版. 北京：人民卫生出版社，2009

6. 丁运良. 病理学基础. 北京：高等教育出版社，2004

7. 丁运良. 病理学学习指导. 北京：人民卫生出版社，2004

8. 丁运良. 病理学. 郑州：河南科学技术出版社，2005

9. 陈杰，李甘地. 病理学. 北京：人民卫生出版社，2008

10. 丁运良. 病理学实验指导. 上海：第二军医大学出版社，2006

11. 丁运良. 病理学. 第 2 版. 西安：第四军医大学出版社，2009

12. 金惠铭，王建枝. 病理生理学. 第 7 版. 北京：人民卫生出版社，2010

13. 丁运良. 病理学. 北京：高等教育出版社，2006

14. 丁运良. 病理学实验教程. 西安：世界图书出版西安公司，2010

15. 丁运良. 病理学与病理生理学. 第 2 版. 北京：高等教育出版社，2011

08检